医学实验技术进展

主　审　洪秀华

主　编　倪培华　李擎天

编　者（以姓氏笔画为序）

王　红　王也飞　刘　悦　刘湘帆　李　敏　李擎天

张菁华　陈　宁　项明洁　洪秀华　顾文莉　倪培华

倪紫音　董雷鸣　蒋晓飞

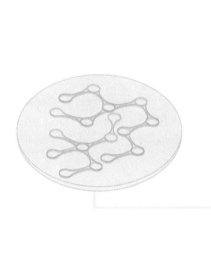
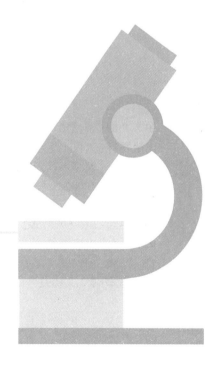

人民卫生出版社
·北京·

图书在版编目（CIP）数据

医学实验技术进展 / 倪培华,李擎天主编 . —北京：人民卫生出版社, 2020.11

ISBN 978-7-117-30849-6

Ⅰ.①医… Ⅱ.①倪… ②李… Ⅲ.①实验医学-医学院校- 教材 Ⅳ.①R-33

中国版本图书馆 CIP 数据核字（2020）第 213873 号

| 人卫智网 | www.ipmph.com | 医学教育、学术、考试、健康，购书智慧智能综合服务平台 |
| 人卫官网 | www.pmph.com | 人卫官方资讯发布平台 |

医学实验技术进展
Yixue Shiyan Jishu Jinzhan

主　　编：倪培华　李擎天
出版发行：人民卫生出版社（中继线 010-59780011）
地　　址：北京市朝阳区潘家园南里 19 号
邮　　编：100021
E - mail：pmph @ pmph.com
购书热线：010-59787592　010-59787584　010-65264830
印　　刷：人卫印务（北京）有限公司
经　　销：新华书店
开　　本：787 × 1092　1/16　　**印张**：17
字　　数：361 千字
版　　次：2020 年 11 月第 1 版
印　　次：2020 年 12 月第 1 次印刷
标准书号：ISBN 978-7-117-30849-6
定　　价：59.00 元

打击盗版举报电话：**010-59787491**　　**E-mail：WQ @ pmph.com**
质量问题联系电话：**010-59787234**　　**E-mail：zhiliang @ pmph.com**

前　言

　　《医学实验技术进展》是由上海交通大学医学院医学检验系主持,组织《现代医学实验技术及其应用》课程的教学人员集体编写而成。全书以《医学实验技术的理论与应用》一书为基础,增添了近十年飞速发展的医学实验新技术与展望,使内容更为丰富,编排更为新颖。

　　本书共分十三章,内容涵盖分子生物学实验诊断技术、蛋白质分析技术、细胞生物技术(细胞培养、细胞化学与细胞免疫化学染色)、免疫学技术(细胞和体液免疫功能检测、抗体制备)、微生物学实验技术(细菌遗传技术、感染性疾病实验诊断技术)、生物信息学(细菌序列的同源比较和进化树的构建技术)与遗传性疾病实验诊断技术。同时还介绍了广泛应用于医学科学研究的检测仪器及与之相关的技术(激光共聚焦显微镜技术、色谱分析技术、流式细胞分析和分选技术)。

　　本书适合于医学检验技术专业本科大学生、专升本学生使用,也可供临床医学系本科生、研究生、规范化培训临床住院医师及从事临床检验工作人员参考使用。本书有助于读者在巩固传统医学实验技术的同时,又汲取医学实验的新理论、新技术,为医学科研工作的开展打下扎实的理论基础,提供科学的技术手段。

　　本书编委均承担现代医学实验技术及其应用课程教学,有多年教学经验的积累,但由于医学实验技术发展迅速,内容涉及广泛,虽我们尽心尽力,但限于时间仓促、学术水平有限,全书中难免有不妥之处,盼读者在使用过程中提出宝贵意见,以便修订与完善。

全体编者
2020 年 8 月

目　录

第一章　分子生物学实验诊断技术 ················· 1

第一节　基本理论 ···························· 1

一、分子标志物 ······························ 1

二、分子标志物的新进展 ···················· 2

三、分子生物学检测的基本理论 ············ 3

第二节　技术与进展 ······················· 5

一、基因表达调控 ························· 5

二、核酸序列分析 ························· 7

三、核酸分子杂交技术 ····················· 9

四、基因突变和多态性分析的分子生物学检测技术 ······ 10

五、检测核酸表达的分子生物学技术 ········· 13

六、生物芯片高通量分子检测技术 ·········· 15

七、微流控技术 ·························· 16

八、质谱技术 ···························· 17

第三节　临床应用 ······················ 17

一、感染性疾病的分子诊断 ··············· 18

二、单基因遗传病的分子诊断和多基因病的基因多态性分析 ····· 18

三、肿瘤相关基因的分子诊断 ············· 19

四、药物相关基因的分子诊断 ············· 20

第二章　蛋白质分析技术 ··················· 21

第一节　基本理论 ······················ 21

一、蛋白质的分离和纯化 ················ 21

二、蛋白质表达检测 ···················· 27

第二节　技术与进展 ···················· 28

一、Western blot 免疫印迹技术 ············ 28

二、二维电泳 ·························· 29

三、毛细管电泳 ·· 29

四、蛋白质与蛋白质相互作用的分析方法 ·········· 29

五、蛋白质与核酸相互作用的分析方法 ·············· 30

六、生物信息学在蛋白质分析中的应用 ·············· 31

第三节　临床应用 ·· 32

一、肿瘤蛋白质组学的研究策略 ······················ 32

二、药物蛋白质组学的研究策略 ······················ 32

第三章　细胞培养技术 ··· 34

第一节　基本理论 ·· 34

一、体外培养动物细胞的生物学特性 ················ 34

二、培养细胞的类型及其特点 ·························· 36

三、细胞培养环境与生存条件 ·························· 36

四、细胞培养设备 ·· 38

第二节　技术与进展 ······································ 38

一、常用的细胞培养技术 ································ 38

二、细胞培养技术的进展和展望 ······················ 41

第三节　临床应用 ·· 45

一、细胞融合 ··· 45

二、细胞核移植 ··· 45

三、基因转移 ··· 46

四、细胞治疗与组织工程 ································ 46

五、药物体外测试 ·· 47

第四章　细胞化学与细胞免疫化学染色 ······················· 48

第一节　基本理论 ·· 48

一、检测原理 ··· 48

二、检测方法 ··· 49

第二节　技术与进展 ······································ 52

一、传统的细胞化学技术 ································ 52

二、细胞免疫化学技术 ··································· 52

第三节　临床应用 ·· 60

一、细胞化学染色的应用 ································ 60

二、免疫细胞化学染色的应用 ·························· 60

第五章　细胞和体液免疫功能检测技术 ···················· 63

第一节　基本理论 ·························· 63
一、细胞免疫与体液免疫 ························ 63
二、免疫细胞的分离 ·························· 66
三、细胞和体液免疫功能测定 ····················· 67
四、细胞因子及其检测 ························· 70

第二节　技术与进展 ························· 72
一、常用的细胞分离和功能检测技术 ·················· 72
二、免疫功能检测技术的进展和展望 ·················· 74

第三节　临床应用 ·························· 77
一、评价机体免疫功能 ························· 77
二、免疫相关疾病的临床诊断和病程监测 ················ 78
三、免疫细胞治疗监测 ························· 79

第六章　抗体制备技术 ························· 81

第一节　免疫原 ··························· 81
一、免疫原的制备 ·························· 81
二、免疫佐剂 ···························· 87

第二节　多克隆抗体制备技术 ···················· 88
一、免疫动物的选择 ·························· 88
二、免疫方法 ···························· 89
三、动物采血法 ··························· 89
四、抗血清的纯化 ·························· 90
五、抗血清的特性鉴定 ························· 90
六、抗血清的保存 ·························· 91

第三节　单克隆抗体的制备 ····················· 91
一、单克隆抗体技术的原理 ······················ 92
二、单克隆抗体的制备 ························· 92

第四节　基因工程抗体的制备 ···················· 97
一、人源化抗体 ··························· 97
二、小分子抗体 ··························· 98
三、抗体融合蛋白 ·························· 99
四、双特异性抗体 ·························· 99

　　五、噬菌体抗体库技术 ·· 99

　　六、转基因小鼠和人源化小鼠 ·· 100

　第五节　临床应用 ·· 100

　　一、单克隆抗体的应用 ·· 100

　　二、基因工程抗体的应用 ·· 101

第七章　细菌遗传技术 ·· 104

　第一节　基本理论 ·· 104

　　一、细菌遗传物质与细菌遗传相关物质 ···························· 104

　　二、突变与诱变 ··· 106

　　三、细菌基因水平转移和重组 ·· 108

　第二节　技术与进展 ·· 111

　　一、常用的细菌遗传技术 ·· 111

　　二、细菌遗传技术的进展和展望 ····································· 116

　第三节　临床应用 ·· 117

　　一、染色体上基因位点图谱的建立 ·································· 117

　　二、细菌耐药性的监测 ··· 118

　　三、指导临床感染性疾病的预防和治疗 ···························· 118

第八章　细菌序列的同源比较和进化树的构建技术 ··············· 120

　第一节　基本理论 ·· 120

　　一、构建进化树的一般过程 ··· 121

　　二、构建进化树常用算法原理 ·· 121

　　三、进化树的评估 ··· 130

　第二节　技术与进展 ·· 131

　　一、构建进化树常用软件 ·· 131

　　二、细菌序列的同源比较和进化树的构建技术的进展和展望 ···· 135

　第三节　临床应用 ·· 135

第九章　感染性疾病实验诊断技术 ······································ 137

　第一节　基本理论 ·· 137

　　一、光学显微镜 ··· 137

　　二、染色 ··· 138

　　三、病原体形态学检查 ··· 139

四、病原体培养与鉴定 ································· 140

五、病原体免疫学检测 ································· 142

六、病原体分子生物学检测 ····························· 143

七、病原体质谱检测与鉴定技术 ························· 144

八、抗微生物药物敏感性试验 ··························· 144

第二节 技术与进展 ····································· 145

一、细菌检验技术 ····································· 145

二、真菌检验技术 ····································· 147

三、病毒检验技术 ····································· 150

四、寄生虫检验技术 ··································· 152

五、病原学检验技术的进展和展望 ····················· 153

第三节 临床应用 ······································· 157

一、感染性疾病病原学诊断 ····························· 157

二、为临床感染性疾病治疗用药提供依据 ··············· 158

三、感染性疾病预防 ··································· 158

第十章 遗传性疾病实验诊断技术 ··················· 160

第一节 染色体遗传病实验诊断技术 ··················· 160

一、常染色体病诊断技术 ····························· 160

二、性染色体病诊断技术 ····························· 174

第二节 单基因遗传病实验诊断技术 ··················· 176

一、基本理论 ··· 177

二、技术与进展 ······································· 186

三、临床应用 ··· 187

第三节 多基因遗传病实验诊断技术 ··················· 190

一、基本理论 ··· 190

二、技术与进展 ······································· 191

三、临床应用 ··· 193

第十一章 流式细胞分析和分选技术 ··················· 196

第一节 基本理论 ······································· 196

一、流式细胞术的特点和发展史 ······················· 196

二、流式细胞仪的基本结构和工作原理 ················· 197

三、数据的显示与分析 ······························· 202

第二节　技术与进展 ………………………………………………………… 206

一、流式细胞术的技术要求 ………………………………………………… 206

二、常用的流式细胞分析技术 ……………………………………………… 209

三、流式细胞术的进展和展望 ……………………………………………… 213

第三节　临床应用 …………………………………………………………… 215

一、流式细胞术在免疫学中的应用 ………………………………………… 215

二、流式细胞术在血液学中的应用 ………………………………………… 215

三、流式细胞术在肿瘤学中的应用 ………………………………………… 217

四、流式细胞术在细胞凋亡和多药耐药基因中的应用 …………………… 218

五、流式细胞术在器官移植中的应用 ……………………………………… 219

六、流式细胞术在临床微生物学中的应用 ………………………………… 219

七、流式细胞术在优生和遗传领域中的应用 ……………………………… 219

八、分选流式细胞技术的应用 ……………………………………………… 220

第十二章　色谱分析法和质谱法 ………………………………………… 221

第一节　基本理论 …………………………………………………………… 221

一、色谱法的分类 …………………………………………………………… 221

二、高效液相色谱法 ………………………………………………………… 222

三、质谱法 …………………………………………………………………… 226

四、气相色谱法 ……………………………………………………………… 230

五、超临界流体色谱法 ……………………………………………………… 231

第二节　技术与进展 ………………………………………………………… 233

一、高效液相色谱技术 ……………………………………………………… 233

二、超高效液相色谱技术 …………………………………………………… 235

三、质谱分析技术 …………………………………………………………… 235

四、色谱联用技术 …………………………………………………………… 236

五、色谱技术的进展和展望 ………………………………………………… 239

第三节　临床应用 …………………………………………………………… 240

一、高效液相色谱技术在临床上的应用 …………………………………… 240

二、液相色谱 – 质谱联用（LC–MS）在临床上的应用 …………………… 241

三、DHPLC 和 MALDI–TOF–MS 在感染病诊断的应用 ………………… 241

第十三章　激光共聚焦显微镜技术 ……………………………………… 243

第一节　基本理论 …………………………………………………………… 243

一、荧光的理论基础 ………………………………………………………… 243

二、激光共聚焦显微镜的理论基础 ·································· 244

三、图像分析 ·································· 247

第二节 技术与进展 ·································· 248

一、激光共聚焦显微镜观察前的样品处理 ·································· 248

二、常用的激光共聚焦显微镜检测技术 ·································· 251

三、多光子激发显微镜 ·································· 251

四、激光共聚焦显微镜与电子显微镜的关联显微技术 ·································· 252

五、超高分辨率显微镜 ·································· 252

第三节 生物医学应用 ·································· 253

一、蛋白质的定位与定量检测 ·································· 253

二、细胞的结构与功能研究 ·································· 254

三、利用激光共聚焦显微镜进行三维立体成像 ·································· 255

四、细胞生物学功能研究 ·································· 256

参考文献 ·································· 258

第一章 分子生物学实验诊断技术

第一节 基 本 理 论

分子生物学实验诊断(简称分子诊断)是以分子生物学理论和技术为基础,以核酸或蛋白质等生物大分子为研究对象,通过分析基因的结构、基因或蛋白质表达的变化以及由此导致的各种功能改变,来探索和诊断疾病的一门新兴学科。

分子诊断的范畴非常广泛,各种影响人类健康的疾病,包括病原生物入侵导致的人类感染,癌基因或抑癌基因结构改变或异常表达导致的恶性肿瘤,线粒体基因突变导致的多系统功能异常,以及家族遗传性疾病的基因改变等都属于分子诊断的范畴。临床分子诊断技术具有高灵敏度、高特异性的优势,易于实现高通量和自动化检测。近年来,分子诊断不断与临床医学融合并向纵深发展,推动传统临床医学向精准个体医疗发展。

一、分子标志物

分子标志物是分子生物学检验技术的研究靶标,它是研究与疾病相关的生物大分子在疾病发展过程中、疾病治疗过程中变化的载体。用于分子诊断的分子标志物主要包括脱氧核糖核酸(DNA)、核糖核酸(RNA)和蛋白质等生物大分子,其中以核酸(DNA 或 RNA)为主。

1. DNA 分子标志物 以 DNA 为分子标志物的检测包括基因组 DNA 片段、病原生物的核酸 DNA 以及外周血中游离的 DNA 等,可进行病原体核酸拷贝数检测、核型分析和种属鉴定等,也可以对致病基因以及疾病相关基因进行 DNA 多态性位点和突变检测,基因表达调控的分析,线粒体基因组 DNA 拷贝数测定等。

2. RNA 分子标志物 RNA 分子标志物的检测包括了致病基因或病原生物 mRNA 的检测,这是分子诊断中检测最多的 RNA 类型。近年来,研究证实一些非编码 RNA 在体内存在重要功能,与人类的多种疾病密切相关,也成为分子标志物新的延伸和发展。小的非编码 RNA 分子包括微小 RNA(microRNA, miRNA)、长链非编码 RNA(long non-coding RNA, lncRNA)、环形 RNA(circular RNA, circRNA)和与 PIWI 蛋白相互作用的 RNA(piwi-interacting RNA, piRNA)等。

(1) miRNA:是一类内源性具有调控功能的非编码 RNA,长度为 21~25nt,多为单链,通过与 mRNA 特异性识别与结合,阻碍翻译过程,在基因转录后发挥基因表达调控的作用。

miRNA 在生物进化中较保守,参与一系列重要的生命过程,包括基因表达、细胞增殖与凋亡、胚胎发育、肿瘤发生发展等。miRNA 数量多,是血清中重要的循环核酸标记物。

（2）lncRNA:长度多超过 200nt,数量庞大,高于编码 RNA 数量。lncRNA 以 RNA 形式在不同层面上调控诸多细胞功能,如调节靶基因染色质的开放状态、转录调控、转录后调控以及稳定分子结构等。

（3）circRNA:是来源于基因编码区或非编码区的双链环状 RNA,其 3′ 端下游和 5′ 端上游可以环化形成共价闭合环状结构,不易被外切酶降解,在体内非常稳定,半衰期明显长于其他 RNA 分子,可以比线性 RNA 分子更能稳定存在于血浆、体液和外泌体中。circRNA 具有明显的生物保守性和组织特异性,长度多在 100bp~20kb 之间,但绝大多数小于1 000bp。

（4）piRNA:一类与 PIWI 蛋白相互作用的非编码 RNA,长度多在 24~32nt,主要存在生殖系统中,参与生殖干细胞调控。

3. 蛋白质分子标志物　分子诊断中的蛋白质分子标志物并不是传统应用免疫学方法定性或定量检测的单个蛋白质,而是通过分子生物学技术,如蛋白质指纹图谱、双向聚丙烯酰胺凝胶电泳、蛋白质质谱分析、蛋白质芯片、多维蛋白质鉴定技术等,更加敏感地测定蛋白质或蛋白质组,能够更全面反映疾病状态下的蛋白质表达情况。此外,蛋白质的表达量本身并不能完全反映疾病情况,蛋白质功能常依赖于蛋白质的结构以及蛋白质的修饰,如蛋白质的磷酸化、糖基化和其他各种修饰对蛋白质功能起到了重要的作用,因此传统的蛋白质表达检测不足以满足临床诊断的需求,这些蛋白质修饰可以通过蛋白质芯片和蛋白质质谱技术得以实现。随着新纳米技术、表面增强激光解析离子化飞行时间（SELDI-TOF）质谱等技术的发展,蛋白质分子标志物在临床的应用将更加充分。

二、分子标志物的新进展

1. 循环核酸标志物　是指游离于人体体液中的细胞外游离状态的核酸,包括游离DNA、RNA 和非编码 RNA,是未来最有发展前景的一类分子标志物。这些非细胞内的核酸成分主要是衰老的细胞、肿瘤细胞以及外侵的病原体细胞释放出来的核酸成分。发生肿瘤转移的患者,其游离核酸水平升高的比例明显增加,它对肿瘤的诊断、病程监控、肿瘤治疗和预后具有非常大的应用前景。肿瘤的液态活检更是近年研究热点,包括循环肿瘤细胞、循环肿瘤 DNA 和外泌体等。染色体外环状 DNA（extra-chromosomal circular DNA，eccDNA）被认为是来源于基因组 DNA、游离于染色体外、不携带着丝粒和端粒的环状 DNA 分子,它可以携带完整的基因,大小 1~3Mb。eccDNA 被认为是一种基因组不稳定现象,并广泛存在于肿瘤患者中,有研究已经发现部分肿瘤患者的 eccDNA 表达 *EGFR*、*Myc* 等基因,成为一种新的有希望的分子标志物。

2. 代谢组学分子标志物　近年代谢组学、糖组学、脂质组学等发展迅速,在疾病的研究中越来越重要,这些小分子代谢产物、多糖链和脂质分子也被列入到分子标志物的范畴,通过分子生物学检测方法,如核酸质谱分析、蛋白质质谱分析以及 HPLC-MS 等技术对疾病以及药物治疗作出更准确的表征判断。

3. 外泌体内生物标志物 外泌体(exosome)是一种直径 30~100nm 大小,具有膜结构的囊泡,内含有多种成分,包括蛋白质、核酸、脂质等生物分子,也是可以用于临床诊断的标志物来源,由于外泌体囊性结构对内部核酸有保护作用,因此核酸成分比游离核酸更加稳定。

三、分子生物学检测的基本理论

目前临床上和科学研究中分子生物学实验技术主要被用于检测基因或蛋白质的异常表达、基因突变及突变率测定、基因多态性分析、表观遗传分析以及病原生物基因组鉴定等。

1. 异常基因或蛋白质表达 检测异常表达的基因或蛋白质是最常见的检测项目。①基因表达异常:主要是在 mRNA 水平上进行检测,常用的方法有经典的 Northern 印迹杂交技术、荧光定量聚合酶链反应(PCR)技术、基因芯片和 RNA 测序等。②蛋白质表达异常:除传统的检测方法外,分子生物学实验技术中常用 Western 印迹杂交技术、蛋白质表达芯片、蛋白质质谱技术等。

2. 基因变异 DNA 序列的改变或重排,包括了染色体数目的改变、染色体结构改变和单个基因的突变。我们通常将单个基因的改变定义为基因突变。基因突变也是最常见的基因变异方式。

(1)点突变(point mutation):是指 DNA 单个碱基改变。当碱基突变没有改变氨基酸密码子,这种点突变称沉默突变,一般不引起明显的临床表型和异常。当一个碱基改变成另外一个碱基,这种突变会引起明显氨基酸改变。根据碱基替换的性质分为转换(transition)和颠换(transversion)。转换比较常见,是一种嘧啶被另外一种嘧啶替换,或一种嘌呤被另一种嘌呤替代,如 G-C、A-T 之间的变换。颠换较少见,是指嘌呤被嘧啶替代或相反。根据碱基突变导致的氨基酸改变将点突变分为错义突变、无义突变、RNA 加工突变等。

(2)移码突变(frame-shift mutation):若 DNA 序列中插入或缺失一个或数个碱基,如果插入或丢失的碱基数不是 3 的倍数,则会导致插入或缺失点及下游 DNA 三联密码子阅读框发生改变,可导致突变位点后的氨基酸序列完全改变,即移码突变。

(3)动态突变(dynamic mutation):是由于 DNA 分子中某些短串联重复序列,尤其是编码序列或侧翼序列的三核苷酸重复次数增加,并逐代累加突变效应,从而导致某些遗传病,如脆性 X 综合征、亨廷顿病(Huntington's disease)都是由于核苷酸的重复次数在遗传中不断累加,当达到一定重复次数而发病。亨廷顿病的重复序列为 CAG,正常人群 CAG 拷贝数为 9~34 之间,患者拷贝数达到 36~120 次重复。

3. 基因多态性 DNA 多态性是指 DNA 序列中某些特定区域出现个体间少量的差异,

在人群中发生频率高于 1%（突变发生频率常低于 1%），这些差异在遗传上稳定，可从亲代传递给子代。将这种个体差异的 DNA 现象称为多态性。

（1）限制性片段长度多态性（RFLP）：第一代 DNA 遗传学标志。由于个体基因组 DNA 中核苷酸序列的变异使同种生物、不同个体的 DNA 在限制性内切酶酶切后出现不同长短的片段，形成片段长度多态性。RFLP 主要有两种情况：一是单个碱基改变，导致限制性内切酶的识别位点的丢失或意外获得而产生的多态性，可以通过 Southern 杂交或聚合酶链反应检测片段的长度多态性；另外一种情况是 DNA 序列中出现大片段的缺失、插入或串联重复拷贝数的不同，导致 DNA 序列中的限制性内切酶识别位点的位置发生相对变化而导致长度发生变化。RFLP 技术可用于遗传图谱构建、基因定位、DNA 指纹分析、生物进化分析等研究。

（2）小卫星和微卫星多态性：是第二代遗传学标志。在人类基因组中具有高度多态性，被广泛应用于 DNA 指纹分析和遗传连锁分析。小卫星 DNA 主要有两种：一种分布在染色体着丝粒区域的高变小卫星；另外一种是分布于端粒的小卫星 DNA。微卫星 DNA（short tandem repeat，STR）具有更高度的变异性和多态性，重复单位以 1~6bp 的短重复序列为主。微卫星 DNA 序列包括核心重复区域以及两侧的侧翼序列，侧翼序列在基因组中多数是单拷贝序列，具有序列保守性，以确定微卫星序列在基因组中固定于特定位置，因此微卫星 DNA 也可以用于基因定位。由于微卫星 DNA 具有更高的多态性，单个 STR 位点信息含量高达 80%，且在基因组中微卫星数量丰富，因此成为一类具有遗传分析价值的标志物，被广泛用于个体识别和遗传诊断。某些微卫星位点的重复次数可能与疾病直接相关，尤其与神经系统疾病和肿瘤密切相关。正常情况下，人细胞内基因组结构和功能稳定，但当 DNA 突变不断累积，可出现基因组不稳定性。微卫星不稳定性（microsatellite instability，MSI）是最常见的基因组不稳定性，当微卫星序列因突变、错配等而无法修复时，可引起插入或缺失的重复次数改变，导致微卫星序列长度发生改变。微卫星不稳定性是一种特殊的遗传损伤，被发现与癌基因激活或抑癌基因失活密切相关，即可能是导致肿瘤发生的重要原因之一，因此检测 MSI 成为肿瘤分子检测的重要内容，也是临床上治疗的一个重要方向。

（3）单核苷酸多态性（SNP）：是人类可遗传变异中最简单、最常见的一种，占已知多态性总量的 90%。它是指在基因组水平上，由单个核苷酸的变异引起的 DNA 序列多态性。SNP 在人类基因组约每 1 000 个 bp 会出现一个 SNP，目前已知的 SNP 有 300 多万，预计总数可能超过 1 000 万。SNP 属于第三代遗传学标志物，可有效地应用于基因定位和遗传诊断。SNP 一般情况无疾病表型，但某些存在于基因敏感区域，可能与疾病易感性相关。检测 SNP 的方法包括点杂交、变性高效液相色谱、基因芯片和基因测序等，其中基因芯片是高通量检测 SNP 的首选方法，通过全基因组关联分析（genome-wide association study，GWAS）已发现了很多与疾病相关的 SNP 位点，对于疾病的风险分析具有重要意义。

（4）拷贝数多态性：拷贝数多态性（copy number polymorphism，CNP）也称为拷贝数变异（copy number variation，CNV），是指基因组中较大的 DNA 片段（200bp~2Mb）所发生的拷

贝数的变化,即染色体的某个区域 DNA 插入、缺失或复制,使得 DNA 序列拷贝数发生增加或减少。这种多态性可涉及单一基因,也可发生在一系列基因上,可由遗传引起,也可以是新发突变。这种多态性可达到人类基因组序列的 12%,数量较大。最新发现 CNP 是一类与疾病易感性存在密切关系的多态性,如癌细胞中 *EGFR* 基因拷贝数与正常细胞相比明显增加。荧光原位杂交、新一代 DNA 测序等技术可用于检测 CNP。

4. 表观遗传检测　甲基化检测是最常见的表观遗传检测,可分为 DNA 甲基化(DNA methylation)和 RNA 甲基化(RNA methylation)。

(1)DNA 甲基化:是指生物体在 DNA 甲基转移酶(DNA methyltransferase, DNMT)的催化下,以 S- 腺苷甲硫氨酸为甲基供体,将甲基转移到特定碱基上的过程。DNA 甲基化部位,常见于腺嘌呤 N-6 位、胞嘧啶 N-4 位、鸟嘌呤 N-7 或胞嘧啶 C-5 位等。人类基因组中约有 1% 的 DNA 发生甲基化修饰,而甲基化多发生在 -CpG 双核苷酸中的胞嘧啶上,生成 5- 甲基胞嘧啶(5^mC)。在基因组中 CpG 可以散在分布,也可以串联成簇,成为 CpG 岛。分散的 CpG 上多为甲基化修饰,而 CpG 岛的 DNA 多为非甲基化状态,如基因转录的启动子区域的 CpG 常处于去甲基化状态,成为基因表达的"开关"。当 DNA 甲基化时可以改变基因组染色质区域的结构发生改变,使染色质高度螺旋化成团,使转录失活,因此 DNA 甲基化状态异常可影响基因组稳定性,导致基因表达过度或表达失活。DNA 基因复制成新链后,可在甲基化酶作用下发生特定位点的甲基化,从而进行甲基化位点的遗传。

(2)RNA 甲基化:主要发生在腺嘌呤第 6 位氮原子,即 6- 甲基腺嘌呤(N6- methyladenosine, m^6A),它是一种可逆性的甲基化修饰,多位于 mRNA 终止密码子附近以及 3' 非翻译区,在转录后发挥调控 RNA 稳定、定位、运输、剪切和翻译等功能,比如 mRNA 的翻译和选择性剪接,miRNA 和 circRNA 的成熟等。其次是尿嘧啶修饰(uridylation, U-tail),多与 RNA 降解有关。目前甲基化的检测多以甲基化测序为主。

第二节　技术与进展

分子生物学技术是生物医学研究领域最活跃的部分,各种新技术不断涌现,带动分子生物学学科自身的飞速发展。分子生物学技术从最初以核酸杂交为核心技术,逐渐发展到以聚合酶链反应为主要技术,生物芯片的发展成为 20 世纪末最重要的分子生物学技术更新,目前新一代成熟的 DNA 测序技术和生物质谱技术成为分子生物学发展的新阶段。此外,分子生物学技术也与其他技术不断融合,如微流控技术、新纳米技术、磁性微球标记技术、荧光标记技术等。人工智能和生物大数据的融入也成为可以期待的未来。

一、基因表达调控

基因表达调控是分子生物学研究的重要方面,有转录水平调控、翻译水平调控、翻译

后修饰调控等。基因调控表达的实验技术是研究基因功能的重要工具,可分为功能获得性
(gain-of-function)实验技术和功能缺失性(loss-of-function)实验技术两个方面。

1. 功能获得性实验技术 主要是过量表达某一基因或蛋白质,从而研究该基因或蛋白
质的生物功能。

（1）基因重组技术:是体外基因表达调控的重要手段和工具。基因重组技术是根据人
为的意愿,在体外对 DNA 分子进行重组,构建具有自主复制能力的重组子分子,再导入宿主
细胞,并大量扩增,最终得到大量的重组 DNA 分子,并能表达出相应的蛋白质。基因重组技
术不仅是科研中过量表达基因的手段,也是生物工程的主要途径。重组方法制备的抗体应
用非常广泛,不仅可用于抗原测定、生物酶制备等,还已应用在生物医药领域,如临床单抗药
物研发以及应用于对人类危害较大的病毒感染研究,制备疫苗等。

基因重组的基本过程包括:①切:利用限制性内切酶特异性切割 DNA 分子和载体
(根据需要选择载体,如质粒、黏粒、噬菌体、人工染色体载体等),形成 5′ 和 3′ 互补的黏
性末端;②连:将酶切后的目的片断与酶切后的载体连接,形成重组子分子;③转:将重
组子分子导入到受体细胞(原核细胞或真核细胞),如重组子分子进入原核细胞称为转化
(transformation),重组子进入真核细胞为转染(transfection);④筛:根据载体上的筛选标记
(如抗生物筛选标记、蓝白斑筛选标记、真核系统中标志补救筛选等)或目的片段生物学特
征等进行真阳性克隆的筛选;⑤扩:将阳性克隆在宿主细胞中大量扩增,获得单一的重组
分子。

重组子最终可以在原核细胞或真核细胞中表达出相应的蛋白质,产生的蛋白质分为非
融合型、融合型和分泌型蛋白质。非融合型蛋白是不与细菌任何蛋白质或多肽融合在一起,
单独表达,虽保持了蛋白质原有的生物特性,但容易被破坏,易形成包涵体;融合型蛋白是
由一段原核生物多肽与真核表达的蛋白质结合而成,多数情况融合蛋白常带有一个标签,如
His、GST、Flag、GFP 等,便于蛋白质的纯化和鉴定。

（2）CRISPR/Cas9（clustered regularly interspaced short palindromic repeats/CRISPR-
associated protein 9）系统:这是一种对基因特定位点进行精确编辑的技术,应用核酸内切酶
Cas9 蛋白通过一段导向 RNA（guide RNA, gRNA）序列识别特定基因组位点并对双链 DNA
进行切割,后利用非同源性末端连接或同源重组方式对切割点进行修复,实现 DNA 水平上
的基因敲除或精确编辑。

CRISPR 过表达体系通过 CRISPR/Cas9 系统中一些元件,可以形成一种蛋白质复合物 -
协同激活介质（synergistic activation mediator, SAM）,可以对大多数的内源基因进行特异性激
活,用以研究基因功能。CRISPR-SAM 系统一般包括三部分:单链导向性 RNA（single guide
RNA, sgRNA）、失去核酸酶活性的 Cas9 融合蛋白（dCas9）和激活所需的辅助蛋白,即 SAM。
CRIPR-SAM 借助于 dCas9-sgRNA 的识别能力,将转录激活因子聚集于特定基因的启动子
区域,选择性增强该基因的表达。

2. 功能缺失性实验　抑制基因表达的方法有很多,如基因敲除(knockout)动物模型,通过敲除基因而抑制基因表达,来研究该基因的生物学功能。此外,目前应用比较多还有RNA干扰技术和CRISPR/Cas9基因编辑技术等。

（1）RNA干扰技术(RNA interference, RNAi)：是用一段由约22个碱基组成的RNA互补双链,高效而特异地阻断体内同源mRNA表达,诱使细胞特定基因表型的缺失,称为RNA干扰现象。

首先,双链RNA被体内核酸酶Dicer酶识别并切割成长度为21~23个碱基的小的双链RNA分子,启动RNA干扰。干扰RNA分子与体内内切核酸酶、外切核酸酶、解旋酶和同源RNA蛋白形成RNA诱导的沉默复合物(RNA-induce silencing complex, RISC)。RISC识别内部同源性的mRNA,并通过水解或抑制mRNA,使基因表达沉默,这种基因表达调控发生在基因转录后翻译前,属于转录后基因表达沉默。

RNA干扰分为小干扰RNA(siRNA)和内源性微RNA干扰(miRNA)。siRNA是一种外源合成的小RNA,可以与成熟mRNA序列完全互补结合,并使靶mRNA降解,从而抑制基因表达。微RNA是一组细胞内短小的、长度在22个碱基左右的双链RNA,其本身不具有开放的阅读框架,不编码蛋白质。miRNA发挥抑制作用主要是与结合序列的匹配程度相关,即miRNA与靶序列完全匹配,则发挥RNA干扰,如果与靶序列不完全匹配,则不水解mRNA,而是导致翻译抑制。

RNAi技术是基因表达调控的重要方法,它可以高效、特异地抑制基因表达,能够简单地模拟细胞水平的基因敲除。RNAi与基因重组技术互相验证,对研究基因功能具有极大的作用。

（2）CRISPR/Cas9基因编辑：主要有两部分组成:核酸内切酶Cas9蛋白和gRNA。与RNAi作用于mRNA不同,CRISPR/Cas9作用于基因组上,因此除了对转录本可以进行抑制,所有基因组序列,包括外显子、内含子、启动子、增强子以及基因间的序列均可以作为靶点。CRISPR/Cas9对靶蛋白的抑制效率也高于RNAi,可以达到完全敲除基因的水平。

二、核酸序列分析

核酸序列分析简称测序。DNA测序技术能够精确地获知基因序列,是最准确的基因检测方法。测序技术由第一代发展到第三代,测序成本也大大降低,使得全基因组测序已经成为可能。近年"精准医学"概念的提出正是建立在飞速发展的测序技术、生物信息学和大数据等基础上,这将为未来的分子医学和精准医学发展提供足够的技术支持。

1. 双脱氧链终止法　双脱氧链终止法是Sanger等在加减法测序基础上发展而来,是第一代测序技术。其基本原理是利用DNA聚合酶,以单链DNA为模板,并以与模板结合的寡核苷酸为引物,根据碱基配对原则将脱氧核苷三磷酸为底物的5′磷酸基团与引物的3′-OH,生成3′,5′-磷酸二酯键,新形成的DNA单链从5′端向3′端延伸。同时Sanger在反应系统中引入了双脱氧核苷三磷酸(ddNTP)作为链终止剂。ddNTP 比 dNTP 在 3′ 位置缺少了一个 OH,因此可以通过 5′ 端磷酸基团完成链的延伸,但由于缺少 3′-OH 而不能完成后面链的延伸,因此正在延伸的链就停止在这里,所以 ddNTP 可以作为特异性的链终止剂。

在 4 个独立的酶反应体系中,4 种 dNTP 混合物中加入 4 种经同位素标记的 ddNTP 中的一种(ddATP、ddTTP、ddCTP、ddGTP)。合成链持续延伸时,同一种 dNTP 和 ddNTP 之间将会发生竞争性结合,在掺入 ddNTP 处将终止核酸链的延伸。结果产生 4 组分别终止于 A、T、C、G 位置上一系列长度的核苷酸链。PCR 反应产物通过高分辨率变性聚丙烯酰胺凝胶电泳,通过放射自显影,直接读出仅差 1 个核苷酸的核酸序列,长度可达到 500 个核苷酸的单链 DNA 分子。

2. 全自动测序技术 全自动测序技术是在 Sanger 双脱氧核苷酸链终止法的基础上发展而来,以 4 种可见的荧光染料标记 ddNTP。4 种可见荧光染料,常常是 2 种荧光素衍生物(FOM 和 JEO)和 2 种罗丹明染料(TAMRA 和 ROX)。

一个 DNA 样品进行 4 组测序反应,以不同荧光标记的 ddNTP 作为终止物,每个产物在光激发下会产生不同的荧光。4 组测序反应产物混合后在一个泳道或毛细管内进行电泳,通过荧光检测装置发射激光激发荧光,经荧光检测器收集各种荧光信号,最后以不同颜色代替 4 种不同的碱基,读出 DNA 序列。每个通道最多可读出 1 000bp 序列。

3. 新一代测序 即第二代测序技术(next-generation sequencing, NGS),这是目前最热门的发展领域,它不需要第一代测序的电泳过程,而是通过使用接头进行高通量并行测序的方法,并结合微流体技术以及生物信息学分析对大规模的测序结果进行拼接和分析。基本步骤包括:①构建 DNA 模板库,将双链 DNA 片段两端连上接头;②DNA 片段固定在芯片或磁珠微球表面;③DNA 片段单分子扩增,在芯片表面或微球上形成 DNA 簇阵列或扩增微球;④并行测序反应,利用聚合酶或连接酶等进行测序反应,常用边合成边测序或焦磷酸测序法等;⑤通过显微检测系统监控和采集每个循环过程中的光学信号(荧光或化学发光),对阵列图像进行时序分析,获得 DNA 片段序列;⑥将所有的片段序列拼接组装,进行数据分析。新一代测序技术是精准医学和分子医学发展的重要支撑,随着自动化技术的不断成熟,完成全基因组测序的速度不断提高,成本不断降低,定位序列数据的准确性可以达到 99.99%。

4. 单分子测序技术 主要应用的是第三代测序技术,对单分子 DNA 进行不依赖 PCR 扩增的测序技术。单分子实时技术(single molecule real time technology, SMRT)属于第三代测序技术,它通过纳米技术来实现实时观察 DNA 聚合反应,这种方法针对独立的单细胞 DNA,数据产出量较大,测序速度快,较第二代速度可提高万倍,读取片段长度可达 10 000bp,且成本明显低于第二代测序。

5. 甲基化测序 甲基化测序可用于检测 DNA 或 RNA 的甲基化状态。

（1）DNA甲基化测序：目前甲基化测序的方法主要有全基因组甲基化测序和甲基化DNA免疫共沉淀（methylated DNA immnunoprecipitation，MeDIP）测序，即MeDIP-seq。前者多基于亚硫酸氢盐修饰为基础的测序技术。样本经亚硫氢酸盐处理后，甲基化的胞嘧啶（C）保持不变，但非甲基化的胞嘧啶被转化成尿嘧啶，因此经亚硫氢酸盐处理后的模板，甲基化的胞嘧啶还是胞嘧啶，但非甲基化胞嘧啶变成了尿嘧啶（胸腺嘧啶），此时检测到的胞嘧啶（C）即是样品中本身的甲基化位点。甲基化测序技术的灵敏度高，能够直接对任何物种的高甲基化片段进行测序，无需已知的基因组信息。它的检测范围广，覆盖整个基因组范围的甲基化区域。

MeDIP-seq是利用MeDIP技术，先通过5′-甲基胞嘧啶抗体特异性富集甲基化的DNA片段，再利用大规模测序技术测序，可快速发现靶基因组上的甲基化区域。

（2）RNA甲基化测序：m^6A是一种可逆的RNA甲基化形式，即RNA分子腺嘌呤第6位氮原子上发生的甲基化修饰，占RNA甲基化的80%，不仅广泛存在mRNA，也存在于非编码RNA，如lncRNA、circRNA等。m^7G RNA甲基化是继m^6A甲基化后又一个转录组甲基化的研究热点，是RNA鸟嘌呤第7位N上发生的甲基修饰。RNA甲基化也采用了甲基化RNA免疫共沉淀（methylated RNA immnunoprecipitation，MeRIP）测序，即MeRIP-seq，采用m^6A或m^7G抗体富集后进行高通量测序。

三、核酸分子杂交技术

单链的核酸分子在合适的条件下，和具有碱基互补序列的异源核酸形成双链杂交体的过程称为核酸分子杂交（molecular hybridization）。不同来源的DNA和RNA单链在一定的条件下重新组成新的双链分子，即杂交分子。

核酸分子杂交技术是分子生物学研究中应用最广泛的技术之一，是定性或定量检测特异性DNA和RNA序列的方法。用于杂交的、标记的DNA片段和RNA片段，称为探针（probe）。

1. 核酸分子杂交　将一条单链核酸作为探针，与另外一条核酸单链进行碱基互补配对，可形成异源核酸分子的双链结构。碱基间的序列互补以及碱基对之间的非共价键的形成是核酸分子杂交的基础和原理。

杂交分子形成并不需要两条单链完全互补，不同来源的单链之间只要有一定程度的互补就可以形成杂交体。

（1）Southern印迹杂交：用于检测与特异性探针结合的DNA片段的大小及数量。用基因特异探针杂交基因组酶切片段可以研究基因在基因组内部的结构。基因组DNA首先使用一种或几种限制性内切酶消化，消化后的DNA片段通过琼脂糖电泳后分离，从胶上转移到膜固相支持物，通常使用尼龙膜或硝酸纤维素膜。之后膜上DNA可以与标记的DNA或RNA探针杂交，通过放射自显影，确定与探针杂交的条带位置。

（2）DNA原位杂交：是不需要经过核酸提取，直接使用DNA探针来检测组织中目的DNA的存在。探针的标记包括放射性核素标记和非放射性核素标记。非放射性核素包括酶、半抗原和荧光染料，最常使用的是荧光标记原位杂交（fluorescence in situ hybridization，FISH），常用于基因定位和染色体异常分析，如FISH技术是检测乳腺癌患者 *HER2/neu* 基因表达的金标准。

（3）DNA斑点杂交：是将变性后的DNA直接点样于硝酸纤维素膜上，然后与特异DNA探针进行杂交，分析DNA样品与探针之间的同源性。DNA斑点杂交主要用于快速的特定基因表达的定性或定量研究。与Southern印迹法相比，DNA斑点杂交简单、快速，可在一张膜上检测大量样本，对核酸样本的要求也相对较低，其缺点是不能鉴定所检测的蛋白质大小，且容易出现假阳性或假阴性。

（4）Northern印迹杂交：Northern印迹杂交与Southern印迹杂交相似，将变性的RNA转移到硝酸纤维素膜或尼龙膜上，与互补的被同位素标记的DNA探针复性，形成DNA-RNA杂合分子，再对其进行放射自显影。Northern印迹杂交可用来检测RNA的丰度和大小，其灵敏度很高。

Northern印迹杂交主要步骤包括：①RNA提取和变性；②根据大小通过琼脂糖凝胶电泳对RNA进行分离；③将RNA转移至固相支持物上，在转移过程中保持RNA在凝胶中的原有分布；④将RNA固定在固相支持物上，并进行紫外交联；⑤与DNA或RNA探针杂交，去除非特异性结合成分；⑥对特异性结合的探针进行放射自显影分析。

Northern印迹杂交对RNA样本质量要求较高，需要较高的RNA用量，对RNA变性的条件不宜过于强烈，如Southern印迹杂交DNA变性可使用NaOH，而Northern印迹杂交则多应用甲醛。Northern印迹杂交需要对实验条件优化，获得最佳的结果。

2. 探针设计和分子杂交影响因素 探针必须有足够的长度才能和靶序列特异性杂交。探针长度取决于靶序列的复杂性，通常DNA探针为400~500个碱基，超过1 500个碱基的探针会导致本底过高。

杂交的效率与很多因素相关，包括探针浓度、碱基组成、盐溶液的浓度、温度、甲醛的浓度和是否存在错配的核酸序列以及是否使用杂交加速剂均可影响杂交。

四、基因突变和多态性分析的分子生物学检测技术

（一）核酸扩增技术

1. 聚合酶链反应 聚合酶链反应（polymerase chain reaction，PCR）是体外模拟核酸复制的方法，通过酶促反应合成特异性的DNA片段。PCR技术的出现是分子生物领域的里程碑，它为现代分子技术的飞速发展奠定了基础。

PCR是通过热循环的方式完成DNA片段扩展，由变性—退火—延伸三个基本反应步骤构成。①在高温条件下，DNA双链间氢键断裂，发生变性，一条双链变成两条单链，成为

DNA 扩增模板;②当温度下降,引物 DNA 与单链模板发生杂交,即引物与模板 DNA 单链的互补序列配对结合;③在 DNA 聚合酶的作用下,以 dNTP 为反应原料,按照碱基互补原则,在引物的 3′OH 末端为始端,由 5′ 端向 3′ 端开始链的延伸。这样经过一次热循环,一条双链 DNA 便复制成两条双链 DNA。这种新合成的 DNA 链又作为下一次循环的模板。每完成一次循环需要 2~4min,经过若干循环,核酸拷贝数可扩增百万倍。

PCR 扩增的三步反应反复进行,反应的终产物可用公式 $Y=(1+X)^n$ 来计算。Y 是 PCR 的最终拷贝数;X 代表每一次扩增的效率;n 是循环次数。虽然理论上平均扩增效率为 100%,但实际的扩增效率总是低于理想值,并随着 PCR 产物的累积,扩增会进入到平台期,即核酸的拷贝数不再随着扩增次数的增加而明显增加,这种现象被称为"平台效应"。

PCR 扩增反应体系中需要模板、引物、dNTP、*Taq* DNA 聚合酶、缓冲液(Mg²⁺)等。

(1)PCR 的模板:模板质量最重要的考虑因素是核酸片段的完整性和是否存在酶的抑制成分。血液、组织、唾液、尿液或石蜡切片等各种来源的样本经过恰当处理,均可以作为 PCR 模板。合理的模板用量可以优化 PCR 反应,模板过多可能导致非特异性扩增。

(2)引物:是决定扩增片段大小和特异性的关键因素。不同的试验目的,引物设计的要求也不同,其中以下几个引物设计原则非常重要。①引物长度:一般在 18~30 个碱基左右,引物长度一般不小于 15 个碱基,且其中至少有 8 个以上要与模板完全互补。②G+C 含量:两条引物的 G+C 含量占 40%~60%,且熔点温度(Tₘ)值应尽可能相同。③避免引物出现二聚体或二级结构:两条引物 3′ 端不能出现互补碱基,防止两条引物内部存在连续的配对碱基。引物二聚体或二级结构的出现会使 PCR 反应的扩增效率明显下降。④5′ 端碱基修饰:如限制性内切酶位点、荧光标记、生物素或同位素等修饰于 5′ 端碱基,但 3′ 端不能进行修饰,且最后 2 个碱基必须严格与模板匹配,尽量避免为 A。A 在错配时链仍可延伸,产生非特异性扩增。⑤引物浓度:一般在 0.1~0.2μmol/L,增加引物浓度,可提高 PCR 扩增效率,但过多引物可导致非特异性扩增。

(3)dNTP:是 PCR 反应链延伸的原料,它是 4 种不同的脱氧核苷三磷酸(A、T、C、G)按等比例混合而成,对于普通的 PCR 通常要求 4 种脱氧核苷三磷酸浓度相同,但模板比较特殊的情况除外,如模板富含 G+C。dNTP 在反应体系中的浓度通常是 20~200μmol/L,增加 dNTP 浓度可提高扩增效率,降低 dNTP 浓度可以增加反应的特异性。

(4)*Taq* DNA 聚合酶:是一类从水栖嗜热菌中提纯的天然酶,另一种为大肠埃希氏菌合成的基因工程酶。通常 100μl PCR 反应体系所需的酶量约为 2.5U,浓度过高可引起非特异性扩增,过低则合成产物量减少。其他耐热 DNA 聚合酶有 *Pwo* DNA 聚合酶、*Pfu* DNA 聚合酶、*Vent* DNA 聚合酶等,与 *Taq* DNA 聚合酶相比,不仅具有较高的热稳定性,还具有 3′→5′ 核酸外切酶活性,可以在新合成链中将错配的碱基从 3′ 端水解下来,使 PCR 碱基错配率降低 2~10 倍,用于高保真 PCR。

(5)镁离子(Mg²⁺):对 PCR 扩增的特异性和产量有显著的影响,是优化 PCR 条件的重要因素。在一般的 PCR 反应中，dNTP 浓度为 200μmol/L 时，Mg^{2+} 浓度为 $1.5 \sim 2.0$mmol/L 为宜。Mg^{2+} 浓度过高，反应特异性降低，出现非特异扩增，浓度过低会降低 *Taq* DNA 聚合酶的活性，使反应产物减少。

2. 逆转录 PCR 逆转录 PCR（reverse transcription PCR，RT-PCR）将 mRNA 反转录成 cDNA，再进行 PCR 扩增。首先在逆转录酶的作用下，将 mRNA 逆转录成 cDNA。常用的逆转录酶有禽成髓细胞白血病病毒（AMV）和鼠白血病病毒（M-MLV）逆转录酶。逆转录的方式包括：①以与目的 mRNA 的 3′ 末端互补的特定引物作为下游引物，合成 cDNA；②与 mRNA 末端的多聚腺苷酸尾［poly（A）］互补的寡聚脱氧核苷酸 oligo（dT）作为引物；③以人工合成的随机序列 6~9 个核苷酸混合物作为引物，与 mRNA 链任何部分的特异性序列互补，引发逆转录反应。

3. 环介导等温扩增法（loop-mediated isothermal amplification，LAMP） 是一种新型的恒温扩增方法，不依赖专门仪器而实现高通量快速检测的技术。主要是针对靶基因 6 个区域设置 4 种特异性因素，利用可进行链置换的 DNA 聚合酶，在等温条件（63℃左右）保温 30~60min 即可完成，是一种简单、快速、特异性强的核酸扩增技术。

4. 分支 DNA 技术 分支 DNA（branched DNA，bDNA）是以一种不依赖于 PCR 扩增，而以分支探针的核酸杂交，并采用信号扩增的方法进行检测。bDNA 技术的靶标可以是 DNA 或 RNA，核酸不需要纯化，且 RNA 不需要进行逆转录，是一种简单、灵敏度高的扩增方法，主要用于病原微生物 DNA 或 RNA 的鉴定。

（二）PCR 产物分析技术

1. PCR-限制性片段长度多态性（RFLP） PCR-RFLP 是目前最简单的一种检测点突变的方法，应用非常广泛。PCR-RFLP 将基因组 DNA 经过某种限制性内切酶酶切后，会产生分子量不同的片段。凡是碱基改变而导致酶切位点变异，使原有的酶切位点丧失或产生新的酶切位点，经过限制性内切酶酶切后，电泳分离可产生不同大小的核酸片段，从而产生片段长度多态性，因此 PCR 产物能或不能被酶切而产生长度不同的片段，再根据水解片段的大小和相应电泳位置可区分野生型和突变型基因片段。

2. 等位基因特异性寡核苷酸 等位基因特异性寡核苷酸（allele-specific oligonucleotide，ASO）是一种以杂交为基础，检测已经突变的技术。将 PCR 和 ASO 结合，首先将被检片段进行 PCR 扩增，并经电泳分离转移至膜上，通过设计一段约 20bp 的寡核苷酸片段探针进行杂交。探针可包括野生型和突变型探针，那么野生型将与野生型探针杂交，突变型与突变型杂交，根据有无杂交信号可判断被检片段是否含有突变。在检测时，使用野生型探针作为对照，同时使用多种不同突变的探针对样品进行检测。ASO 检测应严格设置对照，避免假阳性或假阴性。

3. 单链构象多态性 单链构象多态性（single-strand confirmation polymorphism，SSCP）是一种检测未知点突变的方法。单链 DNA 片段呈复杂的空间结构，可产生二级折叠构象，它是以碱基的一级结构为基础,当有一个碱基发生改变时,会影响其空间结构的构象。空间结构发生改变的单链DNA在非变性聚丙烯酰胺凝胶电泳时运动受阻的程度也不同,因此电泳行为也会发生改变。

PCR-SSCP检测是比较简单的检测未知点突变的方法,它对单个碱基突变很敏感,检出率达到90%。当与野生型对比,出现异常电泳条带后,结合基因测序技术可以进一步明确基因的具体突变。因此PCR-SSCP和测序技术是检测未知的基因点突变的最有效组合方法。由于PCR-SSCP技术检测简单、灵敏度高等特点,得到了广泛的应用。

此外,RNA-SSCP也得到了较大的发展,因为RNA具有更多的二级和三级构象,这些构象对单个碱基的突变更加敏感,且RNA不易形成双链,其突变率检测也可以达到90%以上。

4. 变性梯度凝胶电泳 变性梯度凝胶电泳(denaturing gradient gel electrophoresis,DGGE)是当双链DNA在变性梯度凝胶中行进到与其变性强度一致的凝胶位置时,DNA发生解链,导致电泳迁移率下降。当解链的DNA链中有一个碱基发生突变时,会因为解链的时间以及影响电泳速度变化的程度不同而被分离。DGGE分辨率可以达到95%以上,是一种非常敏感的检测未知点突变的方法。DGGE比SSCP更复杂,但当DGGE方法确立并商品化后,操作则简便很多,非常适合大样本的检测筛选,检测范围最佳为100~500bp,最大可达到1kb。

在DGGE的基础上,不仅可采用凝胶梯度,也可以采用温度梯度代替化学剂梯度,即温度梯度凝胶电泳(temperature gradient gel electrophoresis,TGGE)。

5. 熔点曲线分析 DNA熔点曲线(melting curve)是根据野生型序列和突变型序列碱基不同,即便单个碱基发生改变,也会产生不同的T_m值而产生不同的熔解曲线而设计。双链DNA通过分子荧光染料结合或荧光标记,当DNA复性时结合荧光最强,随着温度升高荧光量降低,当温度升至熔点温度(T_m)时荧光量急剧下降而形成熔解曲线,其波峰所在位置即是DNA分子的T_m值。T_m值大小取决于DNA分子长度和GC含量。当突变存在时,DNA分子的T_m值会发生改变而呈现一个不同的波峰,将突变型与野生型区分出来。

熔解曲线分析技术是不需要经过PCR产物的纯化处理,直接在仪器上可读出分析结果,可进行大批量样本分析,简单、快速且重复性好,主要用于遗传性疾病中点突变、基因多态性分析和基因分型等。

五、检测核酸表达的分子生物学技术

检测mRNA表达的差异,除了上面介绍的经典Northern印迹杂交技术外,现在应用最广泛的是荧光定量PCR技术和数字PCR技术等。

1. 荧光定量PCR 实时PCR(real-time PCR),也称为荧光定量PCR(fluorescence quantitative PCR,FQ-PCR),是通过对反应体系中荧光信号的检测实现对PCR过程中产物量的实时监

测,并根据参照系统较精确地计算出 PCR 的初始模板量。荧光 PCR 常用的技术有荧光染料技术、水解探针技术、杂交探针技术和分子信标技术等。

（1）水解探针技术（hydrolization probe）：在反应体系中,除了包括常规 PCR 所需要的模板、dNTP、*Taq* DNA 聚合酶、引物和缓冲液之外,还需要一条荧光素标记的探针。探针的 5′ 端标记荧光报告基团 R（report group）,如 FAM;3′ 端标记荧光淬灭基团 Q,如 TAMRA。探针与模板能完全互补,且位置位于两条引物之间。当探针完整时,R 基团和 Q 基团分别位于探针的两端,Q 基团会抑制 R 基团使其不能发射荧光。扩增过程中,*Taq* DNA 聚合酶沿模板合成新链,当移动到与模板互补的探针处时,*Taq* DNA 聚合酶将发挥 5′→3′ 核酸外切酶活性,从探针的 5′ 端逐个水解脱氧核苷三磷酸,R 基团水解与 Q 基团分离,R 基团即可发射出荧光。R 基团发出的荧光强度与 PCR 反应产物的拷贝数成正比,再应用软件根据标准曲线和反应产物量计算出初始模板的拷贝数。

（2）分子信标技术（molecular beacon）：是结合碱基互补和荧光能量转移的技术。分子信标是一段带有荧光素标记的寡核苷酸序列,包括柄区和环状区,柄区是序列两端互补的碱基（5~8bp）,并各自分别带有荧光报告基团和荧光淬灭基团,中间形成了一个环状区（15~30bp）。在自由状态下,分子信标两端互补结合呈现发夹结构,彼此近距离导致荧光基团的能量转递给淬灭基团抑制了荧光的产生。当信标序列的环状区与靶基因序列互补结合时,分子信标的结构发生改变,柄部被打开,从而使荧光基团远离了淬灭基团而发放出荧光,并且荧光信号强度随反应产物量的增加而增加,可定量靶基因表达量。

（3）杂交探针技术（hybridization probe）：在 PCR 反应体系中,除了常规 PCR 所需的成分外,还需要有一对皆与模板互补的探针。第一条探针的 3′ 端标有荧光素,作为荧光染料的供体,第二条探针 5′ 端带有另外一种荧光染料作为受体。当两个探针与模板杂交后,两条探针首尾并排排列,相距距离小于 5bp,当两个探针接近可发生能量的转移,从荧光的供体转给荧光受体,后者会发放出另一种波长的荧光信号,且与 PCR 反应产物量成正比。

杂交探针技术是在两条探针与模板杂交退火时发生荧光发射的,因此杂交探针的荧光信号检测是在退火时进行的。由于杂交探针技术需要一对探针,与模板结合特异性增强,但探针所需成本也会增加。

2. 数字 PCR 技术 数字 PCR（digital PCR,dPCR）是一种最新的核酸分子绝对定量技术,实现单分子定量。通过微流控或微滴化,层层稀释后将核酸溶液分散至芯片表面、微反应器或微滴中,使每个反应器中的核酸分子数量为 0 或 1 个,将所有的单分子样品在相同条件下进行 PCR 扩增,发生扩增的反应器会发出荧光,最后通过直接计数或泊松分布公式计算样品的原始浓度或含量。数字 PCR 在定量检测核酸上具有明显的优势,属于绝对定量,不依赖于标准品与标准曲线,因而定量更准确,灵敏度更高。对于拷贝数异常、基因突变的检测,尤其是突变率的检测,具有更优越的应用价值,如检测非小细胞肺癌患者血浆中 *EGFR* 突变体及突变率,可为临床进行生物治疗提供分子诊断的依据。

六、生物芯片高通量分子检测技术

生物芯片(biochip)采用光导原位合成或微量点样等方法,将大量生物大分子有序地固定在支持物表面,组成密集二维分子排列,然后与已标记的待测样本进行靶分子杂交,从而判断样品中的靶分子是否存在以及其数量和性质等。

生物芯片根据探针类型可分为 DNA 芯片、蛋白质芯片、细胞芯片、组织芯片等。根据芯片用途可分为表达芯片、测序芯片、芯片实验室等。随着目前生物芯片的快速发展,生物芯片的分类越来越细化,出现了许多针对性强的功能性芯片,如细胞凋亡芯片、细胞周期芯片、肿瘤信号传导芯片、SNP 芯片、miRNAs 芯片等。

1. DNA 芯片 DNA 芯片是一种高通量的检测方法,主要用于基因测序、基因型分析、基因突变和多态性分析等方面。DNA 芯片工艺主要有:光导原位合成、化学喷射法、分子印章法和机械点涂法等。所用的固相支持物一般是玻片、尼龙膜等,玻片多需要预先用多聚赖氨酸处理,以便将 DNA 片段、cDNA 片段、寡核苷酸等固定在固相支持物上。SNP 芯片属于 DNA 芯片,是目前检测 SNP、进行基因分型最好的方法。突变检测芯片可以针对 DNA 序列中特定位点的突变分析要求,检测出发生突变的位置及发生的序列变化。

2. 表达谱芯片 表达谱芯片也属于 DNA 芯片的一种,主要是用于在多种不同状态下(如不同的组织、不同的发育阶段、不同的药物刺激下),对基因表达差异进行定量检测,在基因表达、疾病分型、药物基因组学等方面均有广泛的应用。表达芯片一般采用 cDNA 或寡核苷酸片段作为探针,固化后将待测样品与对照样品的 mRNA 分别以两种不同的荧光分子进行标记后,利用竞争性杂交原理,与芯片上的探针进行杂交,通过分析杂交后两种荧光强度的比值,判断两组样品之间的表达水平的差异。样品标记可以采用单色荧光标记或双色荧光标记。近年来出现的 miRNA 表达谱芯片也属于表达谱芯片的一种。将寡核苷酸先固定在芯片介质上,再通过杂交方式与样品中的 miRNA 结合以鉴定 miRNA 的表达及表达量。miRNA 芯片技术已经应用在肿瘤样本的检测以寻找有效的分子标志物。

PCR- 芯片是针对分子研究的某些功能而设计的表达芯片,它将芯片技术与荧光定量 PCR 相融合,以芯片技术制备高通量基因位点,以荧光定量 PCR 为检测方法进行基因表达分析的方法,如肿瘤转移相关芯片、细胞周期芯片等,通过 PCR- 芯片方法分析基因表达信息,进行基因功能研究,但 PCR- 芯片的高通量信息数量有限,不能与基因组 DNA 芯片或转录子表达芯片相比。

3. 蛋白质芯片 蛋白质芯片是将蛋白质或多肽固定在固相载体表面形成微阵列,以蛋白质或多肽之间的分子识别为基础,获得蛋白质表达、蛋白质结构、蛋白质功能以及蛋白质间相互作用等生物信息的技术。它是一种高通量、自动化和平行的蛋白质分析方法,不依赖于蛋白质分离等繁琐过程,仅依赖于分子识别,如抗原与抗体、受体与配体、酶与受体、亲和素与生物素等。

蛋白质或多肽固定在芯片表面,与特异性靶蛋白结合进行蛋白质定性或定量检测,这是目前应用最广泛的一种蛋白质芯片。虽然蛋白质芯片无论制备工艺还是探针成本均高于DNA芯片,但蛋白质芯片不需要分离蛋白质,不仅能定性和定量检测活性蛋白质的表达,也可以进行蛋白质结构检测以及蛋白质间相互作用,因而应用越来越广泛。

目前蛋白质芯片多采用了荧光标记方法,将抗原特异性结合抗体用荧光素标记,如Cy3TM、Cy5TM、AlexaTM546、BODIPY 等,通过 CCD 成像等直接检测荧光信号,以判断特异性的结合反应。此外还有表面等离子体共振技术、多光子检测技术、基质辅助激光解吸电离飞行时间质谱技术等应用于蛋白质芯片。其中表面等离子共振技术(surface plasmon resonance technology,SPR)是近年来用于蛋白质芯片检测分子间相互作用的重要方法。基本原理是光线在金属表面发生全反射时,会随着金属厚度的改变而发生全反射角度改变,当蛋白质或多肽分子发生相互作用时,相当于改变了金属表面的厚度,进而改变了光反射。SPR 这种蛋白质芯片灵敏度高、不需要预先标记、简单方便,在自身免疫疾病分型、肿瘤筛查等方面都有广泛的应用。

4. 糖芯片 糖芯片(glycochip)是近年发展的一种新型蛋白质芯片,它将多个不同结构的糖分子通过共价或非共价作用固定于经化学修饰的基质上,进而对糖蛋白或糖分子进行检测的方法。糖芯片可以快速而简单地筛选出存在特异性相互作用的分子,可以进行糖蛋白结构与功能的研究。糖芯片在凝集素、抗体或抗原、疫苗、生物标记等方面均有重要作用,已经应用在功能糖组学和药物糖组学等方面。

5. 液态芯片 液态芯片是指所有芯片的反应过程都在液相中进行,也称为悬浮式点阵技术(suspension array technology,SAT)或流式荧光技术,既可以检测蛋白质也可以检测核酸。

这种液态芯片与固态芯片的主要差别在于:作为生物分子反应和信号检测的载体是经过特殊编码、可被识别的微球,所有的生物反应都是在微球表面完成的。荧光编码的微球是微小的聚苯乙烯微球,由两种荧光染料以不同浓度梯度组合进行荧光编码,微球表面有羧基修饰基团,可以与抗体或核酸上的氨基共价交联。检测不同分子时,先将微球针对不同检测物进行荧光编码并混合,当加入微量检测物时,靶分子将与特定微球特异性结合,通过双激光检测系统检测杂交荧光信号,其中红色激光 635nm,用以识别不同编码的微球,作定性分析,而绿色激光 532nm,检测荧光信号强度,作定量分析。

液态芯片环境非常利于蛋白质保持天然构象,整个反应能在近乎均相状态下完成,免疫反应和杂交反应都更加快速,现多应用于细胞因子与激素定量检测、融合基因检测、肿瘤标志物检测、多指标 miRNA 并行性检测以及遗传分析、药物研发等多个不同领域。

七、微流控技术

微流控技术是一种最新的实验技术,是能对极微量流体进行精确控制的一种方法。在分子生物学技术中,微流控芯片正是微流控技术与芯片的完美结合。微流控芯片 (microfluidic chip),又称芯片实验室或微型全分析系统,将生物与化学功能单位集成在一个芯片上。微流控芯片是在芯片表面构建微流路,将实验的全部过程转载至液相小室和微流路径,能够自动化完成所有的反应与检测,可进行快速、准确和高通量分析。

微流控技术具有与多种技术的相容性,如与毛细管电泳技术结合,可进行大规模高通量测序。微流控技术还可以用于蛋白质结构分析、单细胞生物功能研究等。在基因组学、蛋白质组学、代谢组学以及表观组学等不同的研究领域都可以发挥作用。近年微流控技术与质谱技术的融合发展也是目前微流控研究领域的热门。

八、质谱技术

质谱技术(mass spectrometry,MS)是化学分析中最灵敏、最快速、应用最广泛的方法之一。它是对离子化样本进行质荷比(ratio of mass to charge,m/z)分析的技术。质谱可以进行定量检测,尤其对小分子物质定量分析;也可以进行定性分析,主要针对大分子化合物,包括蛋白质结构、肽序列测定、蛋白质翻译后修饰、鉴定肽谱等。近年质谱技术与其他技术融合发展,使得高质量质谱技术应用更加广泛。

表面增强激光解析电离飞行时间质谱(surface-enhanced laser desorption/ionization time of flight mass spectrometry,SELDI-TOF-MS),是质谱技术与蛋白质芯片技术融合,将预处理的蛋白质样品加样至芯片上,通过激光作用,使蛋白质发生离子化,解析形成带电粒子。质荷比不同的带点粒子通过电场的速度不同,进而得到质谱图,可广泛应用于蛋白质组学研究。SELDI-TOF-MS 具有很多优势,包括:①样品来源广泛,包括血液、尿液、体液和灌洗液均可应用,且不需要纯化;②灵敏度高,可检测 1~50fmol 蛋白质;③检测时间短,高通量定量检测;④不仅可以检测单一蛋白质,也可检测不同相互作用的蛋白质等。

第三节 临 床 应 用

21 世纪的临床医学发展逐渐转向强调个体医疗模式,这不仅依赖于人类基因组计划的顺利实施和循证医学的发展,也依赖于分子生物学实验技术日新月异地飞速进步,新一代测序技术的成熟、生物信息学的飞速发展,人类对大数据处理能力的不断提升等,以及分子生物学技术与临床医学学科之间的纵深交叉,使得个体化医学的概念在此背景下逐步发展起来。

几乎所有的疾病均与遗传易感性关系密切,即使是相同的疾病,不同患者的发病机制、治疗反应、疾病预后等多方面都存在明显差异。个体化医学分为疾病风险预测和个体化治疗,这些都建立在基因检测的基础上。根据每个人的疾病基因组信息对已发生的疾病进行风险预后评估和治疗方案选择,这将是未来医学发展的方向。

分子诊断技术现在已经广泛应用于人类疾病的研究和诊断,成为确诊疾病的依据或诊断疾病的参考,已经在诸多领域发挥重要作用。分子诊断包括对病原微生物感染的诊断、肿瘤的分子诊断、单基因或多基因遗传病的分子诊断、线粒体疾病的分子诊断、染色体疾病的分子诊断、药物相关基因的分子检测、胚胎植入的分子检测、移植配型及法医亲子鉴定等方面的分子检测。

一、感染性疾病的分子诊断

分子生物学检验技术在感染性疾病中的应用主要是对病原微生物基因组的研究。利用分子生物学技术进行菌种鉴定、定量分析病毒或细菌感染的载量、确定细菌或病毒基因突变或分型以及药物敏感性或耐药性监测等。

菌种鉴定可通过 PCR 产物的直接测序或者某些特定菌种的探针杂交,快速、精确进行菌种鉴定,如结核分枝杆菌的菌种鉴定明显优越于传统的检测方法。

分子诊断检测病原体载量是目前在感染性疾病中应用最广泛的方面,如通过荧光定量 PCR 测定乙型肝炎病毒(HBV)的核酸载量,确定患者每毫升血液中的 HBV 拷贝数,这为判断 HBV 感染的严重程度和治疗预后提供了重要的实验依据。

对于一些对人类新型未知的病原体感染,分子诊断技术更加展现出不可替代的优势,如严重急性呼吸综合征(SARS)病毒、COVID-19 均可以通过 PCR 测序确定病原体类型,并通过分子生物学技术快速检测病毒核酸,进行临床诊断。

此外,通过分子检测病毒的基因型和病毒变异株,以及对耐药基因检测均有助于感染性疾病的临床诊断和治疗。

二、单基因遗传病的分子诊断和多基因病的基因多态性分析

分子诊断可通过分析患者的 DNA、RNA、蛋白质以及染色体揭示与遗传性疾病相关的致病基因、突变类型、染色体核型等,有助于遗传性疾病的产前诊断、遗传分析和早期治疗。

单基因遗传病的诊断策略包括直接诊断和间接诊断。直接诊断是直接揭示致病基因的遗传缺陷,利用分子生物学技术直接寻找 DNA 碱基的点突变、缺失、插入、倒位和重排等,目前测序技术基本可以进行任何基因的直接诊断。间接诊断主要是在家系中进行遗传标记的连锁分析,如 RFLP、STR、SNP 等。

多基因病主要是多个基因参与某一疾病的发生,常具有一定的遗传倾向,家族发病率高。多基因病可利用分子生物学技术通过候选基因筛查、全基因组 SNP 扫描、连锁不平衡分析等确定多基因病的易感基因等,有助于临床了解多基因病的发病机制,评估疾病发生的风险等。

三、肿瘤相关基因的分子诊断

肿瘤实际上是基因组改变的一种疾病。肿瘤的发生发展是个复杂的过程,发病原因往往难以确认,同样的乳腺癌会是由于不同的基因突变造成的,因此利用分子诊断的技术找到标志物,发现肿瘤形成的关键环节,找到分子靶点进行靶向治疗和个体化医疗,癌症的治愈率就会明显提高。近年来,临床上一些靶向治疗和生物治疗明显延长了部分肿瘤类型患者的生存期。

恶性肿瘤的发生、发展仍是医学的重大挑战,凭借分子诊断技术的自身优势和巨大潜能,在肿瘤研究和临床诊断治疗等方面,肿瘤分子生物学检验正发挥越来越大的作用。

1. 肿瘤相关基因和肿瘤转移相关基因的分子检测　肿瘤相关基因以及肿瘤转移相关基因的检测是肿瘤生物学检验的重要方面。目前已知的癌基因和抑癌基因数量众多,它们常常负责调控正常细胞的生命活动。

癌基因正常情况下以非激活的形式存在,参与细胞增殖、生长因子信号传递、细胞周期、DNA 转录等,一旦这些基因被激活,会成为肿瘤的转化因子或促发因子。癌基因激活的机制包括:①基因突变:包括点突变和移码突变等;②基因重排或染色体易位;③癌基因的扩增;④基因转录改变;⑤癌基因获得外源激活或甲基化调节下降等。抑癌基因是细胞生长和增殖的负性调控因素,通过等位基因的纯合突变导致基因失活,丧失其抑制作用。检测这些癌基因和抑癌基因可以了解肿瘤的发生机制,为治疗提供依据。

癌基因和抑癌基因出现的点突变,可以采用基因突变检测的常用方法,包括 PCR-RFLP、PCR-ASO、PCR-SSCP、基因测序等;对于由染色体易位产生的融合基因多采用定量 PCR 检测融合基因;对于基因过度转录或表达,可以采用定量 PCR、Southern 印迹杂交或 Northern 印迹杂交等。

乳腺癌诊断已经由过去的组织形态和免疫组化检测逐渐向分子诊断发展,尤其是近年乳腺癌中越来越多的分子缺陷被揭示,分子诊断已经成为乳腺癌诊断的重要内容,包括雌激素受体(ER)和孕激素受体(PR)、HER2/neu 等检测。HER2 是乳腺癌早期诊断非常有效的分子指标,与乳腺癌的复发、转移和预后关系密切,同时也是肿瘤靶向治疗的靶标,曲妥珠单抗(trastuzumab)就是针对 HER2 的单抗药物,因此 HER2 成为最早的个体化治疗的重要分子标志,在确定治疗方案和评估疗效上发挥巨大的作用。

2. 肿瘤相关的表观遗传检测　肿瘤的表观遗传学异常多表现在:①DNA 甲基化改变;②组蛋白修饰与染色质重塑;③miRNA 表达异常等。肿瘤相关的表观遗传异常也是促进肿瘤发生和转移的一个重要调控环节。采用分子生物学检测技术,对甲基化修饰和 miRNA 表达检测也渐渐成为肿瘤研究的热点,可采用甲基化 PCR、甲基化测序以及甲基化芯片、miRNA 表达芯片等技术进行检测,这对肿瘤机制的深入研究、肿瘤治疗的个体化差异研究和疗效评估都具有积极的意义。

3. 肿瘤微环境的监测　肿瘤发生与其微环境变化密切有关,如低氧、低 pH、炎症、细胞因子等微环境变化使得肿瘤细胞的改变更加难以把握,从而导致治疗不足或过度治疗,这是未来肿瘤个体化精准医疗发展的重要研究方向。应用分子生物学技术,检测各种微环境中非肿瘤细胞的基因或蛋白质表达情况对肿瘤治疗具有重要的价值,未来甚至可通过改变肿瘤微环境以达到促进肿瘤治疗的目的。

四、药物相关基因的分子诊断

个体对药物的反应存在差异,而遗传因素可能起到了决定性作用。药物基因组学是利用基因组的信息和研究方法,分析核酸的遗传变异以及监测相关基因的表达谱,以阐明药物反应差异的遗传本质,并以药物效应和安全性为主要目标,研究药物体内代谢和效应过程差异的基因特性,以及基因变异导致的不同患者对相同药物的不同临床反应,从而研究和开发新药以及指导临床合理和安全用药的一门新学科。分子生物学技术中的高通量检测技术对药物基因组学的研究非常有效,生物芯片和生物质谱技术等都可以应用在药物有效成分筛选和鉴定中。

分子生物学技术在药物基因组学研究中主要关注三类基因:①药物作用靶点的相关基因,如 HER2、K-ras 等;②药物代谢酶相关基因,如 CYP450、N- 乙酰基转移酶;③药物副反应相关基因,如 G6PD 等。

（刘湘帆）

第二章　蛋白质分析技术

第一节　基本理论

蛋白质是执行生物体生命功能的基本物质,是生命活动的实际执行者。与基因的检测分析相比,蛋白质的检测更为复杂,影响因素也更多。随着基因组学、蛋白质组学的飞速发展,蛋白质分析技术也不断取得长足进步。本章内容涵盖传统的蛋白质分离、纯化检测技术以及当前研究热点之一的蛋白质-蛋白质相互作用研究技术。

一、蛋白质的分离和纯化

(一)常用蛋白质分离和纯化技术的基本原理

1. 蛋白质的理化性质

(1)蛋白质的两性解离:蛋白质分子除了氨基和羧基可以解离外,侧链中的某些基团在一定的溶液 pH 条件下都可解离,带正电荷或负电荷。当蛋白质溶液处于某一 pH 时,蛋白质解离成正、负离子的趋势相等,即成为兼性离子,净电荷为零,此时溶液的 pH 称为蛋白质的等电点(isoelectric point, pI)。当蛋白质溶液的 pH 大于等电点时,该蛋白质颗粒带负电荷,反之则带正电荷。

(2)蛋白质的胶体性质:蛋白质是大分子物质,其分子量一般为 10~1 000kD,颗粒大小在 1~100nm,属于胶体范围,所以蛋白质是胶体物质,其溶液属于亲水胶体溶液。溶液中的蛋白质分子表面能形成电荷层和水化层,使蛋白质能稳定分散,而不会相聚而沉淀。

蛋白质溶液具有胶体溶液的性质,如溶液扩散慢,黏度大,不能透过半透膜。蛋白质的胶体性质是某些蛋白质分离纯化方法的基础。

(3)蛋白质的变性和沉淀:在某些理化因素(如高温、强酸强碱、重金属盐、有机溶剂等)的作用下,蛋白质的空间构象破坏,导致蛋白质理化性质、生物学性质的改变,这种现象称为蛋白质变性(denaturation)。若蛋白质变性程度较轻,去除变性因素后,恢复或部分恢复其原有空间构象和生物学功能,称为蛋白质复性(renaturation)。但如果其空间构象破坏严重,则结构和功能不能恢复,称为不可逆变性。蛋白质变性后,常因疏水基团暴露,肽链互相聚集缠绕等原因造成溶解度降低而从溶液中析出,这一现象称为蛋白质沉淀。变性的蛋白质易于沉淀,但蛋白质沉淀并不都发生变性。

(4)蛋白质的紫外吸收:蛋白质分子中含有共轭双键的酪氨酸和色氨酸,因此,在

280nm 波长处有特征性吸收峰。在此波长处,蛋白质的吸光度与其浓度成正比关系,可做蛋白质的定量测定。

2. 利用溶解度差异分离蛋白质的方法 蛋白质在水中的溶解度及其稳定性,取决于蛋白质分子的解离状况、离子基团带电荷的性质及它的水合程度。凡是能够影响蛋白质分子的带电性质和水合程度的因素,均能改变其溶解度,如溶液 pH、溶液极性、温度、溶液中盐离子浓度及蛋白质沉淀剂的作用。

(1)溶液 pH 的影响:蛋白质分子是两性电解质,其带电性质和带电量取决于所处溶液的 pH。当溶液的 pH 与蛋白质等电点相同时,蛋白质呈现电中性,分子间因缺少同性电荷的斥力而易于聚集和沉淀。此时,蛋白质的溶解度最小。

因不同的蛋白质其氨基酸组成不同,其等电点也各不相同。利用这一特性,可以根据所需分离蛋白质的等电点,改变溶液的 pH,使其大部分沉淀,达到粗分蛋白质组分的目的。这样分离的蛋白质仍能保持其天然生物学活性。

(2)溶液中盐离子浓度的影响:盐离子对于蛋白质溶解度的影响随其浓度的不同而不同。在蛋白质溶液中加入少量的中性盐,如硫酸铵、硫酸钠、氯化钠等,会增加蛋白质分子表面的电荷,增强蛋白质分子与水分子的作用,从而使蛋白质在水溶液中的溶解度增大。这种现象称为盐溶(salting in)。随着盐浓度的增加,盐离子可和蛋白质竞争溶液中的水分子,从而降低蛋白质分子的水合程度,蛋白质分子由于水化层遭破坏而易于聚集沉淀,此现象称为盐析(salting out)。

不同的蛋白质分子发生盐析所要求的盐离子浓度不同。因此,通过在蛋白质溶液中加入不同量的中性盐,可使要分离的蛋白质分子沉淀。

(3)溶剂极性的影响:溶剂极性对蛋白质溶解度的影响有两个方面:①加入能与水混溶的有机溶剂,减少水和蛋白质间的作用力,使蛋白质脱水沉淀;②有机溶剂的加入降低了溶液的介电常数,增强蛋白质分子间的作用力,使蛋白质分子易于聚集沉淀。

(4)温度的影响:一般情况下,蛋白质的溶解度随温度的升高而增加,但温度升高到一定程度时,可引起蛋白质的热变性,其溶解度变小并发生沉淀。

(5)蛋白质沉淀剂:生物碱试剂如苦味酸、鞣酸等以及非离子多聚物如聚乙二醇、右旋糖酐硫酸钠等,可通过与蛋白质形成不溶性复合物或破坏蛋白质的水化层等作用降低蛋白质溶解度,引起蛋白质沉淀。

3. 利用蛋白质分子大小差异分离的方法

(1)透析法:透析法(dialysis)是利用小分子物质在溶液中可通过半透膜,而大分子物质则不能通过,以达到分离的方法。蛋白质是大分子物质,其不能通过半透膜而滞留在透析袋中,而小分子物质如盐离子等,可自由出入半透膜,直到透析袋内外的浓度相同达到平衡,此时,可通过更换透析液再透析,并反复多次,去除小分子物质。

(2)超滤法:超滤法(ultrafiltration)与透析法类似,同样运用了半透膜的原理。但超滤法是利用外力使样品溶液通过半透膜,滤过水和其他小分子溶质,而大分子蛋白质留在膜上,从而达到纯化浓缩蛋白质的目的。

（3）离心法:离心法根据不同物质间存在大小、形状和质量的差异,在离心场中表现出不同的行为而达到相互分离的目的。利用离心机分离物质主要采用两种方式:沉降速度法和沉降平衡法。

1）沉降速度法:主要用于分离沉降系数不同的物质,这种方法采用差速离心,即逐级增加离心速度,使混合物中的各成分按沉降系数差异,由大到小先后发生沉淀而获分离。

2）沉降平衡法:用于分离密度不同的物质。首先使离心管中的介质（如蔗糖、甘油、氯化铯等）形成一个密度环境（单一密度或连续梯度密度）,然后加入待分离物质,在离心力的作用下,各分离物将停留在与其密度相同的区域,从而达到分离目的。

4. 电泳技术　溶液中的离子或荷电溶质在电场中移动的现象称为电泳（electrophoresis）,利用电泳现象对物质进行分离的技术叫电泳技术。1937 年,瑞典科学家 Tiselius 建立了“移界电泳法”（moving boundary electrophoresis）,成功地将血清蛋白质分成 5 个主要成分,开创了电泳技术的新纪元。Tiselius 也因其在电泳技术方面的卓越成就获 1948 年诺贝尔化学奖。随后,电泳技术迅速发展,现已广泛应用于蛋白质、核酸、酶,以及病毒与细胞等的分离分析与研究。由于电泳技术具有设备简单、操作方便、分辨率高等特点,已成为常规生物化学检验中的常用技术。

（1）影响蛋白质电泳迁移率的因素:溶液中的带电粒子在单位电场强度下的泳动速度称为电泳迁移率。由于蛋白质两性解离的性质,使其能在一定 pH 的缓冲液中解离成带电离子,在电场中能发生移动。具有不同迁移率的蛋白质在电泳时表现出不同的电泳速度,因而可以彼此分离。蛋白质电泳迁移率主要受下列因素的影响。

1）蛋白质样品:蛋白质样品本身的性质,如所带电荷的性质和量、分子大小和形状、在电泳缓冲液中的解离程度等,都会影响其电泳的迁移率。

2）缓冲液:缓冲液的 pH、离子强度、黏度、温度等性质可影响蛋白质分子的解离状态、带电性质等,从而影响蛋白质电泳迁移率和分离效果。

3）支持介质:支持介质解决了样品扩散问题。因其种类繁多,对电泳行为的影响各异。有的支持介质对样品有吸附和滞留作用,如滤纸,造成分离物的拖尾现象,影响分辨率;有的支持介质上因带有电荷,如淀粉胶等,具有电渗作用,即电泳缓冲液对于支持介质的相对移动,可改变或影响样品的电泳速度和方向;有的支持介质为多孔结构,如凝胶,具有分子筛作用,可使蛋白质样品的迁移率不仅与其带电性质有关,而且和它们的分子大小和形状有关,从而提高了分辨率。

（2）常见电泳类型

1）纸电泳:纸电泳（paper electrophoresis, PE）是以滤纸作为支持介质的一种电泳形式。滤纸是最早应用于电泳的支持介质。但由于滤纸有较强的吸附和电渗作用,且分辨率较差,近年来逐渐为醋酸纤维薄膜等其他支持介质所代替。

2）醋酸纤维素薄膜电泳：醋酸纤维素薄膜电泳（cellulose acetate membrane electrophoresis，CAME）是以醋酸纤维素薄膜为支持介质的一种电泳形式。其电泳原理和操作过程和纸电泳基本相同。但与纸电泳相比，醋酸纤维素薄膜电泳具有以下优点：①醋酸纤维素薄膜对蛋白质样品的吸附作用极小，几乎可完全消除纸电泳中常出现的"拖尾"现象，且染色后背景清晰，分离区带狭窄清楚，提高了定量测定的精确性；②醋酸纤维素薄膜的亲水性比纸小，它所容纳的缓冲液也较少，电泳时电流的大部分由样品传导，因此分离速度快、电泳时间短；③样品用量少、灵敏度高，这一优点尤其适用于检测微量异常蛋白；④醋酸纤维素薄膜电泳图谱经过冰乙酸乙醇溶液或其他透明液处理后可使膜质透明化，从而有利于光密度扫描测定和膜的长期保存。

3）琼脂糖凝胶电泳：以琼脂糖凝胶作为支持介质的电泳称为琼脂糖凝胶电泳（agarose gel electrophoresis）。琼脂糖凝胶是从琼脂中分离制备的链状多糖，由 *D*- 半乳糖和 3,6- 脱水 -*L*- 半乳糖所构成的大网孔型凝胶。由于其分子上无带电基团，无电渗作用，对蛋白质无吸附，因而分辨率和重复性都较好。

琼脂糖凝胶电泳是分离、鉴定和纯化 DNA、RNA 片段的重要工具。同时，临床上也用作同工酶和脂蛋白的分离和鉴定。

4）聚丙烯酰胺凝胶电泳和 SDS- 聚丙烯酰胺凝胶电泳：聚丙烯酰胺凝胶电泳（polyacrylamide gel electrophoresis，PAGE）是以聚丙烯酰胺凝胶（polyacrylamide gel，PAG）为支持介质的一种电泳形式。PAG 由单体丙烯酰胺（acrylamide，Acr）在催化剂 N，N，N′，N′- 四甲基乙二胺（tetramethylethylenediamine，TEMED）和过硫酸铵（ammonium persulfate，AP）的作用下，通过交联剂 N，N′- 亚甲双丙烯酰胺（methylene bisacrylamide，Bis）交联形成的具有三维网状结构的凝胶。除了电荷效应，PAGE 又具有分子筛效应，因此，比醋酸纤维薄膜电泳具有更高的分辨率。

在 PAG 中加入一定浓度的十二烷基硫酸钠（sodium dodecylsulfate，SDS）应用于 PAGE 分析称为 SDS-PAGE。SDS 是一种阴离子表面活性剂，可以和蛋白质的疏水基团结合，破坏蛋白质分子的非共价键，将蛋白质解离成亚基，同时使蛋白质分子上带上大量 SDS 阴离子，从而掩盖了各种蛋白质原有的电荷差异，使蛋白质的电泳迁移率仅仅反映各蛋白质亚基间分子量的差别。用已知分子量的标准蛋白质绘成标准曲线可以用于测定未知蛋白质的分子量。

5）等电聚焦电泳：等电聚焦电泳（isoelectric focusing electrophoresis，IEFE）是利用载体两性电解质在电泳介质（PAG）中形成线性 pH 梯度，分离等电点不同的蛋白质的一种电泳技术。

不同蛋白质有不同的等电点，如果一种蛋白质处于大于其等电点的环境中，该蛋白带负电荷，电泳向正极移动；反之亦然。如果在电泳系统中建立一个从正极到负极递增的 pH 梯度,则在这一系统中的所有蛋白质将根据其等电点和所处环境 pH 的差别带上正电或负电,电泳时将从不同位置泳向其等电点相当的位置。当达到平衡后,这些蛋白质各自形成一条狭细而集中的区带,只要电场不撤离,各区带的蛋白质将不会扩散(图 2-1)。

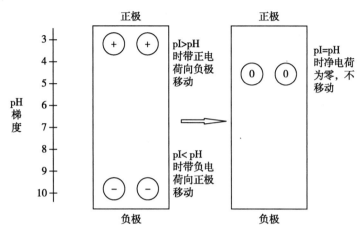

图 2-1　等电聚焦电泳分离蛋白质

5. 层析技术　层析法(chromatography)又称色谱法,是利用样品各组分间存在物质理化性质的差异而建立起来的分离、分析技术。

层析系统由两个相组成:①固定相;②流动相。当待分离的混合物随流动相通过固定相时,由于各组分的理化性质存在差异,与两相发生相互作用(吸附、溶解、结合等)的能力不同,在两相中的分配(含量比)不同,导致随流动相向前移动时存在速度差异而达到将各组分分离的目的。

按原理还可将层析分为以下几种。

(1)吸附层析:吸附层析(adsorption chromatography)是以吸附剂为固定相,移动相中的溶质在通过固定相时,由于吸附剂对各成分的吸附和解吸性能不同,使它们在柱内的移动速度不同,从而达到分离的目的。

(2)分配层析:分配层析(partition chromatography)是利用各组分在固定相和流动相中的分配系数不同而予以分离的方法。所谓分配系数,是指当溶质在两相中达到平衡时,其在固定相和流动相中的浓度比值。不同溶质的分配系数不同,它们移动速度会有差异:分配系数小的组分,随流动相迁移速度越快;反之,则越慢。两个组分的分配系数差别越大,迁移速度差别就越大,就越容易被彻底分离。

(3)凝胶层析:凝胶层析(gel chromatography)又称排阻层析(exclusion chromatography)。以具有分子筛效应的天然或合成的多孔网状凝胶作为固定相,样品各组分因存在分子大小不同,在凝胶上受阻滞的程度也不同,小分子物质能进入到凝胶内部,所以层析时经过的行程较长,较慢被洗脱;大分子物质被排阻而不能进入凝胶内部,所以经过的行程较短,较快被洗脱,各组分在凝胶柱中迁移速度有差异,从而达到分离。

（4）离子交换层析：自 1848 年，Thompson 等人在研究土壤碱性物质交换过程中发现离子交换现象以来，离子交换层析（ion-exchange chromatography）已经成为生物化学领域中常用的层析方法，广泛地应用于各种生化物质如氨基酸、蛋白质、核苷酸等的分离纯化。

离子交换层析中，基质是由带有电荷的树脂或纤维素组成，带正电荷的称之阴离子交换树脂，带负电荷的称之阳离子交换树脂。由于蛋白质在不同的 pH 条件下，其带电状况也不同，阴离子交换基质结合带有负电荷的蛋白质，阳离子交换基质结合带有正电荷的蛋白质，从而对蛋白质进行分离。

（5）亲和层析：亲和层析（affinity chromatography）利用待分离物质和它的特异性配体间具有特异的亲和力，从而达到分离的目的。将可亲和的一对分子中的一方以共价键形式与不溶性载体相连作为固定相吸附剂，当含混合组分的样品通过此固定相时，只有与固定相分子有特异亲和力的物质，才能被固定相吸附结合，无关组分随流动相流出。随后通过解吸附获得相应组分。

（二）蛋白质的定量检测

1. 凯氏定氮法　凯氏定氮法是测定化合物或混合物中总氮量的一种方法。即在有催化剂的条件下，用浓硫酸消化样品，将有机氮都转变成无机铵盐，然后在碱性条件下将铵盐转化为氨，随水蒸气馏出并被过量的酸液吸收，再以标准酸滴定，就可计算出样品中的氮量。由于蛋白质含氮量比较恒定，可由其氮量计算蛋白质含量，此法是经典的蛋白质定量方法。

2. 双缩脲法　又称 Biuret 法，双缩脲试剂是一个碱性的含铜试液，呈蓝色。当底物中含有肽键时，试液中的铜与之反应，产生的紫色络合物颜色的深浅与蛋白质浓度成正比，而与蛋白质分子量及氨基酸成分无关，故可用来测定蛋白质含量。

3. Folin- 酚试剂法　又称 Lowry 法，是最灵敏的蛋白质测定法之一。过去此法广泛应用，由于其试剂配制困难，近年来逐渐被考马斯亮蓝染色法所取代。此法的显色原理与双缩脲方法是相同的，只是加入了第二种试剂，即 Folin- 酚试剂，该试剂中的磷钼酸盐 - 磷钨酸盐被蛋白质中的酪氨酸和色氨酸残基还原，产生深蓝色（钼蓝和钨蓝的混合物），从而增加了显色量，提高了蛋白质检测的灵敏度。

4. 紫外吸收法　蛋白质分子中，酪氨酸、苯丙氨酸和色氨酸残基的苯环含有共轭双键，使蛋白质具有吸收紫外光的性质，吸收高峰在 280nm 处，其吸光度与蛋白质含量成正比。此外，蛋白质溶液在 238nm 的吸光度与肽键含量成正比。因此，可用来进行蛋白质定量。

5. 考马斯亮蓝染色法　又称 Bradford 法。考马斯亮蓝 G-250（Coomassie brilliant blue G-250）是一种蛋白质染料，在游离状态下呈红色，与蛋白质结合后变为青色，在 595nm 波长下有最大光吸收。其光吸收值与蛋白质含量成正比，可用于蛋白质的定量测定。该法试剂配制简单，操作简便快捷，反应灵敏，灵敏度比 Lowry 法还高 4 倍，测定蛋白质浓度范围为 0～1 000μg/ml，最小可测 2.5μg/ml 蛋白质，是一种常用的微量蛋白质快速测定方法。

6. BCA 法　BCA（bicinchoninic acid）法是目前最常用的蛋白质定量测定法之一。原理是二价铜离子在碱性的条件下,可以被蛋白质还原成一价铜离子,一价铜离子和BCA螯合形成紫色的化合物。该化合物稳定,其吸收峰在562nm处,吸光度和蛋白质浓度在广泛范围内有良好的线性关系,因此根据吸光值可以推算出蛋白质浓度。

二、蛋白质表达检测

蛋白质表达是指用模式生物如细菌、酵母、动物或植物细胞表达外源基因蛋白质的一种分子生物学技术。蛋白质表达系统是指由宿主、外源基因、载体和辅助成分组成。通过该体系可以实现外源基因在宿主中表达的目的。

蛋白质表达系统一般由以下几个部分组成:①宿主:表达蛋白质的生物体。可以为细菌、酵母、植物细胞、动物细胞等。由于各种生物的特性不同,适合表达蛋白质的种类也不相同;②载体:载体的种类与宿主相匹配。根据宿主不同,主要分为原核(细菌)表达载体和真核(酵母、昆虫、哺乳动物)细胞表达载体。载体中含有外源基因片段。通过载体介导,外源基因可以在宿主中表达;③辅助成分:包含了协助载体进入宿主的辅助成分。

(一)原核系统的蛋白质表达

原核表达系统是最早被采用,也是目前掌握最为成熟的表达系统。该项技术的主要方法是将已克隆入目的基因DNA段的载体(一般为质粒)转化细菌(最常用大肠埃希菌),通过诱导并最终纯化获得所需的目的蛋白质。

大肠埃希菌具有操作简单并能在廉价的培养基中高密度培养的特征,加上十多年外源基因表达的经验使其在大多数科研应用中成为高效表达异源蛋白最常用的原核表达系统。

原核表达系统存在许多难以克服的缺点:如,表达系统无法对表达时间及表达水平进行调控;有些基因的持续表达可能会对宿主细胞产生毒害作用;目的蛋白常以包涵体形式表达,导致产物纯化困难;原核表达系统翻译后加工修饰体系不完善,表达产物的生物活性较低等。因此,人们开始逐渐利用真核细胞表达系统来研究基因。

(二)真核系统的蛋白质表达

基因工程研究中常用的真核表达系统有酵母表达系统、昆虫细胞表达系统和哺乳动物细胞表达系统。

1. 酵母表达系统　人们相继开发了裂殖酵母、克鲁维酸酵母、甲醇酵母等应用于基因工程。其中,甲醇酵母表达系统是目前应用最广泛。目前,甲醇酵母主要有 *H. polymorpha*、*Candida boidinii*、*Pichia pastoris* 3 种,以 *Pichia pastoris* 应用最多。

甲醇酵母的表达载体为整合型质粒,载体中含有与酵母染色体中同源的序列,因而比较容易整合入酵母染色体中。大部分甲醇酵母的表达载体中都含有甲醇酵母的醇氧化酶基因 1 (*AOX*1),在该基因的启动子(PAXOI)作用下,外源基因得以表达。在以葡萄糖或甘油为碳源时,PAXOI 是一个强启动子。甲醇酵母中 *AOX*1 基因的表达受到抑制,而在以甲醇为唯一碳源时 PAXOI 可被诱导激活,因而外源基因可在其控制下表达,将目的基因多拷贝整合入酵母染色体后可以提高外源蛋白的表达水平及产量。此外甲醇酵母的表达载体都为大肠埃希菌（*E. coli*）/*Pichia pastoris* 的穿梭载体，其中含有 *E. coli* 复制起点和筛选标志，可在获得克隆后采用 *E. coli* 细胞大量扩增。目前，将质粒载体转入酵母菌的方法主要有原生质体转化法、电击法及氯化锂法等。甲醇酵母一般先在含甘油的培养基中生长，培养至高浓度，再以甲醇为碳源，诱导表达外源蛋白，这样可以大大提高表达产量。利用甲醇酵母表达外源性蛋白质其产量往往可达克级。

酵母表达系统作为一种后起的外源蛋白表达系统，由于兼具原核以及真核表达系统的优点，正在基因工程领域中得到日益广泛的应用。

2. 昆虫细胞表达系统 杆状病毒表达系统是目前应用最广的昆虫细胞表达系统，该系统通常采用苜蓿银纹夜蛾核型多角体病毒（autographa californica nuclear polyhedrosis virus，AcNPV）作为表达载体。在 AcNPV 感染昆虫细胞的后期，核多角体基因可编码产生多角体蛋白，该蛋白质包裹病毒颗粒可形成包涵体。核多角体基因启动子具有极强的启动蛋白质表达能力，故常被用来构建杆状病毒传递质粒。含外源基因的传递质粒与野生型 AcNPV 共转染昆虫细胞后可发生同源重组，重组后多角体基因被破坏，因而在感染细胞中不能形成包涵体，利用这一特点可挑选出含重组杆状病毒的昆虫细胞。

昆虫细胞表达系统，特别是杆状病毒表达系统由于其操作安全，表达量高，目前与酵母表达系统一样被广泛应用于基因工程的各个领域中。

3. 哺乳动物细胞表达系统 由哺乳动物细胞翻译后再加工修饰产生的外源蛋白质，在活性方面远胜于原核表达系统及酵母、昆虫细胞等真核表达系统，更接近于天然蛋白质。

将外源基因导入哺乳动物细胞主要通过两类方法：①感染性病毒颗粒感染宿主细胞；②通过脂质体法、显微注射法、磷酸钙共沉淀法及二乙氨乙基葡聚糖（diethylaminoethyl dextran，DEAE–葡聚糖）法等非病毒载体的方式将基因导入到细胞中。目前，病毒载体已成为动物体内表达外源基因的有力工具，在临床基因治疗的探索中也发挥了重要作用。

哺乳动物细胞表达系统常用的宿主细胞有中华仓鼠卵巢细胞（Chinese hamster ovary，CHO）、幼年叙利亚地鼠肾细胞（baby hamster Syrian kidney，BHK）等，不同的宿主细胞对蛋白质表达水平和蛋白质的糖基化有不同的影响，因此在选择宿主细胞时应根据具体情况而定。

第二节 技术与进展

一、Western blot 免疫印迹技术

Western blot 免疫印迹技术将聚丙烯酰胺凝胶电泳和免疫化学分析相结合，具有分析容量大、灵敏度高、特异性强等优点，是检测蛋白质特性、表达与分布的一种最常用的方法。

Western blot 的分析过程分三个阶段：①SDS- 聚丙烯酰胺凝胶电泳（SDS-PAGE）：蛋白质样品经 SDS-PAGE 后根据分子量大小移动到相应的位置；②转移：将在凝胶中的蛋白质条带电转至硝酸纤维素（nitrocellulose filter membrane, NC）膜或聚偏二氟乙烯（polyvinylidene fluoride, PVDF）膜上；③免疫杂交：将印有蛋白质条带的硝酸纤维素膜依次与特异性抗体和酶或放射性核素标记的第二抗体作用后，通过加入酶反应底物或放射自显影可清晰观察到目的蛋白质条带。

二、二维电泳

二维电泳（two-dimensional electrophoresis, 2-DE）又称双向电泳，是等电聚焦电泳（IEF）与 SDS-PAGE 相结合，是分辨率更高的蛋白质电泳检测技术。二维电泳时，水平方向经过 IEF 电泳，反映出各蛋白在等电点（pI）上的差异，而垂直方向经过 SDS-PAGE，反映出它们在分子量上的差别，凝胶经染色后蛋白呈现二维分布图。

二维电泳可以将分子量相近而等电点不同的蛋白质或等电点相近而分子量不同的蛋白质彼此分开，是蛋白质组学技术中最流行、最通用的蛋白质分离方法。

三、毛细管电泳

毛细管电泳（capillary electrophoresis）是以石英毛细管为分离通道，以高压直流电场为驱动力，依据样品中各组分之间淌度和分配行为上的差异而实现分离的电泳分离分析方法。和传统的电泳方法相比，毛细管电泳可以显著地提高蛋白质的分析速度和分离效率。

毛细管电泳所用的石英毛细管柱在 pH>3 的情况下，其内表面带负电，与缓冲液接触时吸引阳离子而形成双电层，在高压电场作用下，双电层一侧带正电的缓冲液向负极方向移动，而形成电渗流。同时，在缓冲溶液中，带电粒子在电场作用下，以各自不同速度向其所带电荷极性相反方向移动，形成电泳。带电粒子在毛细管缓冲液中的迁移速度等于电泳和电渗流的矢量和。各种粒子因所带电荷数量、质量、体积以及形状等不同引起迁移速度不同而实现分离。

毛细管电泳应用于蛋白质和多肽分离分析时，有多种模式可供选择：毛细管区带电泳、毛细管胶束电动色谱、毛细管筛分电泳、毛细管等电聚焦色谱以及毛细管电动色谱。

四、蛋白质与蛋白质相互作用的分析方法

1. 免疫共沉淀技术　免疫共沉淀（co-immunoprecipitation, co-IP）技术是确定蛋白质在完整细胞内生理性相互作用的经典方法。该技术利用了抗原和抗体特异性结合以及细菌的 protein A/G 能特异地结合到免疫蛋白 Fc 片段的现象而开发出的方法。其原理是在细胞裂解液中加入抗目的蛋白的抗体孵育，然后加入与抗体特异结合的 protein A/G（固定于琼脂糖胶珠），形成复合物：目的蛋白质 - 抗目的蛋白质抗体 -protein A/G。经

变性聚丙烯酰胺凝胶电泳后,复合物被分开。最后经免疫印迹或质谱检测并明确目的蛋白质。

2. 酵母双杂交技术　酵母双杂交系统(yeast two-hybrid system)的建立得力于对真核生物调控转录起始过程的认识。细胞起始基因转录需要有反式转录激活因子的参与。转录激活因子在结构上是组件式的(modular),即这些因子往往由 2 个或 2 个以上相互独立的结构域构成,其中有 DNA 结合结构域(DNA binding domain, BD)和转录激活结构域(activation domain, AD),是转录激活因子发挥功能所必需的。BD 可识别 DNA 上的特异序列,并使转录激活结构域定位于所调节的基因的上游,AD 可同转录复合体的其他成分作用,启动它所调节的基因的转录。两个结构域不但可在其连接区适当部位打开,仍具有各自的功能,而且,不同的两个结构域可重建发挥转录激活作用。酵母双杂交系统利用杂交基因通过激活报道基因的表达探测蛋白质—蛋白质的相互作用。单独的 BD 虽然能和启动子结合,但是不能激活转录。而不同转录激活因子的 BD 和 AD 形成的杂合蛋白仍然具有正常的激活转录的功能。

3. 荧光共振能量转移技术　荧光共振能量转移(fluorescence resonance energy transfer, FRET)是距离很近的 2 个荧光分子间产生的一种能量转移现象。当供体荧光分子的发射光谱与受体荧光分子的吸收光谱重叠,并且 2 个分子的距离在 10nm 范围以内时,就会发生一种非放射性的能量转移,即 FRET 现象,使得供体的荧光强度比它单独存在时要低得多(荧光淬灭),而受体发射的荧光却大大增强(敏化荧光)。而在生物体内,如果 2 个蛋白质分子的距离在 10nm 之内,一般认为这 2 个蛋白质分子存在直接相互作用。

五、蛋白质与核酸相互作用的分析方法

1. 凝胶阻滞试验　凝胶阻滞或电泳迁移率实验(electrophoretic mobility shift assay, EMSA)是一种研究 DNA 结合蛋白和其相关 DNA 序列相互作用的技术。其原理是将纯化的蛋白质或细胞粗提液与末端放射性核素或酶标记的特异性 DNA 探针混合,随后进行非变性的聚丙烯凝胶电泳以分离探针 – 蛋白复合物和未结合的探针,最后通过放射自显影或酶底物显色反应观察结果,探针 – 蛋白复合物电泳时比未结合探针移动慢,即相对"阻滞"状态(图 2-2)。

2. DNase Ⅰ足迹试验　DNase Ⅰ足迹试验(DNase Ⅰ footprinting assay)是一种鉴别 RNA 聚合酶等蛋白质在 DNA 上结合位点的方法。通过该试验不仅能找到与特异性 DNA 结合的目标蛋白,而且能告知目标蛋白结合的碱基部位。

DNase Ⅰ足迹试验的原理:蛋白质结合在 DNA 片段上能保护结合部位不被 DNase 破坏,DNA 分子经酶切作用后遗留下该片段(亦称"足迹"),进而可以确定它的序列。在电泳凝胶的放射性自显影图片上,相应的蛋白质结合部位没有放射性标记条带。

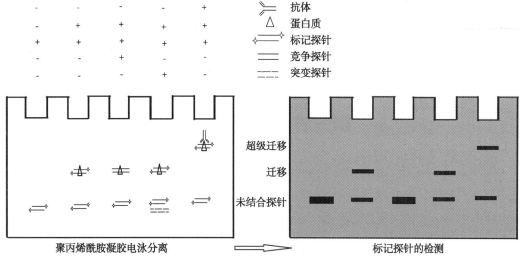

图 2-2 **EMSA 实验原理**

DNase Ⅰ足迹试验的实验流程如下：①待检双链 DNA 分子作末端放射性标记；②蛋白质与 DNA 混合，等两者结合后，加入适量的 DNase Ⅰ，消化 DNA 分子，控制酶的用量，使之达到每个 DNA 分子只发生一次磷酸二酯键断裂，并列设置未加蛋白质的对照；③从 DNA 上除去蛋白质，将变性的 DNA 加样在测序凝胶中作电泳和放射性自显影，与对照组相比后解读出足迹部位的核苷酸序列。

3. 染色质免疫共沉淀试验 染色质免疫沉淀(chromatin immunoprecipitation，ChIP)是目前研究体内 DNA 与蛋白质相互作用的方法。它的基本原理是在活细胞状态下交联固定蛋白质–DNA 复合物，并通过超声或酶的作用将其随机切断为一定长度范围内的染色质小片段，然后通过免疫学方法用特异性抗体捕获沉淀目的蛋白及其与之结合的 DNA 片段，通过对目的 DNA 片断的纯化与 PCR 检测，获得蛋白质与 DNA 相互作用的信息。

ChIP 不仅可以检测体内反式因子与 DNA 的动态作用，还可以用来研究组蛋白的各种共价修饰与基因表达的关系。而且，ChIP 与其他方法的结合，扩大了其应用范围：ChIP 与基因芯片相结合建立的 ChIP-on-chip 方法已广泛用于特定反式因子靶基因的高通量筛选；ChIP 与体内足迹法相结合，用于寻找反式因子的体内结合位点；RNA-ChIP 用于研究 RNA 在基因表达调控中的作用。

六、生物信息学在蛋白质分析中的应用

生物信息学(bioinformatics)是在生命科学、计算机科学和数学的基础上逐步发展而形成的一门新兴交叉学科，是以理解各种数据的生物学意义为目的，运用数学与计算机科学手段进行生物信息的收集、加工、存储、传播、分析与解析的科学。

生物信息学技术在基因组学中的应用已经十分成熟。而今，其在蛋白质组学研究中的

作用日显重要。生物信息学在蛋白质组学中的作用已不仅仅体现在数据库的查阅和资料的整合中,相关蛋白质分析软件在蛋白质分离和鉴定时的识别(如 2-DE 图像分析、质谱数据的综合分析等)以及对有价值的未知蛋白质进行分析和预测(包括序列分析、结构预测、结构域、电点等性质的检测等)等方面发挥着至关重要的作用。

第三节　临床应用

临床蛋白质组学(clinical proteomics)是蛋白质组学的一个分支学科,它侧重于蛋白质组学技术在临床研究领域的应用,并围绕疾病的预防、早期诊断和治疗等方面开展研究,寻找疾病的生物标志物以及药物的治疗靶点。

一、肿瘤蛋白质组学的研究策略

肿瘤的发生与一系列癌基因激活和抑癌基因失活相关,通常被认为是一种遗传性疾病。但从基因产物角度考虑,肿瘤是一种蛋白质组疾病,它的发生与一组蛋白质的改变而导致细胞内信号通路异常有关。肿瘤蛋白质组学是利用蛋白质组学技术研究肿瘤发生发展的过程和规律。

肿瘤蛋白质组学研究的策略主要有如下几种:①表达蛋白质组学:即采用高通量蛋白质组研究分析一种肿瘤组织 / 细胞内尽可能多、乃至接近所有的蛋白质,建立其蛋白质表达谱及其蛋白质数据库;②比较蛋白质组学:即采用蛋白质组学技术比较肿瘤组织 / 细胞与其起源的正常组织 / 细胞,或肿瘤发展不同阶段组织中蛋白质的表达数量、表达水平和修饰状态上的差异,发现癌变相关的特异性蛋白质;③血清蛋白质组学研究:即采用肿瘤免疫学与蛋白组学相结合的方法寻找肿瘤特异性抗原;④功能蛋白质组学:主要是肿瘤的磷酸化蛋白质组研究,以及肿瘤细胞内蛋白质间相互作用研究,构建肿瘤细胞内蛋白质相互作用的图谱及其信号传递网络。

目前,肿瘤蛋白质组学采用的方法主要是双向电泳、质谱分析和生物信息学分析等。

二、药物蛋白质组学的研究策略

药物蛋白质组学(pharmacoproteomics)是蛋白质组学技术在药物学中的应用,包括临床前研究中的分子药理筛选模型的构建、小分子化合物的筛选和优化、药物靶标的发现和确认、药物作用机制的研究、药物毒性的研究等;临床研究中的药物疗效的评价、疾病治疗的预测、药物个体化治疗等。

药物蛋白质组学的研究策略一般有如下几个基本环节:①通过比较健康与病理状态的蛋白质组,发现与病理过程相关的差异表达蛋白质;②通过比较药物处理前后的蛋白质组、健康与病理状态的蛋白质组,发现与药物活性作用或毒性作用相关的差异表达蛋白;③通过比较药物处理前后的蛋白质组、健康与病理状态的蛋白质组,发现与耐药机制相关的差异表达蛋白;④确认药物作用的靶蛋白质;⑤综合分析,阐明药物作用的信号通路,为临床药物学及新药设计提供新的理论与试验依据。

(董雷鸣　倪培华　陈　宁)

第三章　细胞培养技术

细胞培养技术（cell culture technology）是当今生命科学研究的必备技术，并日趋广泛应用于多个学科领域。利用细胞培养开展体外试验，成为了阐释生命现象、发病机制和筛选药物的重要手段；利用细胞培养技术结合细胞融合（cell fusion）、细胞杂交（cell hybridization）以及转基因（transgene）技术是进行基因重组、组织构建等遗传和组织工程的重要工具；利用细胞培养生产具有重要医用价值的酶、生长因子、疫苗和单克隆抗体等，已成为医药生物技术产业的重要部分。

第一节　基　本　理　论

从生物体内取出组织或细胞，在体外（in vitro）模拟体内生理环境，在无菌、适当温度和一定营养条件下，对这些组织或细胞进行孵育培养，使之保持一定的结构和功能，以便于我们观察研究，这种技术称细胞培养（cell culture）技术。细胞培养也称为组织培养（tissue culture），二者可作为同义语使用。

细胞培养的工作始于20世纪初，1907年Harrison把组织培养作为一种方法用于研究离体动物细胞的培养，标志着细胞培养技术的诞生。此后随着抗生素、培养基、培养装置以及工艺方法的不断改进，动物细胞培养的研究和应用逐步增多和深入，发展至今已成为在生物、医学研究和应用中广泛采用的技术方法。

一、体外培养动物细胞的生物学特性

动物细胞无细胞壁，对剪切力敏感；适应环境能力差，对体外生长环境要求苛刻；体外培养时倍增时间长，易受微生物污染。体外培养的动物细胞经历着一个从适应环境、旺盛生长到由于自身和环境限制而缓慢或停滞生长的周期变化。

（一）细胞生命周期变化

1. 培养细胞的生命期　培养细胞的生命期（life span）是指细胞在培养中持续增殖和生长的时间，一般可分为原代培养期、传代期和衰退期。从体内取出细胞首次培养即为原代培养（primary culture），这是细胞培养的最初和必经阶段，一般持续1~4周。原代培养期细胞特点：细胞移动活跃，但分裂不旺盛，多呈二倍体核型；原代与体内原组织形态结构和功能活动基本相似；细胞群是异质的（heterogeneous），也即各细胞的遗传性状互不相同，细胞相

互依存性强。

当原代培养细胞生长到一定时期,受到群体环境限制,就需要转移到另一容器才能继续生长,称为传代或继代培养。传代成功后培养细胞称为细胞系(cell line)或细胞株(cell strain)。进入传代期后,此期在全生命期中持续时间最长,细胞增殖旺盛,并能维持二倍体的核型和接触抑制。一般情况下可传代 10~50 次,随后细胞增殖缓慢直至完全停止,细胞进入衰退期,最后死亡。

为了保存二倍体细胞性质,细胞应在初代或传代早期冻存为好,一般细胞宜在 10 代以内冻存。在细胞传代的过程中,有些因发生遗传突变获得了持久性增殖能力的细胞称为无限细胞系(infinite cell line),或连续细胞系(continuous cell line)。肿瘤细胞系可无限增殖而无衰退期。正常细胞系也可在传代期末期或衰退期发生自发转化,细胞获得永生性,即永久增殖的能力,称为无限细胞系。

二倍体细胞龄以细胞群体倍增计算,以每个培养容器细胞群体细胞数为基础,每增加一倍作为一世代,即 1 瓶细胞传 2 瓶(1∶2 分种率)再长满瓶为一世代;1 瓶传至 4 瓶(1∶4)为二世代;1 瓶传至 8 瓶(1∶8)则为三世代。生产用细胞龄限制在细胞寿命期限的前 2/3内。传代细胞系则以一定稀释倍数进行传代,每传一次为一代。依据每个细胞系的实践经验数据,确保细胞质量及安全,确定生产使用细胞最后限制代次。

2. 培养细胞一代的增殖过程　从细胞接种到下一次传代再培养的一段时间叫一代。细胞培养的生存环境是在培养瓶、皿或其他容器,生存空间相对孤立,营养是有限的。当细胞增殖至一定密度后,则需分离出一部分细胞接种到其他容器,并及时更新培养液,否则将影响细胞的继续生存,这一过程叫传代(passage 或 subculture)。需要注意的是细胞培养一代与细胞倍增(doubling)的概念是不同的,细胞倍增指的是细胞数增加一倍。一般来说,细胞培养一代的过程中,细胞可倍增 2~6 次。

细胞在一代生长过程中,细胞群体一般要经过潜伏期、指数增长期与平台期三个阶段。以贴附型细胞为例说明如下:细胞接种后呈悬浮状态,在 0.5~4h 内贴附于支持物,进入潜伏期,此期细胞无增殖发生。潜伏期长短与细胞接种密度、种类、使用的培养基性质有关。原代细胞持续 24~96h,而肿瘤细胞或无限传代细胞仅需 6~24h。随着分裂象细胞的出现并逐渐增多,细胞群体进入指数增长期,此期又称对数期,细胞增殖旺盛,成倍增长,活力最佳,适于进行实验研究。此期时间长短因细胞本身特性及接种密度、血清浓度而不完全相同,一般可持续 3~5d。随着细胞数量的逐渐增多,细胞相互接触汇合成片,因接触抑制及密度抑制细胞停止分裂繁殖,进入平台期。平台期细胞数目不再增加,但仍维持一定时间的活力,此时应及时分离传代,否则细胞将因中毒而发生改变甚至死亡。悬浮型细胞一般没有潜伏期,接种并添加新鲜培养液后即可迅速进入指数增长期。

(二)体外培养细胞与体内细胞差异

细胞在体外培养后,失去了神经体液调节和细胞间相互影响,生活在缺乏动态平衡的环境中,分化特性减弱或不明显,细胞形态功能趋向单一化。尽管如此,体外培养的细胞有许多性状仍与体内细胞相同,其在培养中的表现是相应的基因关闭或开启,而并非缺陷,仍可作为研究手段。

二、培养细胞的类型及其特点

体外培养细胞大多培养在瓶、皿等容器中,根据它们是否能贴附在支持物上生长的特性,可分为贴附型和悬浮型两大类。

(一)贴附型

1. 贴附型细胞特性　大多数培养细胞均为贴附型,它们必须贴附在支持物表面生长。这类细胞在体内时各自具有其特殊的形态,但在体外培养贴附于支持物后,形态上表现单一化而失去体内原有的某些特征,多呈上皮样或成纤维细胞样。正常贴附型细胞具有接触抑制的特性,细胞相互接触后可抑制细胞的运动,因此细胞不会相互重叠于其上面生长。细胞生长、汇合成片后,虽发生接触抑制,但只要营养充分,仍可增殖分裂,但当细胞数量达到一定密度后,由于营养的枯竭和代谢物的影响,细胞分裂停止,称为密度抑制。肿瘤细胞的接触抑制及密度抑制往往减弱或消失,因此细胞可向三维空间发展,导致细胞堆积,并可生长至较高的终末细胞密度。

2. 贴附型细胞的分型

(1)成纤维型细胞(fibroblast cell type):来自中胚层,与体内成纤维细胞形态相似,胞体梭形或不规则三角形,中央有圆形核,胞质向外伸出2~3个长短不同的突起。细胞在生长时呈放射状、漩涡或火焰状走行。除真正的成纤维细胞外,心肌、平滑肌、成骨细胞、血管内皮细胞均是成纤维型细胞。细胞在培养时称为成纤维型细胞是一种惯称,与体内细胞不同。

(2)上皮型细胞(epithelium cell type):来自外胚层,细胞呈扁平不规则多角型,圆形核,细胞紧密相连,细胞增殖数目增多时,整个上皮膜随之移动。边缘细胞很少脱离细胞群而单独活动,"拉网"现象与起源外胚层组织有关。皮肤表皮及其衍生物(汗腺、皮脂腺)、消化道上皮、肝、胰、肺泡上皮属该型细胞。

(二)悬浮型

少数细胞在培养时不贴附于支持物上,而以悬浮状态生长,包括一些取自血、脾或骨髓的培养细胞,尤其是血液白细胞以及一些肿瘤细胞。细胞悬浮生长时可以呈单个细胞或细小的细胞团,胞体为圆形。其优点是在培养液中生长,生存空间大,允许长时间生长,便于大量繁殖。细胞在接种时呈三角形状态,经培养一定时间后,细胞在传代前已形成上皮型细胞。

三、细胞培养环境与生存条件

(一)无菌无毒环境

在体外培养的细胞,由于缺乏对微生物和有毒物质的防御能力,一旦被微生物或有毒物质污染或者自身代谢物质积累就可能会导致细胞中毒死亡。因此,在体外培养细胞时,无菌是保证培养细胞生存的关键,同时应及时清除细胞代谢产物以保持无毒的细胞生存环境。培养液不仅提供细胞营养,其对细菌和真菌也具有高度营养作用,若培养的细胞污染了微生物,其繁殖速度要比细胞迅速,且能产生毒素,导致培养的细胞死亡。因此细胞培养技术的关键之一是防止微生物污染。

污染微生物可来源于组织培养液、器皿、培养组织与操作者本身。因此,所有操作均要严格实行无菌操作。如,彻底消毒培养室的空气;各种物品拿入操作台前应消毒,用乙醇拭擦表面,用前于紫外线下照射;操作者洗手、消毒液泡手,乙醇擦手;打开培养管前须在火焰上灼烧一下瓶口,操作时须将瓶、管斜放,吸管注入液体应避免和瓶口接触,操作时禁止讲话等。

(二)恒温

维持培养的细胞旺盛生长,必须有恒定适宜的温度。组织培养的最适温度为35~37℃,偏离适当温度范围,细胞的正常代谢和生长将会受到影响,甚至导致死亡。培养细胞对低温的耐受力比高温强。温度增加2~3℃会对细胞产生不良影响,使之在24h死亡,温度在43℃以上,细胞大多被杀灭。而低温对细胞影响较小,细胞置于25~35℃时,细胞仍能生存和生长,但速度缓慢,放在4℃数小时之后,再置37℃培养,细胞仍能继续生长。

(三)气体环境

气体是哺乳动物细胞培养所必需的条件之一,所需气体主要有氧气和二氧化碳。氧气参与三羧酸循环,产生能量供给细胞生长、增殖和合成各种成分。二氧化碳既是细胞代谢产物,也是细胞增殖所需成分,并对调节培养基pH有重要作用。

(四)缓冲环境

该环境的作用是维持细胞渗透压,通过提供缓冲系统,使培养液的酸碱度维持在培养细胞生理范围内,提供细胞正常代谢所需的水分和无机离子等。多数细胞的适宜pH为7.0~7.4,偏离此范围对细胞可产生有害的影响。各种细胞对pH的要求也不完全相同,但总的来说,细胞耐酸性比耐碱性大一些。培养液中的缓冲体系主要是碳酸氢盐/CO_2。细胞代谢产生的各种酸使pH下降,而培养液中的$NaHCO_3$产生CO_2排入空间又使pH增加。

(五)培养基

细胞培养时,培养基既是供给细胞营养和促进增殖的基础物质,也是细胞生长繁殖的直接环境。培养细胞所需营养物质与体内细胞相同,包括糖、氨基酸、维生素、无机离子、微量元素等。培养基分为天然培养基和合成培养基。天然培养基从动物体液或组织中分离提取,如血浆、血清、淋巴液、鸡胚浸出液等;合成培养基是根据天然培养基的成分,模拟合成并配制的培养基。合成培养基的种类很多,按其物理状态,分半固体培养基(如软琼脂培养基)和液体培养基两类,其中液体培养基(即培养液)使用最为广泛。目前市场上有多种配制好的细胞培养液出售,也可用市售培养基干粉来配制培养液。常用培养基有MEM （minimum essential media）、DMEM（Dulbecco's modified Eagle medium）、HamF10、HamG12、McCoy's 5A 等。用各种合成培养基配制培养液时，尚需加一定量的动物血清（胎牛血清或小牛血清）。配制时根据添加血清量的多少，构成作用不同的培养液，用于不同细胞和不同研究目的。一般情况下需添加 10%~20% 的血清，以维持细胞较快的生长增殖速度，称为生长培养液；为维持细胞缓慢生长或不死亡，加 2%~5% 血清含量即可，称为维持培养液。此外，为防止污染，培养液中尚需加一定量的抗生素（多用青霉素 100U/ml 和链霉素 100μg/ml）。

四、细胞培养设备

培养器皿主要有碟和瓶两类，材质为玻璃或塑料，现在使用一次性的塑料培养器皿日益普及。培养环境通常由 CO_2 恒温孵育箱提供，恒定保障 37℃温度、95% 湿度和一定量的 CO_2（通常为 5%）。

目前 CO_2 恒温孵育箱已成为普遍应用的细胞培养设备，其优点是箱内能恒定地提供一定量的 CO_2。通常用 5%，可使培养液维持稳定的 pH，减少调 pH 的麻烦。箱内应置水槽以维持箱内温度、湿度和避免培养液蒸发，水槽内水应是无菌蒸馏水并加无腐蚀性和无挥发性的防腐剂以防生霉。应定期对箱内进行消毒。

另外，细胞培养过程中换液、传代等工作均需在无菌工作台上进行。

第二节　技术与进展

一、常用的细胞培养技术

（一）细胞分离和原代培养

原代培养也叫初代培养，指从供体取得组织，分离得到所需细胞后接种于培养瓶，进行首次培养。

1. 细胞分离技术

（1）细胞悬液的分离方法：培养材料为血液、羊水、胸腔积液和腹腔积液等细胞悬液时，可采用离心法分离。一般用 500~1 000rpm 的低转速，时间 5~10min。如果一次离心样品量很多，时间可适当延长，但离心速度过大、时间过长，会挤压细胞造成损伤甚至死亡。

（2）组织块的分离方法：培养材料为组织块时，首先要把组织块尽量剪切至 1mm³ 大小，然后用消化法使组织进一步分散，以获得细胞悬液。对细胞间质较少的软组织，如胚胎、上皮、肝、肾等可用胰蛋白酶消化；对于纤维性组织和较硬的上皮组织、癌组织等可使用胶原酶消化。常用消化液有：①0.1%~0.25% 胰酶（trypsin），用 D-Hank's 液配制，最佳 pH8~9；②0.02% 乙二胺四乙酸（ethylene diamine tetraacetic acid，EDTA），作用于细胞间连接，尤其对贴壁的细胞适用;③0.1~0.3mg/L（20万U/L）胶原酶（collagenase）,pH6.5,Ca^{2+}、Mg^{2+}不抑制其活性,作用于胶原组织,适用于上皮类原代细胞。

2. 原代培养　制备获得细胞悬液计数细胞总数与活细胞数后,加入营养液稀释成一定浓度细胞悬液,置于培养容器内,孵箱中进行培养。细胞的培养方式有贴壁培养（monolayer culture）与悬浮培养（suspension culture）。

（1）贴壁培养:需贴附于不起化学作用的物质（玻璃或塑料等无活性物质）的表面生长、生存和维持,并最终在附着面生长至单层,铺满平面时便会发生接触抑制。贴壁培养主要适用于贴壁依赖性细胞。一般源于实体组织的细胞。

（2）悬浮培养:悬浮培养是大规模细胞培养的理想方式。适应源于循环系统的细胞及肿瘤细胞等非贴壁依赖性细胞,无需贴附面,细胞或细胞聚集体悬浮于液体培养基中增殖。

（二）细胞传代培养

将原代细胞培养物用胰酶和EDTA消化处理后,收集洗涤,再分装至含有新鲜营养液的培养瓶中继续培养,称细胞传代培养。根据不同的培养细胞采取不同的传代方式。

1. 贴壁细胞的消化传代　多用消化法传代,传代中常用乙二胺四乙酸二钠（EDTA-Na_2）消化。EDTA能从组织生存环境中吸取维持组织完整的重要因素 Ca^{2+} 与 Mg^{2+}。但由于单独使用EDTA不能使细胞完全分散,因而常与胰蛋白酶按不同比例混合使用,效果较好。

消化传代的基本过程是:吸除或倒掉瓶内旧培养液,向瓶内加入少量（1~2ml）消化液（一般含胰蛋白酶、EDTA）,轻轻摇动培养瓶,使消化液流遍所有细胞表面,然后在37℃环境下孵育1~3min,把培养瓶放置显微镜下进行观察,发现胞质回缩、细胞间隙增大后,应立即倒掉消化液,加入Hanks液冲洗一次以终止消化;然后加入少许培养液,用弯头吸管吸取瓶内培养液,反复吹打瓶壁细胞,使之脱落形成细胞悬液,以1:2或1:3的比例接种在新的培养瓶内。

2. 悬浮细胞的传代　悬浮生长的细胞可直接添加新鲜培养液,或离心收集后换新鲜培养液,以一定比例稀释传代。通常4~5d需传代一次,一般以1:4稀释传代。

（三）细胞的冻存和复苏

培养细胞在传代中性质易发生改变并有支原体等微生物污染的可能,研究工作也要求细胞株的代数应维持在一定期限内。要解决上述这些困难的较好方法是将细胞冻存保存,工作需要时再行复苏。冻存在液氮中的细胞可长期保存,从理论上讲贮存时间是无限的。

在不加保护条件下直接冻存细胞时,细胞内和外环境中的水会形成结晶,能导致细胞内发生一系列变化,如机械损伤、电解质浓度升高、脱水、蛋白质变性等,会导致细胞的死亡。但如向培养基中加入保护剂甘油或二甲基亚砜（DMSO）,可使冰点降低,在缓慢的冻结条件下,能使细胞内水分在冻结前透出细胞外。溶解细胞时,速度要快,使之迅速通过细胞最易受损的 -5~0℃后,细胞仍能生长,活力不受任何损害。

细胞冻存与复苏的原则是“慢冻快融”。冻存时选用对数生长期细胞,用常规方法收集细胞,按(1~5)×10⁶/ml 细胞浓度,悬浮于含 10%DMSO 或甘油的含血清培养液中,分装于无菌冻存管中,严密封口,放入纱布小袋中。当前已有专用的细胞冻存器,能精确地控制冷冻速度。在无冻存器的情况下,可用手工方法。先把冻存管悬在液氮容器口,在 30~40min 时间内,把冻存管下降到液氮表面,再停 30min 后,直接投入液氮中。或先将冻存管移入液氮罐口颈部气相中过夜,次日将纱布袋缓慢下降至液氮中,历时 3min。

冻存细胞复苏时,将冻存于液氮中的冻存管取出,迅速放入 37~40℃水浴中使其在 1min 内融化。在无菌条件下打开冻存管,取出细胞悬液至离心管中,补加 10ml 培养液,500~1 000rpm 低速离心 5min,去上清,加入适量新鲜培养液,转入培养瓶中置 37℃培养。

(四)细胞培养微生物污染检测

细胞培养过程中操作不当时,易引发微生物污染。微生物污染一旦明确,多数将很难挽回。为了防止污染的蔓延,还应及时丢弃污染细胞。

1. 霉菌和细菌污染　霉菌和细菌繁殖迅速,能在很短的时间内压制细胞生长或排出有毒物质杀灭细胞,因此霉菌和细菌污染较易发现。霉菌污染后多在培养液中形成白色或浅黄色漂浮物,一般肉眼可见,短期内培养液多不混浊。倒置显微镜下可见细胞之间有纵横交错穿行的丝状、管状及树枝状菌丝,并悬浮漂荡在培养液中;很多菌丝在高倍镜下可见到有链状排列的菌珠;念珠菌或酵母菌形态呈卵形,散在细胞周边和细胞之间生长。细菌污染后培养液短期内颜色变黄,表明有大量酸性物质产生,出现明显混浊现象;有时静置的培养瓶液体初看不混浊,但稍加震荡,就有很多混浊物漂起;倒置显微镜下观察,可见培养液中有大量细小的圆球状颗粒漂浮,有时在细胞表面和周围有大量细菌存在,细胞生长停止并有中毒表现。

2. 支原体污染　支原体污染是一个常见而又棘手的问题。支原体是一种大小介于细菌和病毒之间(最小直径 0.2μm)并独立生活的微生物,可通过滤菌器,支原体对热敏感但对一般抗生素不敏感。支原体污染细胞后,培养液可不发生混浊,多数情况下细胞病理变化轻微或不显著,细微变化也可由于传代、换液而缓解,因此易被忽视。但个别严重者,可致细胞增殖缓慢,甚至从培养器皿脱落。为确定有无支原体污染可做如下检测。

(1)相差显微镜检测:将细胞接种于事先放置于培养瓶内的盖玻片上,24h 后取出,用相差油镜观察,支原体呈暗色微小颗粒位于细胞表面和细胞之间。

(2)荧光染色法:采用能与 DNA 特异性结合的荧光染料 Hoechst 33258,可使支原体内含有的 DNA 着色,据此可检测支原体。固定细胞以 Hoechst 33258 染色,然后置荧光显微镜下观察。镜下支原体为散在于细胞周围或附于细胞膜表面的亮绿色小点。

(3)电镜检测:用扫描电镜方法简便快速,也可以利用透射电镜。

(4)DNA 分子杂交检查或支原体培养等方法:检出率高,但方法较复杂。

3. 病毒污染　传代细胞带有潜伏病毒,如 Hela 细胞中,人乳头瘤病毒 18 型(HPV18)、人单纯疱疹病毒(HSV)、逆转录病毒等以前病毒形式整合细胞 DNA。可通过细胞直接观察(血细胞吸附、包涵体等)、动物接种、异种组织培养物生长、电镜观察、免疫学方法及 PCR 方法检查污染的病毒。

二、细胞培养技术的进展和展望

体内细胞生活在三维环境中,其与周围的细胞外基质及其他细胞相互作用,接受各种信号,指导其增殖、分化或迁移等行为。多年来人们对细胞生物学的理解都是基于体外二维培养条件下进行的研究。但在二维培养体系下,细胞的形态、分化、细胞与基质间的相互作用以及细胞与细胞间的相互作用与体内生理条件下细胞的行为存在明显差异。动物实验虽在体内进行,但受体内多种因素制约以及体内和外界环境相互影响而不能观察到研究者最为关心的中间过程。如何弥补单层细胞培养和动物实验的不足,为我们更加准确地了解体内细胞行为和生理调节机制,研究人员建立的三维培养系统,提供了比二维培养更接近体内生理的微环境条件。

(一)三维细胞培养技术

三维细胞培养技术(three-dimensional cell culture,TDCC)是指将具有三维结构不同材料的载体与各种不同种类的细胞在体外共同培养,使细胞能够在载体的三维立体空间结构中迁移、生长,构成三维的细胞 – 载体复合物。常用的培养模式有以下几种。

1. 微载体培养(micro-carrier culture) 使贴壁依赖性细胞贴附在微载体(微球)上,同时通过持续低转速搅动,使微载体始终保持悬浮状态于液体培养基中生长。其兼具悬浮培养和贴壁培养的优点,且可以通过增加微载体的含量或培养体积进行放大。该技术已广泛用于培养各类型细胞。

贴壁依赖性细胞在微载体表面上的增殖,要经历黏附贴壁、生长和扩展成单层三个阶段。微球一般是由天然葡聚糖或者各种合成的聚合物(纤维素、聚乙烯)组成的直径在 $60\sim250\mu m$ 微球,常用商品化微载体有三种:基质为葡聚糖(Cytodex 1、Cytodex 2、Cytodex 3)微球、纤维素(Cytopore)微球和聚乙烯(Cytoline)微球。通过生理期细胞电荷性质、电荷密度与微载体表面理化性质,细胞贴附黏附于微载体表面。

由于动物细胞无细胞壁,对剪切力敏感,因而无法靠提高搅拌转速来增加接触概率。通常在贴壁期采用低搅拌转速,时搅时停;数小时后,待细胞附着于微载体表面时,维持设定的低转速(最大速度为 75rpm),进入培养阶段。微载体培养时也采用非常慢速的搅拌。小规模微载体培养常用培养转瓶,瓶内由一个磁性底座搅拌单元与搅拌棒作用(图 3-1),置于搅拌器平台上,可低转速搅动瓶内液体培养基。

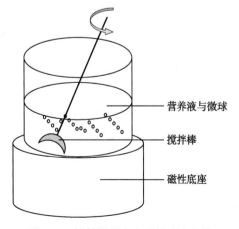

营养液与微球

搅拌棒

磁性底座

图 3-1 搅拌器平台上磁性底座上的
培养转瓶、搅拌棒

微载体培养操作要点：①培养初期：保证培养基与微载体处于稳定的 pH 与温度水平，接种对数生长期细胞至终体积 1/3 的培养液中，以增加细胞与微载体接触的机会。不同的微载体所用浓度及接种细胞密度是不同的；②贴壁阶段（3~8d）后，缓慢加入培养液至工作体积，并且增加搅拌速度保证完全均质混合；③培养维持期：进行细胞计数（胞核计数）、葡萄糖测定及细胞形态镜检。随着细胞增殖，微球变得越来越重，需增加搅拌速率。约 3d 左右，培养液开始呈酸性，需换液：换液时停止搅拌，让微球沉淀 5min，弃掉适宜体积的培养液，缓慢加入新鲜培养液（37℃），重新开始搅拌；④收获细胞：首先排干培养液，至少用缓冲液漂洗 1 遍，然后加入相应的酶，快速搅拌（75~125rpm）20~30min，然后解离收集细胞及其产品。

微载体技术兼具平板培养和悬浮培养的优势，用显微镜可观察细胞在微球表面的生长情况；增加培养面积同时可获得均一的环境培养条件（温度、pH、CO_2 浓度、葡萄糖浓度等），便于控制放大获得高密度培养细胞和优化下游产物。

2. 中空纤维培养（hollow fibers culture） 利用一种人工的"毛细管"（即中空纤维）提供培养细胞的营养代谢条件而建立的一种体外培养系统。将天然亲水聚合物，拉成两端有开口的纤维。中空纤维表面具有海绵状多孔结构，既能使水分子、营养物质和气体透过，也能使细胞在上面贴附生长。它利用中空纤维膜隔离细胞与细胞培养基，在中空纤维的外壁培养细胞。将此种中空纤维装入柱状的圆筒外壳中（图 3-2），其成品就像光纤排列在电缆中一样。经圆筒末端泵入的细胞培养液就会流过纤维内部，同时生长在纤维外壁细胞通过纤维建立的半通透的屏障，让葡萄糖和乳酸这样的小分子可以随意地穿过纤维，进行物质交换。中空纤维能形成易于细胞附着的多孔渗滤支撑（图 3-3），最类似于活体内的细胞生长方式。中空纤维细胞培养系统操作简便，耗材用量少，产量高，是大规模培养细胞的新选择。

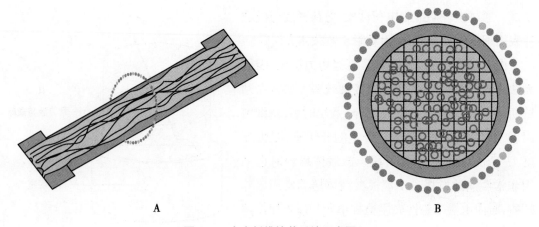

图 3-2 中空纤维培养系统示意图
A. 装入中空纤维的柱状圆筒；B. 柱状圆筒横截面。

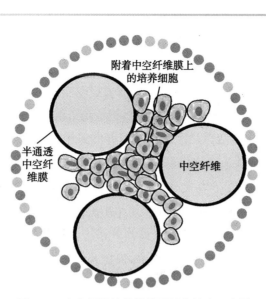

图 3-3　中空纤维培养横截面部分放大示意图

　　3. 微囊法培养（micro-encapsulation culture）　在无菌条件下将拟培养的细胞、生物活性物质及生长介质共同包裹在薄的半透膜中形成微囊，再将微囊放入培养系统内进行培养。生长介质为海藻酸，半透膜由多聚赖氨酸形成，培养系统使用搅拌式或气升式。当动物细胞与海藻酸溶液混合，经过微囊化发生器（图 3-4）滴入氯化钙溶液中形成凝胶微球，再用多聚赖氨酸溶液处理微球表面，最后用枸橼酸除去微球的钙离子。这样微球内的海藻酸呈液态，动物细胞悬浮其中；微球表面因多聚赖氨酸处理形成不溶性的半透膜。培养液中的水和营养物质可透过半透膜进入微囊供应给细胞，细胞的代谢物也可透过半透膜被排出，而细胞分泌的大分子物质则被阻留而积累在囊内（图 3-5）。微囊化培养有诸多优点：①细胞能生长和维持在小体积的培养液中，这使培养液中的分泌产物变浓，简化了下游加工；②培养液易于迅速改变，且无分离细胞与培养液的困难；③微囊固定化细胞还能使细胞较少暴露于物理损伤环境中。用微胶囊培养可保护细胞在胶囊内，起到中空纤维的某些作用，也可避免反应器的剪切力对细胞的损伤。

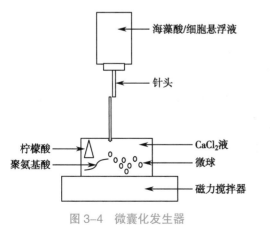

图 3-4　微囊化发生器

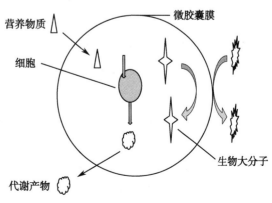

图 3-5　微囊细胞培养和物质交换

（二）未来展望

在上述原始三维细胞培养技术基础上已衍生出与组织工程有关的许多培养系统,近年来,针对三维动态细胞培养的生物反应器研制成为该技术的未来展望。生物反应器进展迅速,种类多样、特点各异,以不同的方式提供给细胞最适宜的生长环境。

1. 生物反应器 生物反应器是三维细胞培养的关键设备。传统意义上的生物反应器是指在细胞培养技术发展及其产业化过程中,为满足越来越大的细胞培养规模及其特殊需要而产生的细胞培养系统或培养装置,为微载体细胞培养与扩增提供低剪切力、高氧传递效率、易于细胞传代等适宜的外部环境,应用于组织细胞的大量培养和提取制备重要的生物活性物质。已广泛使用的电脑自动控制微载体培养系统生物反应器,可实行计算机控制操作培养搅拌速度及悬浮均匀程度、温度变化、pH 稳定及溶氧供应(O_2、N_2、CO_2、空气四种纯化气体按比例调节)、罐压、培养体积和通气量等参数。目前国外相继研制了数种适合进行微载体大规模细胞培养的生物反应器系统,如搅拌式生物反应器系统、旋转式生物反应器系统以及灌注式生物反应器系统等。

近来报道最多的细胞培养的生物反应器是旋转式细胞培养系统(rotary cell culture system, RCCS)。该设备主要由控制装置和培养容器两部分组成。控制装置主要监测和控制温度、pH、转速、溶氧含量、二氧化碳含量等。培养容器主要由内外两个圆筒组成。内外筒可相对独立地旋转。整个容器由电机驱动沿水平轴旋转,细胞颗粒在水平轴内建立均质的液体悬浮轨道,培养基以及细胞颗粒随容器一起旋转且不与容器壁和其他物质相撞,细胞颗粒在培养液中会落下、翻滚和混合,受不到任何主宰生长方向的单个重力矢量的影响,所以会向各个方向生长。RCCS 是水平旋转、无气泡的膜扩散式气体交换的培养系统,消除了漩涡对细胞的生长的影响。由于该系统无推进器、空气升液器、气泡或搅拌器,细胞颗粒不与容器壁或任何其他易致伤的物体相碰,故几乎没有破坏性的剪切力。RCCS 独特的、非常低的剪切力的培养环境有利于细胞的快速生长和分化,同时对一些脆弱细胞如杂交瘤细胞、淋巴细胞、骨髓、巨噬细胞、T 细胞,甚至植物的原生质体和昆虫细胞等的培养很有利。由于有很好的物质交换功能,细胞在 RCCS 中能以很高的密度生长,其组织的培养密度为 $10^{10} \sim 10^{11}$ 个细胞 /ml,细胞的培养密度为 10^8/ml,故可快速大规模地培养细胞。此外,RCCS 是目前唯一能使研究者进行共同培养的生物反应器,而这种培养能提供本能的分化、高细胞增殖、低的细胞死亡率,并可增加细胞产物的分泌。相比普通系统而言,RCCS 的一个最主要的优势是可以模拟微重力环境,进行能分化或模仿父系组织结构和功能的组织培养。以前要在体外模拟正常组织的微环境因细胞外基质太复杂和难以适应环境而受阻,而细胞外基质对于调节细胞骨架和细胞核基质蛋白非常重要,RCCS 使分裂原本应在一起的细胞组织成分的重力问题得到解决,从而培养出与父系组织类似的三维组织材料。

2. 技术展望 随着细胞生物学和生物技术的发展,适合细胞三维培养的仪器和技术日趋完善、成熟。RCCS 的发明使三维细胞培养仪器技术又向前迈进一大步,它能提供理想的环境,从而允许细胞聚集、三维生长和分化。我们既可以在近似于体内环境的外部条件下培养可用于组织移植的生物材料,又可以高效生产动物细胞来源的生物制品和医用药物,如激素、酶、促红细胞生成素、干扰素、尿激酶原等,在临床应用和科学研究方面有非常广阔的应用发展前景。

第三节　临 床 应 用

细胞培养技术除经典地用于细胞形态结构、功能和细胞活动研究以外,还成为近年发展起来的细胞工程技术的基础。

一般来说,细胞工程指应用各种手段对细胞不同结构层次(整体、细胞器、细胞核、基因等)进行改造,如进行细胞融合、核移植、基因转移等,以获得具有特定生物学特性的细胞。

一、细胞融合

在细胞自然生长情况下,或在其他人为添加因素存在下,使同种细胞之间或不同种类细胞之间相互融合的过程,即为细胞融合(cell fusion)。通过细胞融合,可将来源于不同细胞核的染色体结合到同一个细胞核内,结果形成一个合核体的杂种细胞。在实际工作中常采用各种促融合手段,包括病毒类融合剂(如仙台病毒)、化学融合剂[如聚乙二醇(PEG)]及电融合法等。在进行细胞融合反应和适当时间的培养后,需要通过一定的方法对两种亲本细胞融合产生的、具有增殖能力的杂种细胞进行筛选。筛选方法主要包括药物抗性筛选、营养缺陷筛选和温度敏感性筛选等。

细胞融合最典型的应用是单克隆抗体技术。1975 年 Koehler 和 Milstein 将用绵羊红细胞免疫的小鼠脾细胞和体外培养能长期繁殖的小鼠骨髓瘤细胞融合,获得了具有两种亲本细胞特性的杂交细胞,这就是既能在培养条件下长期生长增殖,又能分泌特异的抗绵羊红细胞的抗体的 B 淋巴细胞杂交瘤。细胞融合技术的发展和骨髓瘤细胞株的建成促成了 B 细胞杂交瘤技术的建立和单克隆抗体技术的成功。

二、细胞核移植

细胞核移植(核移植,nuclear transfer 或 nuclear transplantation)是指将一个双倍体的细胞核(可来自胚胎细胞或体细胞)移植到去核的成熟卵母细胞或受精卵中。重组的卵细胞可以植入母体,并能发育为与供核细胞基因型相同的后代,因此又称为动物克隆技术。1997 年诞生的克隆羊"多利"就是体细胞核移植技术的产物。

核移植技术首先是选取合适的受体去核卵细胞和供体核。目前均以发育至减数分裂中期 II 的成熟卵母细胞为受体,供体核则可以采用胚胎细胞、未分化的原始生殖细胞、胎儿细胞乃至高度分化的成年动物细胞。核质融合一般是将获得的核转移到已经人工去核的成熟卵母细胞卵周隙后,施加微电流脉冲,使核质融合,形成一个重组卵。重组卵需经一定时间的体外培养,或放入中间受体动物输卵管内孵育,经过一段时间的培养,有的动物需形成桑椹胚或囊胚,再植入受体子宫里。

三、基因转移

基因转移(gene transfer)指向受体细胞中导入外源基因,是改造细胞遗传性状的常用手段。一般情况下,能稳定接纳外源基因的细胞也只有受体细胞总数的千分之几。因此,为了快速有效地筛选转化细胞,一般在转入基因中携带有特定的选择标记,目前应用较多的为细胞抗药性筛选,如根据新霉素抗性基因进行筛选。基因转移又常称为基因转染(gene transfection)。基因转移的方法可分为物理学、化学和生物学三类。

1. 物理学方法　包括电穿孔、显微注射、裸露DNA直接注射。

2. 化学方法　包括DEAE-葡聚糖、磷酸钙沉淀、脂质体法等,其原理是通过改变细胞膜的通透性或者增加DNA与细胞的吸附而实现基因转移。这些方法多用于培养细胞的基因转移。

3. 生物学方法　主要指病毒介导的基因转移。目前常用的病毒载体包括DNA病毒载体(腺病毒载体、猴肿瘤病毒载体、牛痘病毒载体)、反转录病毒载体等。用于基因转移的病毒载体都是缺陷型的病毒,感染细胞后仅能将基因组转入细胞,无法产生包装的病毒颗粒。

四、细胞治疗与组织工程

细胞治疗是指用体外培养的正常细胞,或者是导入外源基因的细胞,或者是利用由干细胞诱导分化而来的特定细胞,植入患者病变部位以代偿病变细胞丧失的功能。例如血液系统恶性肿瘤治疗时,通过放疗彻底杀灭肿瘤细胞,同时摧毁患者的造血系统,然后移植健康供者的骨髓,即人们常说的骨髓移植,就是最常见的细胞治疗。

人胚胎干细胞系的建立为细胞治疗提供了更大的可能性。在利用胚胎干细胞作细胞治疗时,首先要考虑克服异体移植中的免疫排斥反应,其方法是将人胚胎干细胞进行主要组织相容性复合体(major histocompatibility complex, MHC)基因操作,建立可供移植对象配对选择的各种MHC组合的胚胎干细胞库。在这基础上,根据不同的移植对象和要求,或直接定向诱导分化为功能性细胞(如神经细胞、神经胶质细胞、软骨细胞等);或定向诱导分化为组织干细胞(如造血干细胞、神经干细胞等),这类组织干细胞也可直接取材于成体组织或器官,最终植入患者病变部位。另一种途径是将患者的体细胞核导入去核卵细胞或去核胚胎干细胞,体外发育至一定阶段后,从中分离培养出供核患者专用的胚胎干细胞,再经诱导产生所需的分化类型的细胞,回输至供核患者,同样也避免了免疫排斥问题。

组织工程(tissue engineering)与细胞工程、细胞治疗密切相关。组织工程的目的是在体外重建组织,以修复患者的缺损组织。组织工程的一般思路是:选择与人体细胞相容性较好的生物材料,按缺损组织或器官的要求设计并制成模型或支架放在体外培养系统中,使种子细胞(多用具有分化功能的组织特异型干细胞)沿着模型或支架不断地生长扩增,构建成新的组织或器官,随着细胞的不断生长、扩增,生物材料会逐渐降解而被细胞吸收,然后将初具雏形的组织或器官植入患者缺损部位。因此,胚胎干细胞和组织工程的结合,在治疗先天性器官畸形和器官移植等方面有着不可估量的应用前景。

五、药物体外测试

药物研发是一个漫长且耗资巨大的过程。在药物研发中,动物试验是必不可少的一个环节。但是由于人体的复杂性,动物试验并不能完全反映人类疾病对药物的反应情况。利用三维细胞培养进行药物试验,则可以尽可能地模拟人体真实情况,从而降低药物研发的成本与风险。目前的药理学毒理学研究广泛应用三维细胞培养技术,包括药物多细胞耐药性的研究;药物的高通量筛选;药物一般毒性与遗传毒性研究与皮肤毒理学的研究。

(洪秀华)

第四章 细胞化学与细胞 免疫化学染色

细胞化学(cytochemistry)是生命科学研究领域的一门独立边缘性学科,它以细胞学技术为基础,运用化学和生物化学、物理学、免疫学、分子生物学等不同的原理和技术,在组织细胞原位显示各种化学成分,并对其进行定性、定位和定量研究,进而分析生物体在生理或病理状态下组织细胞的代谢、功能及形态变化规律。由于细胞学已经发展到亚微结构水平,化学成分的定位研究也随之发展到亚细胞水平。目前该技术已广泛应用于生命科学和医学的基础以及临床研究的各个领域,并显示出巨大的实用价值。

第一节 基 本 理 论

一、检测原理

细胞化学染色是一种将形态和功能相结合的细胞科学,在保证细胞形态和结构完整的基础上,应用化学反应将被检细胞内的各类化学成分或细胞结构及生理活性物质进行原位显示。这对探索细胞内的化学成分、生理功能、新陈代谢及病理改变有着重要的意义。细胞化学是应用已知的物理、化学反应或其他反应过程使组织细胞内的各种化学物质在原位形成可见的有色反应终产物。细胞化学的基本原理包括以下几种。

(一)化学反应

通过已知的化学反应,在组织细胞上生成有色沉淀以显示其化学成分及其定位。大多数传统的细胞化学染色属于此类,如酶细胞化学。也可先通过化学反应改变组织细胞内化学成分的结构,再与一定的试剂反应以显示该化学物质,如过碘酸希夫反应(periodic acid-Schiff reaction, PAS 反应)和福尔根(Feulgen)反应。

(二)类化学反应

少数细胞化学方法的染色结果有特异性,但其机制不明,如卡红染色显示糖原等。

(三)物理学特性

运用物质的物理学特性来显示其存在。如苏丹染料可溶于脂类而使其显色;单胺类物质(去甲肾上腺素、多巴胺、5-羟色胺等)经甲醛诱发可产生荧光而被显示等。其他还包括组织吸收光谱法、组织 X 射线显微分析法、放射自显影法,以及检查有机物燃烧残留中无机物质的显微烧灰法等。

（四）生物学特性

利用生物大分子物质的抗原性,用荧光色素、酶、胶体金等标记待检抗原的特异性抗体,通过抗原抗体的免疫学反应可显示该抗原物质,这就是目前广泛应用的细胞免疫化学。某些物质之间的亲和反应也可应用于细胞化学,如利用亲和素和生物素间的高亲和力所形成的亲和细胞化学。

（五）核苷酸链互补原理

两条互补的核苷酸链可聚合形成稳定的杂交体,利用该原理建立的原位杂交技术不仅可以检测细胞的内源性基因(包括 DNA 和 mRNA)及其表达情况,还可检测出感染病原体,如病毒核酸等外源基因片段,以协助临床诊断。

二、检测方法

（一）传统的细胞化学技术

传统的细胞化学染色是利用染色剂可与细胞的某种化学成分、细胞结构或生理活性物质发生反应,产生有色沉淀物或重金属沉淀,再利用光镜或电镜观察结果来进行的定性或定位研究的技术。利用该方法几乎能显示细胞的各种成分,包括无机物、醛、蛋白质、糖类、脂类、核酸、酶等,每种物质可有多种检测方法,根据待检物质的性质可分为如下几类。

1. 糖类　最常用于显示细胞内多糖和蛋白多糖的方法是 PAS 反应,基本原理是多糖被强氧化剂 – 过碘酸氧化后产生双醛基,后者与希夫(Schiff)试剂中的无色品红亚硫酸复合物结合,形成紫红色产物,PAS 反应阳性部位即表示多糖的存在。在过碘酸氧化前,用麦芽糖淀粉酶或唾液淀粉酶处理标本,再进行 PAS 染色,可鉴别是糖原还是其他多糖类物质,能被消化者是糖原。

2. 脂类　包括脂肪和类脂,常用脂肪染色法,即用苏丹染料、油红 –O、尼罗蓝等脂溶性染料,使脂类呈现相应的颜色。如苏丹黑 B 可溶解细胞内的含脂结构,将中性脂肪、磷脂、胆固醇和糖脂等成分着色为棕黑色至深黑色的颗粒,定位于胞质,而油红 –O 则特异性地使甘油三酯等中性脂肪着色,也可用锇酸固定兼染色,脂肪酸或胆碱可使四氧化锇还原为二氧化锇而呈黑色。

3. 酶类　细胞内含有多种酶,每种酶可催化一定的化学反应。酶类显示法是通过检测酶活性来表明酶的存在,而不是酶本身。将具有酶活性的细胞与底物溶液共同孵育,形成初级反应产物后再与捕捉剂反应,最终形成显微镜下的可视性沉淀,从而间接显示活力酶的存在,并可对酶在细胞和细胞器水平进行定位。酶反应的特异性决定了酶细胞化学反应的特异性,而捕捉反应的不同设计产生了可视性沉淀的不同观察方法。如,欲显示细胞内酸性磷酸酶,可先将其放入含有酶底物 β– 甘油磷酸钠溶液中孵育,底物水解并释放出磷酸,与捕捉剂硝酸铅反应,形成微细的磷酸铅沉淀,在电镜下检出;如再用硫化铵处理,进一步形成硫化铅沉淀,即可在光镜下检出。

4. 核酸　显示核酸的传统方法是福尔根反应（Feulgen 反应），即先用稀盐酸处理使细胞内 DNA 水解，释放出醛基，再用 Schiff 试剂处理，形成紫红色反应产物。如用甲基绿－派若宁反应，可同时显示细胞内的 DNA 和 RNA，甲基绿与细胞核中的 DNA 结合呈蓝绿色，派若宁与核仁及胞质内的 RNA 结合呈红色。若进一步结合显微分光光度计或图像分析仪测定物质化学反应的强度，也可获得定量的信息。

5. 铁　细胞内、外铁离子与酸性亚铁氰化钾作用，形成蓝色亚铁氰化铁沉淀（普鲁士蓝反应），定位于含铁粒的部位。

运用上述方法能够对细胞内的蛋白质类（包括酶和氨基酸）、核酸类、多糖类、脂类、盐类或金属类等物质进行定性或半定量检测。对于细胞化学染色的结果判断应该在细胞形态学支持下进行，若能结合细胞免疫化学、细胞遗传学、分子生物学等检测结果进行综合判断，可使细胞化学染色发挥更大、更准确的作用。

（二）细胞免疫化学技术

细胞免疫化学是将细胞化学与免疫学结合而形成的一种全新方法学，它通过显色剂标记的特异性抗体在组织细胞原位通过抗原抗体反应和细胞化学呈色反应，对相应抗原进行定性、定位、定量测定的一项免疫学检测技术。它将抗原抗体反应的特异性、细胞化学的可见性和分子生物学技术的敏感性等巧妙地结合起来，借助显微镜（包括荧光显微镜、电子显微镜）的显像和放大作用，在细胞、亚细胞水平检测各种抗原物质（如蛋白质、多肽、酶、激素、病原体以及受体等），将形态学研究与功能学、代谢组学研究紧密结合，为疾病的诊断、鉴别诊断以及发病机制的研究提供有效的技术手段。

根据标记物的不同，细胞免疫化学技术可分为荧光免疫化学技术、酶免疫化学技术、金（银）免疫化学技术、亲和免疫化学技术、免疫电镜技术等。不同的免疫化学技术，试剂和方法各异，但基本原理相似，操作过程通常包括如下步骤：①抗原的提取与纯化；②免疫动物，制备特异性抗体及抗体纯化；③将标记物与抗体结合形成标记抗体；④标本的前处理与制备；⑤抗原－抗体反应及标记物呈色反应；⑥结果观察。

1. 标本的处理　标本处理对于细胞免疫化学技术至关重要。在细胞材料准备过程中，不仅要求保持细胞形态的完整，更要保持细胞成分的抗原性。

（1）细胞标本的主要类型：①涂片：血液、脑脊液、体腔渗出液、细胞悬液等均可涂抹在载玻片上，干燥固定后即可用于免疫化学染色；②细胞培养标本：悬浮培养的细胞经离心沉淀后做成细胞涂片，而贴壁生长的单层培养细胞直接固定，吹干后保存备用；③活细胞标本：淋巴细胞表面抗原及免疫球蛋白受体、肿瘤细胞表面抗原的检测也可采用活细胞作为染色标本，该标本还可用于同时观察细胞表面两种抗原的分布和相互关系。

（2）标本的固定：标本固定是使细胞内蛋白质凝固，终止细胞内酶反应过程，防止细胞自溶，保持细胞固有形态和结构；防止标本脱落；去除妨碍抗原抗体结合的类脂，便于保存；抑制组织中细菌繁殖，防止组织腐败及在后续组织制备中细胞结构和成分的改变；其中最重要的是保存组织细胞的抗原性,使其在染色和反复洗涤过程中抗原不致释放。标本的固定应以不损伤细胞形态、不影响固定后抗原的识别和结合为原则。

（3）标本的保存:标本固定后,最好立即进行后续的免疫化学染色及镜检。若必须保存,则应保持标本干燥,置 4℃以下保存,抗原性丧失较快的标本则需在 –20℃以下保存。

（4）标本制作的注意事项:在标本制作过程中应力求保持抗原的完整性,在染色和洗涤过程中不发生溶解和变性,不扩散至邻近细胞。标本应尽量薄些,以利于抗原抗体接触和镜检。标本制作时应充分去除可能干扰抗原抗体反应的物质,有传染性的标本要注意生物安全防护。对涂片、细胞培养等标本,由于大分子抗体不易透过细胞膜,必须改善组织细胞的通透性,以便免疫化学染色顺利进行,可在染色前用含 0.2%~1% Triton X–100 的磷酸盐缓冲液浸泡涂片标本,也可通过反复冻融法处理标本,以增加细胞膜的通透性。

2. 抗体的处理与保存　①细胞免疫化学所用抗体要求特异度高且性质稳定,可根据需要选择单克隆或多克隆抗体,其中多克隆抗体灵敏度高,但特异度不强,可出现交叉反应;单克隆抗体特异度强,但灵敏度不够高;②抗原抗体反应要求有合适比例,过量或不足均不能达到预期结果。实际操作中需进行预实验,摸索抗体的最佳稀释度,以求在最小背景染色下获得最强的特异性染色;③抗体保存应特别注意保持其生物活性,防止抗体蛋白质变性,以免降低其效价,甚至失效。

3. 结果观察与判断

（1）对照的设立:目的在于确定阳性结果的特异度,主要针对第一抗体进行,包括阳性对照、阴性对照及其他确认试验。阳性对照是采用已知抗原阳性的标本与待检标本同时进行免疫化学染色,其结果必须为阳性,目的在于排除假阴性,确保染色体系及操作程序正确。阳性对照对于判读待检标本的阴性结果尤为重要。阴性对照则用确定不含已知抗原的标本同步进行免疫化学染色,其结果必须为阴性,目的在于排除假阳性,即非特异反应。只有在阴性对照成立时,方可判读待检标本的检测结果,它对阳性标本的正确判断尤为重要。空白试验是用磷酸盐缓冲液代替第一抗体进行免疫化学染色,以排除组织细胞内所含的生物素或内源性酶等。替代试验是使用与第一抗体同种属的动物非免疫血清,替代第一抗体进行免疫染色,以排除嗜异性抗原所致的非特异性反应。吸收试验则先用过量已知抗原与第一抗体在 4℃下充分反应,离心后再进行免疫染色,此时已知阳性标本应呈阴性或弱阳性反应,该试验目的在于确认此阳性反应是与天然抗原相同的抗原抗体反应。

（2）阳性结果:免疫组化的阳性染色结果可位于组织细胞的胞质、胞核及胞膜表面,阳性细胞可呈散在、灶性和弥漫性分布,其呈色深浅可反映抗原存在的数量,作为定性、定位和半定量的依据。

（3）阴性结果及抗原不表达:阴性结果不能简单地认为具有否定意义,因为阳性表达有强弱、多少之分,哪怕只有少数细胞阳性,只要是在抗原所在部位,也应视为阳性表达。

（4）特异性和非特异性显色的鉴别:①分布位置:特异性反应常分布于特定抗原部位,

如细胞质、细胞核和细胞表面,具有结构性。非特异性反应无一定的分布规律,常为切片边缘、刀痕或皱褶部位,坏死或挤压的细胞区域,常成片均匀着色;②显色强度:由于细胞内抗原含量不同,特异性反应往往显色强度不一。如果细胞之间显色强度相同,无明显区别,常提示为非特异性反应;过强的非特异性显色背景可影响结果判断。

(5)免疫化学染色与苏木素–伊红染色(HE)结果:结果观察时,最好对同一标本的HE染色和细胞化学染色结果进行比较,明确具有临床意义的病理性细胞以及其免疫标记的阳性情况,尽可能减少误诊和漏诊,当二者诊断不一致时,应结合临床资料,如性别、年龄、部位、X线等影像学及实验室结果综合分析,不能简单地用免疫化学结果推翻HE切片诊断。

第二节 技术与进展

一、传统的细胞化学技术

传统的细胞化学染色是运用一定的化学反应,在保持细胞完整形态结构的前提下通过显微镜定位细胞中的某种化学成分。最初,该技术在血液学的诊断,尤其是白血病的鉴定分型中曾发挥重要作用。但由于该方法缺乏足够的特异性、结果判断易受主观因素干扰、难以做到标准化等原因,技术缺乏更新,发展停滞不前,有些项目已日趋淘汰,而代之以更为灵敏、特异的检测技术,如免疫化学技术、流式细胞术以及分子生物学技术等。但不可否认的是传统的细胞化学检测在急性髓性白血病分型及亚型鉴定中仍然发挥关键性作用,这也是其在目前临床工作中的价值体现。而如何完善操作的规范化和标准化,以及结果判断的客观化是将来细胞化学染色技术保持不断发展的关键要素和重要环节。

二、细胞免疫化学技术

(一)酶免疫化学技术

酶免疫化学技术是用酶标记已知抗体(或抗原)与细胞中相应的抗原(或抗体)在一定条件下发生反应,形成抗原–抗体复合物,复合物中的酶催化底物显色,通过光镜或者电镜对标本进行定性、定位研究,也可通过图像分析技术达到定量的目的。

酶免疫化学技术最常用的酶是辣根过氧化物酶(HRP),常用的供氢体有二氨基联苯胺(DAB),反应产物呈棕色;氨基乙基卡巴唑,反应产物呈橘红色;4–氯–1–萘酚,反应产物为灰蓝色。碱性磷酸酶(AP)是另一种常用酶,为磷酸酯水解酶,其水解产物 α–萘酚可通过偶氮偶联反应形成深蓝色或红色的不溶性沉淀物;AP 也可通过靛蓝–四唑反应将氮蓝四唑(NBT)还原成不溶性紫蓝色沉淀产物。通常,对含有丰富内源性过氧化物酶的待检标本,应首选 AP 标记,避免产生假阳性染色。理论上 AP 最为敏感,但 HRP 染色结果保存时间比AP 长。

根据酶是否标记在抗体上,酶免疫化学技术可分为酶标记抗体技术和非标记抗体酶技术两大类型。前者借助交联剂的共价键将酶连接在抗体分子上,形成酶标抗体,与靶抗原反应后,通过抗原－抗体复合物中的酶催化底物,生成不溶性有色产物,对抗原定性、定位和定量检测,常用方法有直接法和间接法。后者则先用酶免疫动物,制备效价高、特异性强的抗酶抗体,再通过免疫学反应将其与待测抗原联系在一起的免疫染色技术。它克服了酶标记对酶活性和抗体的损伤,以及非特异性抗体同时被标记而出现的非特异性染色,提高了方法的特异度和灵敏度;常用方法包括酶桥法、过氧化物酶－抗过氧化物酶法(PAP)、双桥 PAP法、碱性磷酸酶－抗碱性磷酸酶法(APAAP)等。

　　1. 直接法　用酶标抗体直接与细胞中的相应抗原反应,形成抗原－酶标抗体复合物,最后加底物显色,形成有色产物沉积在抗原－抗体反应部位,从而对细胞抗原定位、定性和定量。该方法操作简便、快速,特异性强,但敏感性低,检测不同的抗原需制备相应的酶标抗体,制备的抗体种类有限。

　　2. 间接法　用未标记的已知抗体与标本中的相应抗原反应,形成抗原－抗体复合物,再用酶标第二抗体与之反应,形成抗原－抗体－酶标二抗复合物,最后加底物显色,根据显色反应对抗原定位、定性和定量。该方法灵敏度高,制备一种酶标二抗即可对多种抗原进行检测,实用性强于直接法,但特异度次之,且操作较为繁琐。

　　3. 酶桥法　先将特异性抗体(第一抗体)与待测抗原结合形成抗原－抗体复合物,然后通过桥抗体(第二抗体)将第一抗体与抗酶抗体(第三抗体)连接起来,再将酶结合在抗酶抗体上,形成抗原－抗体－桥抗体－抗酶抗体－酶结合物,最后通过酶底物显色反应对抗原进行定位、定性和定量;其中要求抗酶抗体必须与第一抗体为同一种属动物来源(图 4–1)。该方法由于未经过化学交联,省去了酶标记抗体时繁琐的纯化过程,也避免了抗体和酶活性的降低,因此灵敏度较酶标法高,但缺点是操作繁琐。

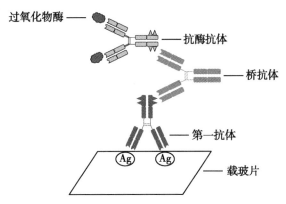

图 4–1　酶免疫化学(酶桥法)原理示意图

　　4. 过氧化物酶－抗过氧化物酶法(PAP 法)　以抗过氧化物酶抗体作为第三抗体,先将其与过氧化物酶结合形成 PAP 复合物,再通过桥抗体(第二抗体)将特异性抗体(第一抗体)与 PAP 复合物中的抗酶抗体连接,而特异性抗体再与细胞抗原结合,形成抗原 – 第一抗体 – 桥抗体 –PAP 复合物,最后加入底物显色(图 4-2)。该方法同样未经过化学交联,但操作比酶桥法简便。方法的灵敏度较高;而且 PAP 中不存在游离抗体,不易产生非特异性染色,因此灵敏度较高,但 PAP 制备过程较复杂。

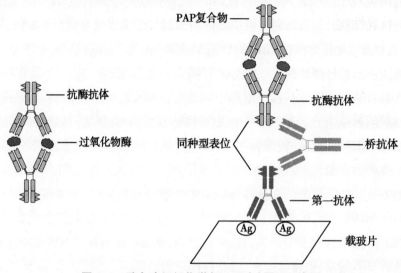

图 4-2　酶免疫组织化学(PAP 法)原理示意图

(二)荧光免疫化学技术

荧光免疫化学技术采用荧光素标记的已知抗体(或抗原)作为探针,检测标本中的靶抗原(或抗体),形成的抗原 – 抗体复合物上带有荧光素,在荧光显微镜下,对标本中的抗原(或抗体)进行定性、定位研究,也可通过荧光定量技术达到定量的目的。

1. 荧光素　许多物质都可产生荧光,但并非都可用作荧光素,只有那些能产生明显荧光的有机化合物才能作为荧光素。目前常用作标记的荧光色素包括以下几种。

(1)异硫氰酸荧光素(FITC):黄色或橙黄色结晶粉末,易溶于水或乙醇等溶剂。分子量为 389.4D,最大吸收光波长为 490~495nm,最大发射光波长为 520~530nm,可呈现明亮的黄绿色荧光。FITC 是应用最广泛的荧光素,其主要优点在于人眼对黄绿色较为敏感,同时标本中的自发绿色荧光较少,荧光染色时背景干扰小。

(2)四乙基罗丹明(RB200):橘红色粉末,不溶于水,易溶于乙醇和丙酮,性质稳定,可长期保存。最大吸收光波长为 570nm,最大发射光波长为 595~600nm,呈橘红色荧光。因其与 FITC 的绿色荧光可形成鲜明对比,故二者常用于双重标记或对比染色,但 RB200 的荧光效率较低。

(3)藻红蛋白(PE):从红藻中分离纯化的一种藻蛋白,分子量为 240kD,最大吸收光波长为 565nm,最大发射光波长为 578nm。由于它在 488nm 处的光吸收率为 565nm 处的75%,因此 PE 与 FITC 可用于双标记免疫荧光染色,并且可共用 488nm 波长的激发光。PE

具有较宽的吸收光谱,荧光量子产率高,荧光强而稳定,灵敏度高,不易淬灭,目前已得到广泛应用。

2. 荧光免疫化学技术的反应类型　根据染色方法不同,荧光免疫化学技术可分为如下几种类型。

（1）直接法:用荧光素标记抗体直接与标本中的相应抗原反应,洗涤、干燥后在荧光显微镜下观察特异性荧光,以检测未知抗原。该方法操作简便、迅速,特异度强,但灵敏度不及间接法,且一种荧光抗体只能检测一种抗原。

（2）间接法:用特异性抗体与标本中的相应抗原反应,再用荧光素标记的第二抗体与抗原 – 抗体复合物中的第一抗体结合,洗涤、干燥后观察特异性荧光,检测未知抗原或抗体。该方法比直接法灵敏度提高 5~10 倍,且一种荧光标记的第二抗体可检测多种抗原或抗体,但缺点是容易产生非特异性荧光。

（3）双标记法:其原理与直接法相似,区别在于采用两种荧光素（FITC 和 RB200）分别标记两种不同特异性抗体,再滴加在同一标本上反应,洗涤、干燥后观察特异性荧光,若有两种对应抗原存在,就能显示出两种颜色的荧光,因而可同时检测标本中的两种不同抗原。

3. 结果判断及注意事项　荧光免疫化学技术的结果判断应严格掌握,每次标本检测均需设立严格的对照试验,正确区分特异性和非特异性染色,在排除假阳性和假阴性结果基础上,正确判读待测样本的检测结果,并将阳性结果的显色分布（膜表面型、胞质型和胞核型）和显色深浅作为抗原定性、定位和定量的依据。

标本的特异性荧光强度一般用“+”或“–”表示。“–”为无或仅见极微弱荧光;“+”为荧光较弱但清晰可见;“++”为明亮荧光;“+++”为耀眼的强荧光。临床上通常将特异性荧光强度达“+”以上判定为阳性,而阴性对照的荧光强度应呈“–”或“±”。在检测抗体时,根据出现“+”的血清最高稀释度判定待测抗体的效价。

（三）金免疫化学技术

1971 年 Faulk 和 Taylor 创立了免疫金染色方法,在透射电镜下利用胶体金标记抗体定位细菌表面抗原,1983 年 Holgate 等将免疫金法与银显影法结合,又创造出一种灵敏度更高的免疫金银染色法。该方法可用于核酸的原位杂交分析。根据反应原理不同,免疫金银染色法分为以下二类:

1. 免疫金 – 银染色法　将金颗粒标记的抗原（或抗体）与相应的抗体（或抗原）特异性结合后,形成金标记的免疫复合物,在银显色剂的作用下,抗原 – 抗体复合物上的金颗粒发生液化作用,将显影剂中的硝酸银离子还原成银原子沉淀,在金颗粒周围形成一个逐步增大的黑色“银壳”,结果在光镜下就能看到抗原 – 抗体反应部位呈黑色或黑褐色沉淀（图 4-3）。该方法灵敏度高,检测抗原或抗体的效率远远超过酶标记物,是迄今为止最敏感的免疫化学方法,其高分辨率尤其适合检测微量抗原,且其应用范围广,光镜、扫描电镜、透射电镜等均可检测,是一种新型的免疫标记技术。

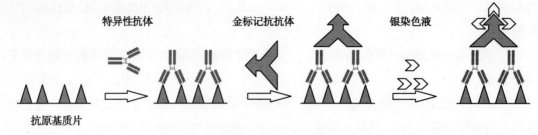

图 4-3　免疫金（银）染色法原理示意图

2. 彩色免疫金 - 银染色法　在免疫金 - 银染色法基础上,将抗原位点处生成的银颗粒经铁氰化钾与溴化钾的氧化反应,生成溴化银后,再被彩色显影剂还原为金属银,而彩色显影剂则由无色变成有色染料,沉积在银颗粒部位。该方法结果比黑色更鲜明,可将弱信号进一步放大,并部分消除背景染色,信号 / 背景比值高,是开展免疫化学双重或多重标记的新途径。

（四）亲和化学技术

亲和化学技术是利用两种物质之间的高度亲和力而建立的方法。一些具有双价或多价结合力的物质,如植物凝集素、生物素和葡萄球菌蛋白 A 等,对某种细胞成分具有高亲和力,可以与标记物如荧光素、酶、放射性核素、铁蛋白及胶体金等结合,采用荧光显微镜、酶加底物的显色反应、放射自显影或电子显微镜,在细胞或亚细胞水平进行对应亲和物质的定位、定性或定量分析。此类方法操作简便、灵敏度高、有利于微量抗原在细胞或亚细胞水平的定性、定位及定量分析。

1. 生物素 - 亲和素法　生物素即维生素 H,是一种结构简单的碱性蛋白质。亲和素则是由 4 个相同亚基组成的大分子糖蛋白,具有 4 个高亲和力的生物素结合位点,二者牢固结合后并不影响各自生物学活性。同时,它们还能与其他示踪剂结合。常用的反应类型如下:

（1）亲和素 - 生物素 - 过氧化物酶复合物技术（ABC）:将亲和素与酶标生物素结合生成可溶性亲和素 - 生物素 - 过氧化物酶复合物（ABC）,当其与生物素抗体（直接法）或生物素化第二抗体（间接法）相遇时,ABC 中未饱和的亲和素结合部位即可与抗体上的生物素结合,将抗原 - 抗体反应体系与 ABC 标记体系连成一体进行检测。由于 1 个分子亲和素可与 4 个生物素化的抗体和酶结合,而 1 个过氧化物酶或抗体分子又可结合多个生物素分子,形成网络状复合物,检测灵敏度大大提高。但应注意 ABC 复合物在中性环境中带正电荷,容易与细胞核等带负电荷的结构非特异结合。

（2）桥联亲和素 - 生物素技术（BRAB）:以游离亲和素为桥联剂,将抗原、生物素化抗体复合物与酶标生物素联结起来进行检测。由于生物素化抗体分子上连有多个生物素,因此,最终形成的抗原 - 生物素化抗体 - 亲和素 - 酶标生物素复合物可积聚大量的酶分子;加入酶作用底物后,产生强烈的酶促反应,大大提高了检测灵敏度。

（3）标记亲和素 - 生物素技术（LAB）:以标记亲和素直接与免疫复合物中的生物素化

抗体连接进行检测。由于省略了加标记生物素步骤,操作较 BRAB 法简便。

2. 葡萄球菌蛋白 A 法 葡萄球菌蛋白 A（SPA）是金黄色葡萄球菌的一种胞壁蛋白,可与人及多种动物如豚鼠、小鼠、犬、猪、猴、家兔等 IgG 的 Fc 段结合,而且其结合不影响抗体活性。每个 SPA 分子可同时结合 2 个 IgG 分子,也可一方面与 IgG 结合,另一方面与标记物如荧光素、过氧化物酶、胶体金和铁蛋白等结合,通过抗原 – 抗体反应,借助各种标记物的特点进行免疫学检测。但 SPA 对 IgG 亚型的结合具有选择性,可与人的 IgG1、IgG2 和 IgG4 结合,而不结合 IgG3。

3. 凝集素法 凝集素是从植物种子、无脊椎动物和较高等动物组织中提取的糖蛋白或结合糖的蛋白质,因其能使红细胞、淋巴细胞、成纤维细胞等凝集而得名。它们可与特定糖基专一结合,特别适用于富含糖结合物成分的细胞膜微小化合物结构的研究。凝集素大多为多价结合,在结合糖基的同时,与荧光素、酶、生物素、胶体金等多种标志物结合,显示结合部位。

凝集素法分为直接法和间接法,直接法是将标记物直接结合在凝集素上,使其与组织细胞相应的糖蛋白或糖脂相结合,而间接法则先将凝集素与组织细胞膜的糖基结合,再与标记的抗凝集素抗体发生结合。间接法还包括糖 – 凝集素 – 糖法,即利用生物细胞膜的特殊糖基与凝集素结合后,再用标记的已知糖基与其反应,形成一个"三明治"样结合物。

4. 链霉亲和素 – 生物素法 链霉亲和素（SA）是从链霉菌培养物提取的一种纯蛋白质,不含糖基,有 4 个亲和力强的生物素结合位点,类似于亲和素。酶标记链霉亲和素 – 生物素技术（LSAB）是利用生物素标记的二抗与酶标记的链霉亲和素之间的结合而形成的一种亲和化学技术。与 ABC 法相比,该方法将酶直接标记链霉亲和素,而其与生物素结合的所有位点均呈游离状态,可结合更多生物素化的二抗,因此放大效应增强。同时 SA 分子量小,易于穿透组织和细胞,灵敏度也随之增强。由于 SA 的等电点较低,所带正电荷较少,因此与结缔组织内的负电荷静电吸引少,非特异染色明显减少,染色背景清晰。

（五）免疫电镜技术

免疫电镜技术是将抗原 – 抗体反应的特异性与电子显微镜的高分辨力结合,利用高电子密度的颗粒性标记物（如胶体金、铁蛋白等）标记抗体,或通过反应产生高电子密度产物如辣根过氧化物酶等标记抗体,在电子显微镜下,从亚细胞和超微结构水平上对抗原物质进行定位、定性及半定量分析。该方法为精确定位各种抗原、研究细胞结构与功能的关系及其在病理情况下所发生的变化提供了有效手段。免疫电镜技术经历了铁蛋白标记技术、酶标记技术以及胶体金标记技术三个主要发展阶段,其标记物分别为铁蛋白、过氧化物酶和胶体金等。随着电镜技术的发展,免疫电镜技术也从最初的透射电镜发展为扫描免疫电镜和冷冻蚀刻免疫电镜技术。常用的免疫电镜技术包括以下几类:

1. 铁蛋白标记电镜技术 利用电镜的高分辨力与铁原子强大的电子散射力,在电镜下反差强烈,易区别于其他粒子,显像清晰等特性,在超微结构水平上对抗原物质进行定位、定性检测。铁蛋白为直径 10~12nm 的球形蛋白质,含有致密的铁胶粒核心,该核心含 2 000~5 000 个铁原子,形成 4 个圆形致密区,具有很高的电子密度,可用于电镜观察。抗体 与铁蛋白通过低分子量偶联剂形成抗体－铁蛋白复合物,此复合物既保留抗体的免疫活性, 又具有铁蛋白高电子密度的铁胶粒核心,便于电镜观察。该方法灵敏度高、特异度好,但铁 蛋白分子量较大,不易穿透细胞膜和组织,对细胞内抗原定位较困难。

2. **酶标记电镜技术**　利用酶标记抗体与细胞抗原发生特异性结合,酶被原位固定在细 胞内,利用酶对底物的高效催化作用形成不同的电子密度产物,借助电镜观察,从而在超微 结构水平上对抗原进行定位、定性。该法兼具电镜的高分辨力及酶免疫技术的高灵敏度和 特异度,而且酶的分子量较小,易穿透细胞膜。但酶反应产物会发生一定程度的扩散,其分 辨率低于铁蛋白和胶体金标记。

3. **胶体金标记免疫电镜技术**　详见前文金免疫化学技术。

三种免疫电镜技术各具特点,因而具有不同的临床应用,其中铁蛋白标记适用于细胞膜 表面抗原的检测,酶标记电镜技术可用于细胞内抗原检测,而胶体金标记技术则可检测细胞 膜和细胞内两类抗原。

(六)原位杂交细胞化学

原位杂交细胞化学是近年迅速发展起来的一门边缘学科,融合了分子生物学与形态学 的理论和技术。它首先采用带有标记的已知碱基顺序的核酸探针与细胞中待检测的核酸按 碱基配对原则特异性结合形成杂交体,再应用与标记物相应的检测系统,通过细胞化学或免 疫细胞化学方法,在被检测的核酸原位形成带颜色的杂交信号,最后在光镜或电镜下进行细 胞或亚细胞水平的定位。该技术为研究单一细胞中的 DNA 和编码各种多肽、蛋白质的相应 mRNA 的定位提供了手段,也为从分子水平研究细胞内基因表达及调控提供了有效工具,可 视为细胞化学或免疫细胞化学的革命性突破。

原位杂交细胞化学技术目前已应用于基础研究,如基因组作图、基因表达及其定位。临 床主要应用在遗传学、产前诊断、肿瘤和感染性疾病诊断、生物学剂量测定等。细胞免疫化 学是形态学显示基因表达产物的常用技术,但由于抗原的分泌、运输和释放,往往很难精确 定位和定量抗原合成细胞,再加上某些抗原分子间的同源性,交叉反应时有发生。而一旦联 合应用原位杂交与细胞免疫化学,上述问题即可有效解决,而且它还为研究抗原的生物合成 过程及动态变化提供了全新的技术手段。

(七)原位 PCR 技术

原位 PCR 技术是在保持细胞形态及结构的基础上,通过 PCR 对靶基因扩增,再用标记 探针以原位杂交方法检测扩增产物的一种新技术。它是 PCR 与原位杂交结合的产物,兼具 二者优点:极高的灵敏度(能检测到细胞内低于 2 个拷贝量的特定核酸序列)、特异度及精 确定位。原位 PCR 技术的检测标本一般需要先经化学固定,以保持组织细胞的良好形态结 构。细胞膜和核膜均具有一定的通透性,当进行 PCR 扩增时,各种成分,如引物、DNA 聚合酶、核苷酸等均可进入细胞内或核内,以固定在细胞内或核内的 RNA 或 DNA 为模板,进行原位扩增。扩增产物一般分子较大或相互交织,不易穿过生物膜或在膜内外弥散,从而保留在原位。这样原有的细胞内单拷贝或低拷贝的特定 DNA 或 RNA 序列在原位得以呈指数级扩增,扩增产物也很容易被原位杂交技术所检测。

原位 PCR 技术的突出优势,就是能在组织细胞原位检测出拷贝数较低的特异性基因序列,如机体内基因的病变,如原癌基因、抑癌基因的突变;基因重排,如恶性淋巴瘤免疫球蛋白重链基因重排等,因此在肿瘤的研究和诊断方面具有广阔的应用前景。此外,原位 PCR 还可检测机体细胞内单个或几个拷贝的低表达固有基因,且能确定含有该基因的细胞类型,这使我们能够对人类各种基因进行检测,从而完成人类基因图的绘制。

(八)酪胺信号放大技术及 Opal 多色标记染色技术

这是一种新的基于酪胺信号放大(tyramine signal amplification, TSA)技术衍生而来的多标记免疫组织化学染色方法,再配合光谱成像技术和定量分析软件,可完成多达 7 种标记的同步染色、共定位及定量分析。

TSA 技术采用酪胺的过氧化物酶反应,即带有染料标记的酪胺分子在过氧化氢的氧化环境中,被标记在抗体上的 HRP 转化为具有短暂活性的中间态,然后迅速与相接蛋白中富含酪氨酸残基部位进行共价结合,未结合的酪胺分子则被洗脱,以此实现对目标蛋白的特异性染色。而 Opal 技术则利用 TSA 染色中酪胺分子与目标蛋白之间共价结合的稳定性,实现对靶抗原的直接标记。该技术彻底解决了多标记免疫组织化学染色中抗体种属选择的限制,只需根据各抗体的效价来为不同抗原靶点选择最优的抗体组合,即可完成同一组织切片上多种抗原的区别标记。该技术分辨率高,特异性强,淬灭时间长,各靶点的信噪比高,尤其适合组织基于单细胞的定量分析。

Opal 多色标记染色技术将多标记染色、多光谱成像和智能分析软件三者紧密结合,提高了组织形态学分析的数据精度和准确度,可充分挖掘组织样品中蕴含的丰富信息,为描绘复杂的组织微环境提供了新思路,同时也为定量病理学的快速发展创造了新契机。

(九)激光扫描共聚焦显微镜技术(laser scanning confocal microscope, LSCM)

该技术是在荧光显微镜成像基础上加装激光扫描装置,使用紫外光或可见光激发荧光探针,再利用计算机进行图像处理,其光学成像分辨率极高,可得到细胞或组织内部微细结构的荧光图像,并可在亚细胞水平观察诸如 Ca^{2+}、pH、膜电位等生理信号及细胞形态的变化,已成为生命科学领域重要的研究工具之一。

激光共聚焦成像系统可用于组织和细胞的定量荧光测定,并对细胞形状、周长、面积、平均荧光强度及细胞内颗粒数等参数进行自动测定,动态观察细胞形态学变化,研究细胞活体的生长发育特征及细胞内物质运输和能量转换,通过长时程定时扫描记录细胞迁移和生长等细胞生物学现象,通过样品不同层面的实时扫描成像,完成三维重建,细胞间通讯、细胞骨架、膜电位与膜流动性的研究,基因定位研究,荧光漂白恢复研究等。迄今,LSCM 技术已在细胞及分子生物学的基础研究领域、大脑及神经科学、血液病学以及肿瘤和抗癌药物筛选等研究中发挥重要作用。

<h2 align="center">第三节　临床应用</h2>

一、细胞化学染色的应用

细胞化学染色能在原位显示各种细胞的生理结构,尤其是一些特殊结构的显示,这在血液系统疾病、特别是急性白血病中显得尤为重要,因其多为早期分化较差的病理细胞增殖,客观上存在着形态变异、畸形发育,单凭细胞形态很难准确诊断。若将细胞形态和细胞化学染色有效结合,即可显著提高急性白血病诊断及分型的可靠性。该技术对其他组织类型的恶性细胞诊断和鉴别诊断具有同样意义,如过碘酸希夫反应(PAS)可清晰地显示出 Auer 小体,这是诊断急性非淋巴细胞白血病的可靠依据;细胞铁染色时,幼稚红细胞中若见到环状铁颗粒对诊断骨髓增生异常综合征(MDS)有一定价值;此外通过对细胞中各种同工酶的检测可对各种不同类型细胞进行鉴别。下面介绍几种临床常用的细胞化学染色技术。

髓过氧化物酶(MPO)染色适用于急性白血病的鉴定分型,临床将其染色阳性率 3% 作为急性淋巴细胞白血病与急性非淋巴细胞白血病的区分依据;PAS 染色可用于 MDS、红白血病(M_6)与其他类型贫血的鉴别、原淋巴细胞与原单核细胞、原粒细胞的鉴别、M_6、急性巨核细胞白血病(M_7)的鉴别、戈谢细胞与尼曼 – 皮克细胞的鉴别、Reed-Sternberg 细胞和巨核细胞的鉴别、骨髓浸润性腺癌细胞与白血病细胞的鉴别。碱性磷酸酶染色检测可用于机体感染、类白血病、烧伤、中毒、手术后、外伤、各种急慢性白血病等各种疾病的诊断与鉴别诊断。细胞内、外铁检测可了解机体对铁的利用和转换能力及体内含铁物质的储存情况。嗜银染色可用于区别血管内皮瘤和外皮瘤、淋巴肉瘤和网状细胞肉瘤、尤因肉瘤(Ewing's sarcoma)与网状细胞肉瘤等肿瘤的性质和来源等。

二、免疫细胞化学染色的应用

免疫化学技术在组织细胞原位通过抗原 – 抗体反应和组织化学的呈色反应,对相应抗原(或抗体)进行定性、定位、定量测定,它可以在细胞、亚细胞水平检测各种抗原物质,为疾病的诊断、鉴别诊断和发病机制的研究提供了强有力的手段。免疫化学技术目前在临床应用非常广泛,如自身免疫性疾病、细菌和病毒鉴定、寄生虫检测、肿瘤抗原检测、血液中淋巴细胞及其亚群鉴定、特殊染色体鉴定、激素和酶的局部组织定位等领域。

免疫化学技术的应用分为以下几方面:检测细胞内特定的抗原成分,确定细胞类型和细胞分化程度;鉴别被检细胞的良恶性增生;发现肿瘤的微小转移灶,探讨肿瘤起源或分化表型,确定肿瘤分期,参与肿瘤的良恶性鉴别;判断疾病预后和疗效;辅助疾病诊断和分类;寻找感染病因等。

（一）微生物的快速检查和鉴定

免疫化学技术在细菌学检验中主要用于菌种鉴定,如脑膜炎奈瑟菌、痢疾志贺菌、霍乱弧菌、布鲁氏菌及炭疽杆菌等的鉴定,检测的标本可以为组织、细胞涂片、血清、分泌物、脑脊液、尿液等。它比血清学细菌鉴定法速度快、操作简便、灵敏度高,但常作为细菌实验室诊断的一种补充手段,不能代替常规诊断。此外通过免疫化学技术还可检测患者血清中特异性抗体水平,用于疾病诊断、流行病学调查和临床回顾诊断,比如利用荧光抗体染色法检测梅毒螺旋体抗体就是梅毒特异性诊断的常用方法之一。

（二）自身抗体检测

荧光免疫化学技术是检测自身抗体的良好工具,在自身免疫性疾病的实验室诊断中应用广泛。利用该技术可同时检测出患者的自身抗体以及与之特异结合的组织细胞成分,并且能够在同一组织中同时检测出抗不同组织成分的自身抗体,如抗核抗体、抗平滑肌抗体、抗线粒体抗体、抗甲状腺球蛋白抗体、抗骨骼肌抗体等自身抗体等,辅助诊断自身免疫性疾病。

（三）细胞表面抗原和受体检测

荧光免疫化学技术可检测淋巴细胞表面分化抗原、抗原受体、补体受体、Fc 受体等膜分子,用于淋巴细胞及其亚群的鉴定。

（四）肿瘤病理学的研究及诊断

由于酶免疫化学技术的特点,其在临床诊断中应用最为广泛,可以用于提高病理诊断的准确性;用于癌基因蛋白的检测;肿瘤细胞增生程度的评价及微小转移灶的检测;指导肿瘤治疗等。

1. 提高病理诊断准确性　通过酶免疫化学技术对组织细胞片上的肿瘤特异性及相关抗原进行识别、定位,可明显提高肿瘤的诊断水平,减少误诊率。此外,还可用于鉴别肿瘤的组织起源,区别上皮性、间叶性、肌源性、血管源性、淋巴源性等不同来源的肿瘤组织。目前免疫细胞化学染色在淋巴系统恶性增殖性疾病的诊断、鉴别诊断与分型中已成为常规检测项目。

此外,运用上皮膜抗原、癌胚抗原、角蛋白、组织多肽抗原、甲胎蛋白、桥粒蛋白等抗原表达可对大部分鳞癌、腺癌（如胃肠腺癌、前列腺癌、胰腺癌、乳腺癌、食管癌、子宫及卵巢癌、间皮瘤、胸腺瘤）等恶性肿瘤进行诊断与鉴别诊断;运用波纹蛋白、结蛋白、纤维连接蛋白、溶菌酶、肌红蛋白、肌动蛋白、细胞外基质蛋白等抗原表达可用作间皮瘤、滑膜肉瘤、脑膜瘤、平滑肌、横纹肌等上皮来源与软组织来源的良恶性肿瘤的鉴别诊断及间叶肿瘤和上皮性肿瘤的鉴别;运用胶质纤维酸性蛋白、S-100 蛋白等抗原表达可对星形细胞瘤、星形胶质瘤、神经母细胞瘤、神经纤维瘤、视网膜母细胞瘤、颈动脉体瘤、脂肪瘤、绒毛膜上皮癌等良恶性肿瘤进行诊断与鉴别诊断。

2. 评价肿瘤细胞增生程度,发现微小转移灶　恶性肿瘤的生物学行为在很大程度上与肿瘤细胞的增殖活性有关。利用细胞免疫化学技术可对肿瘤细胞增生抗原进行定位、定量,从而间接确定肿瘤细胞的增殖活性,这就为临床估计肿瘤的恶性程度以及确定治疗方案提供了重要参考,如利用 Ki-67、PCNA 等抗体判断肿瘤增生程度,这比过去单纯依靠观察细胞分裂象的数量来判断增生更为准确和客观。此外,该方法还有助于微小转移灶的发现,它克服了常规病理组织学方法在一个组织中很难辨认单个或少量转移性肿瘤细胞的不足,对于进一步治疗和预后判断都极有意义。

3. 判断肿瘤分期,指导肿瘤治疗　通过酶免疫化学技术还可辅助临床判断肿瘤是原位或是浸润,以及有无血管、淋巴结转移,这对选择治疗方案及判断预后极有意义。如乳腺癌治疗时进行雌激素受体(ER)和孕激素受体(PR)的免疫化学检测已成为临床常规,其中 ER$^+$ 和 PR$^+$ 的乳腺癌采用内分泌治疗效果好,且不易复发;而 ER$^-$ 的乳腺癌采用内分泌治疗效果不好,易复发,PR$^-$ 的则更易复发。此外,一些肿瘤药物靶点如转移性结直肠癌的表皮生长因子受体以及乳腺癌的 HER2 等是否表达也可以通过该方法加以验证,进而协助临床选择合适的靶向药物,有效指导肿瘤治疗。

总之,细胞化学和细胞免疫化学技术目前在医学及生物学各个领域已显示出越来越强大的生命力和广阔的应用前景,成为现代生物医学研究和临床检验工作中不可缺少的工具之一。近年来,基因探针、活细胞原位杂交、原位 PCR、原位端粒重复序列扩增法、冷冻细胞芯片、显微切割等新技术也不断与免疫化学技术相结合,有关技术方法不断推陈出新;此外,随着操作程序日益规范化及标准化,检测试剂逐步商品化,细胞免疫化学技术势必在生物学及医学的诸多领域得到更广泛的应用,这将为疾病的诊断、鉴别诊断以及发病机制的研究提供一种更有力、有效的技术手段。

（顾文莉）

第五章 细胞和体液免疫功能检测技术

免疫学的发展给人类生活带来了显著变化，为人类防治免疫相关疾病作出了巨大贡献，以单克隆抗体为代表的免疫学相关技术，为医学和生命科学的发展提供了广阔的技术平台。细胞免疫和体液免疫功能是人体适应环境、维持正常生命活动和生理功能、抵御各型各类疾病的基础。本章着重介绍细胞和体液免疫功能检测技术，这些技术在临床实验室辅助诊断免疫相关疾病、评估患者免疫状态、监测患者病程和评估疗效、判断预后方面起着不可替代的作用。

第一节 基 本 理 论

一、细胞免疫与体液免疫

（一）免疫、细胞免疫与体液免疫

1. 免疫和免疫学的发展史 免疫（immune）和免疫学（immunology）的概念是人们在与病原生物作斗争的进程以及病原生物学的发展过程中建立、发展的，并随着免疫相关疾病的研究而走向深入。

微生物学奠基人 Louis Pasteur 对减毒或无毒疫苗的研制开创了免疫接种的历史。此后，1905 年诺贝尔生理学或医学奖获得者 Robert Koch 对结核病、结核菌素的研究，深化了对细胞免疫机制的探索，为全面阐明细胞免疫机制奠定了基础。1908 年诺贝尔生理学或医学奖获得者 Elie Metchnikoff 提出炎症保护和细胞免疫假说。1919 年诺贝尔生理学或医学奖获得者 Jules Bordet 发现了抗原与抗体相互作用后激活补体，从而把作为特异性免疫标志的抗原抗体与非特异性免疫标志的补体联系起来。1930 年诺贝尔生理学或医学奖获得者 Karl Landsteiner 证实抗原特异性是由抗原表面某些化学基团所决定。1960 年诺贝尔生理学或医学奖获得者 Frank Macfarlane Burnet 提出了抗体生成的克隆选择学说，对免疫学的发展产生巨大影响。1972 年诺贝尔生理学或医学奖获得者 Gerald Maurice Edelman 等发现了抗体的结构，使免疫球蛋白的研究进入快速发展的新阶段。1980 年诺贝尔生理学或医学奖获得者 Baruj Benacerraf 发现了免疫应答基因，即机体的免疫应答是由遗传基因控制的。

1984 年诺贝尔生理学或医学奖获得者 Kohler 和 Milstein 对免疫学的贡献是单克隆抗体技术。这一划时代的发明不仅在理论上证明了克隆选择学说的合理性，还在应用上开辟

了以单克隆抗体为基础的、涵盖各型各类生物分子的检测方法,其影响远远超出免疫学本身。1996 年诺贝尔生理学或医学奖获得者 Rolf Zinkernagel 和 Peter Doherty 的成就则是有关 T 细胞应答的自身 MHC 限制性的发现,这使人们对免疫应答个体遗传控制的理解愈加深化,推动了未来个性化的医疗诊断和治疗的进程。2011 年,Bruce Beutler、Jules Hoffmann 和 Ralph Steinman 被授予诺贝尔生理学或医学奖,因为他们发现了先天免疫激活和树突状细胞的作用。

免疫是机体识别和排除抗原性异物、维护自身生理平衡与稳定的过程。免疫的功能主要表现在 3 个方面:①免疫防御功能:是指抵抗和消除外来抗原入侵的功能,即抗感染免疫;②免疫稳定功能:是指清除体内衰老、损伤和死亡的组织细胞,进行免疫调节,维护自身生理平衡与稳定;③免疫监视功能:是监视、清除体内的突变细胞和病毒感染的功能。

2. 细胞免疫　细胞免疫(cellular immunity)是指 T 细胞受到抗原刺激后,增殖、分化为致敏 T 细胞(效应 T 细胞和记忆 T 细胞)。当相同抗原再次进入机体时,致敏 T 细胞对抗原发挥直接杀伤作用,同时致敏 T 细胞所释放的细胞因子还有协同杀伤作用。

细胞免疫的产生分为感应、反应和效应三个阶段。其作用机制包括致敏 T 细胞的直接杀伤作用和细胞因子的调节作用。致敏 T 细胞与带有相应抗原的靶细胞再次接触时,两者发生特异性结合,产生刺激作用,使靶细胞膜通透性发生改变,引起靶细胞内渗透压改变,靶细胞肿胀、溶解以致死亡。致敏 T 细胞还可分泌多种细胞因子,相互配合、协同杀伤靶细胞。如趋化因子可招募相应的免疫细胞向抗原所在部位集中,以利于对抗原进行吞噬、杀伤、清除等。各种细胞因子的协同作用增强了免疫效果,达到清除抗原性异物的目的。

在抗感染免疫中,细胞免疫主要参与对胞内寄生的病原微生物的免疫应答。此外,细胞免疫还主要参与对肿瘤细胞的免疫应答、迟发型变态反应和自身免疫性疾病的形成、移植排斥反应及对体液免疫的调节。抗原进入机体后,除少数可以直接作用于淋巴细胞外,大多数抗原都要经过吞噬细胞等抗原提呈细胞的摄取和处理。抗原的处理过程可将其内部的抗原决定簇暴露出来。然后,抗原提呈细胞将抗原呈递给 T 细胞,刺激 T 细胞产生细胞因子,调节后续的免疫反应。

3. 体液免疫　体液免疫(humoral immunity)是以 B 细胞产生抗体来达到保护目的的免疫机制。体液免疫的抗原多为相对分子质量在 10 000 以上的蛋白质大分子和多糖大分子。病毒颗粒和细菌表面都带有不同的抗原,所以都能引起体液免疫。

体液免疫的大致过程是:B 细胞表面的受体分子与互补的抗原分子结合后,活化、生长,并迅速分裂产生一个有同样免疫能力的细胞群——克隆(clone)。其中,一部分 B 细胞分化成为浆细胞,产生抗体;一部分发展为记忆细胞(memory cell)。产生抗体的浆细胞一般停留在各种淋巴结,产生的抗体进入血液循环发挥生理作用。浆细胞产生的抗体 Y 形短臂末端高变区与抗原结合,Fc 端与吞噬细胞上的受体结合而使抗原 – 抗体复合物被吞噬。记忆细胞不能分泌抗体,但它们寿命长、对抗原敏感,同样抗原再次入侵时,能更快地做出反应,很快分裂产生新的浆细胞和新的记忆细胞,浆细胞再次产生抗体消灭抗原。体液免疫的再次免疫反应比初次反应更快、更强烈。

（二）参与细胞与体液免疫的主要细胞

参与细胞与体液免疫应答的细胞主要有淋巴细胞（T 细胞、B 细胞、NK 细胞）、抗原提呈细胞（单核 - 巨噬细胞、朗格汉斯细胞、树突状细胞等）、其他免疫细胞（粒细胞、红细胞、肥大细胞）等。

1. T 细胞　T 细胞最初在胸腺内分化成熟,称胸腺依赖淋巴细胞（thymus dependent lymphocyte）。T 细胞执行特异性细胞免疫应答,并在胸腺依赖性抗原（TD-Ag）诱导的体液免疫应答中发挥重要作用。

T 细胞表面存在可供识别的表面标志,包括表面抗原和表面受体。T 细胞表面抗原指可用特异性抗体检测到的 T 细胞表面存在的特殊结构。包括分化抗原、人白细胞抗原;T 细胞表面标志指细胞表面的抗原受体。

2. B 细胞　B 细胞在骨髓中分化成熟,称骨髓依赖淋巴细胞（bone marrow dependent lymphocyte）。B 细胞通过增殖、分化、分泌抗体,参与体液免疫应答。B 细胞表面亦存在不少表面标志,如 B 细胞表面抗原以及 B 细胞表面受体。

人类 T 细胞与 B 细胞的主要区别见表 5-1。

表 5-1　人类 T 细胞与 B 细胞的主要区别

主要区别	T 细胞	B 细胞
来源	胸腺	骨髓
定居（外周淋巴器官）	胸腺依赖区	B 细胞区
抗原受体	TCR	BCR（SmIg）
绵羊红细胞受体	有	无
补体受体	无	有
有丝分裂原受体	PHA、Con-A	LPS、SPA
CD4 与 CD8 分子	部分细胞有	无
主要功能	细胞免疫	体液免疫

3. NK 细胞　即自然杀伤细胞（natural killer, NK）,主要分布于外周血和脾,淋巴结和其他组织中也有少量存在。NK 细胞杀伤靶细胞的方式有自然杀伤作用以及抗体依赖性细胞介导的细胞毒作用。NK 细胞杀伤靶细胞的机制与细胞毒性 T 淋巴细胞（CTL）细胞不同,NK 细胞不具有特异性抗原受体,不需要抗原预先致敏,杀伤作用不受 MHC 限制。因此,NK 细胞能非特异性杀伤某些被病毒感染的靶细胞和突变的肿瘤细胞,在早期抗病毒感染和抗肿瘤的免疫监视过程中具有重要作用。

4. 单核 - 巨噬细胞　单核 - 巨噬细胞指血液中的单核细胞和组织内的巨噬细胞。这些细胞表面有多种受体,亦能表达 MHC I 类抗原和 MHC II 类抗原,它们与该细胞所发挥的免疫功能密切相关。其在免疫反应中的主要功能包括趋化、吞噬、杀伤作用以及提呈抗原的作用。单核 – 巨噬细胞是机体执行三大免疫功能的重要细胞。

5. 树突状细胞 树突状细胞(DC)根据分布部位的不同,可大致分为:①淋巴组织中的DC;②非淋巴组织中的 DC;③体液中的 DC。DC 有很强的抗原提呈能力,被称为专职性抗原提呈细胞。其他抗原提呈细胞还包括巨噬细胞和 B 细胞。DC 最大的特点是能够显著刺激初始 T 细胞增殖,而巨噬细胞、B 细胞仅能刺激已活化的或记忆 T 细胞增殖,因此 DC 是机体免疫应答的始动者,在免疫应答的诱导中具有独特的作用。

6. 其他免疫细胞 中性粒细胞、嗜酸性粒细胞、嗜碱性粒细胞、肥大细胞、红细胞和血小板等均可作为免疫细胞,在免疫应答中发挥一定作用。

二、免疫细胞的分离

细胞是机体生命功能的主要参与者和承担者。免疫细胞则是机体细胞和体液免疫功能的参与者和承担者。因此,对于机体免疫功能的检测,实际上是检测免疫细胞的功能。由于免疫细胞是一群在形态、生理生化、应激反应等各方面具有异质性的细胞,在对特定免疫细胞进行功能评估之前,就需要将该细胞从血液细胞甚至组织细胞中分离出来。免疫细胞分离的方法包括密度梯度离心法、免疫磁珠细胞分选、荧光激活细胞分选等。

(一)密度梯度离心法分离外周血单个核细胞

外周血单个核细胞(peripheral blood mononuclear cell, PBMC)包括淋巴细胞和单核细胞。PBMC 的分离是临床免疫实验室进行免疫细胞分离、评估细胞和体液免疫功能的重要基础。

PBMC 的体积、形状和比重与其他血细胞不同。在血细胞中,红细胞和粒细胞比重较大,为 1.092 左右,淋巴细胞和单核细胞的比重在 1.075~1.090,血小板比重为 1.030~1.035。因此,利用一种比重为 1.077 左右、接近等渗的分离液作密度梯度离心,可使一定比重的细胞群按相应密度梯度分布,从而将各种血细胞加以分离。

PBMC 的密度梯度离心法主要分为 Ficoll 法和 Percoll 法两种,Ficoll 液即葡聚糖 – 泛影葡胺,Percoll 是一种包有乙烯吡咯的烷酮的硅胶颗粒。比较而言,Percoll 法的分离能力更强,而 Ficoll 法更为简便。

(二)免疫磁珠细胞分选

将待分离细胞用超顺磁性的磁激活细胞分选(magnetic activated cell sorting, MACS)微珠特异性标记,然后通过一个位于磁场中的分选柱。分选柱里的基质造成梯度磁场,被磁性标记的细胞滞留在柱中,未被标记的细胞则流出。分选柱移出磁场后,将滞留柱内的磁性标记细胞洗脱出来,从而获得标记和未标记的两个细胞组分。

超顺磁性的 MACS 微珠体积很小,不会对细胞造成机械性压力,从而形成稳定的胶体液。磁珠的成分（氧化铁和多糖）可被生物降解，不会激活细胞或影响细胞的功能和活力，细胞的生理功能不改变，分离后不必专门去除磁珠，阳性分选出的细胞（即磁性标记细胞）可立即用于分析和随后的实验。MACS 系统可分离出非常纯的细胞群体，分离细胞的回收率和存活率高。

免疫磁珠法分离细胞是基于细胞表面抗原能与连接有磁珠的特异性单抗相结合，在外加磁场中，通过抗体与磁珠相连的细胞被吸附而滞留在磁场中，无该种表面抗原的细胞由于不能与连接着磁珠的特异性单抗结合而没有磁性，不在磁场中停留，从而使细胞得以分离。

免疫磁珠法分为正选法和负选法。正选法指磁珠结合的细胞就是所要分离获得的细胞；负选法指磁珠结合的是不需要的细胞，游离于上清液的细胞为所需细胞。一般而言，负选法比正选法的磁珠用量大；而正选法要面对激活细胞的可能风险。

（三）荧光激活细胞分选

荧光激活细胞分选（FACS）是基于流式细胞仪的一种特殊细胞分离技术。流式细胞仪通过极细的工作液流将单个细胞（或其他微粒）排成一列，依次高速通过激光聚焦点，根据细胞的性质，在通过的瞬间给细胞微粒加上相应的电荷，使其在经过高压静电场时被分选入收集管中。高速的液流系统、高效的信号采集处理及反馈体系、高频的静电场分选装置使得 FACS 方法能够以高达 $10^7/h$ 的速率进行样品检测及分选。相关内容请见本书流式细胞分析章节。

（四）其他细胞分选方法

除了上述的密度梯度离心法、MACS 法和 FACS 法以外，还有多种基于黏附的细胞分选方法，但在临床免疫实验室趋于少用，此处不做介绍。

（五）分选细胞的保存和活力测定

对于各种方法分离出来的细胞，一般在液氮中贮存，贮存时应该做好记录。在活力测定时，常使用台盼蓝染色的方法，其原理是：活细胞胞膜结构完整，能够排斥台盼蓝，使之不进入胞内；而丧失活性或细胞膜不完整的细胞，胞膜的通透性增加，可被台盼蓝染成蓝色。因此，借助台盼蓝染色可以非常简便、快速地区分活细胞和死细胞。台盼蓝是组织和细胞培养中最常用的死细胞鉴定染色方法之一。台盼蓝染色后，通过显微镜下直接计数或显微镜下拍照后计数，就可以对细胞存活率进行比较精确的定量。

三、细胞和体液免疫功能测定

（一）免疫细胞的表面标志

免疫细胞的表面标志主要包括 CD 标志和 HLA 标志。

1. CD 标志　应用以单克隆抗体鉴定为主的聚类分析法，将识别同一分化抗原的、来自不同实验室的单克隆抗体归为一个分化群（cluster of differentiation，简称 CD）。在许多场合下,抗体及其识别的相应抗原都用同一个 CD 序号。CD 标志可大致划分为 T 细胞、B 细胞、髓系细胞、NK 细胞、血小板、激活抗原、黏附分子、内皮细胞和细胞因子受体等 9 个组。在免疫细胞功能测定时,相应特异性的 CD 标志是最主要的检测靶标。

例如,淋巴细胞是参与机体免疫调节和免疫应答的主要细胞,可分为 T 淋巴细胞 (CD3$^+$)、B 淋巴细胞(CD19$^+$CD20$^+$)和 NK 细胞(CD16$^+$CD56$^+$)。根据其是否表达 CD4 或 CD8 分子又可将 T 细胞分为 CD3$^+$CD4$^+$T 细胞亚群和 CD3$^+$CD8$^+$T 细胞亚群。

2. HLA 标志　人白细胞抗原(human leukocyte antigen,HLA)是人类的主要组织相容性复合体(MHC),其编码基因位于 6 号染色体上,包括一系列紧密连锁的基因座,与人类的免疫系统功能密切相关。MHC 的部分基因编码细胞表面抗原,成为每个人的细胞不可混淆的"特征",是免疫系统区分本身和异体物质的基础,也是免疫细胞间相互作用的基础。

(二) T 细胞和 B 细胞功能测定

1. T 细胞功能测定　利用不同 T 淋巴细胞亚群特异性的表面标志,采用不同标记的单克隆抗体与 T 淋巴细胞表面的抗原结合,可以把各种不同功能的淋巴亚群区分开来,进而得到各亚群的相对比例。最常检测的是 CD4$^+$T 细胞(CD3$^+$CD4$^+$)和 CD8$^+$T 细胞(CD3$^+$CD8$^+$)亚群比例。

利用 T 细胞的有丝分裂原刺激 T 细胞的增殖反应,可以从总体上评估 T 细胞的非特异性增殖能力,进而反映患者总体免疫状态。

2. B 细胞功能测定　利用不同 B 淋巴细胞亚群特异性的表面标志,采用不同标记的单克隆抗体与 B 淋巴细胞表面的抗原结合,可以把各种不同功能的淋巴亚群区分开来,进而得到各亚群的相对比例。最常检测的是 CD5$^+$B 细胞和 CD5$^-$B 细胞。

利用 B 细胞的有丝分裂原刺激 B 细胞的增殖反应,可以从总体上评估 B 细胞的非特异性增殖能力,进而反映患者体液免疫状态。如分离受检者血液 PBMC 进行体外培养,加入 B 细胞刺激物如 RWM(美洲商陆)后,检测 B 细胞变成免疫球蛋白分泌细胞的数量。体液免疫功能缺损患者的刺激反应降低,产生免疫球蛋白分泌细胞数较正常人显著减少。

原发性免疫缺陷和继发性免疫缺陷均可导致体液免疫功能下降。在体液免疫功能缺损的检测中可检查 B 细胞的数目和功能以确定造成缺损的原因。例如,在分离获得 PBMC 的基础上,再依靠 B 细胞表面的免疫球蛋白分子或其他特征来检查 B 细胞。

3. T、B 细胞增殖试验　在 T、B 细胞的增殖试验中,比较常用的方法是噻唑蓝(MTT)法。MTT 商品名为噻唑蓝,是一种淡黄色可溶性物质,可作为琥珀酸脱氢酶的底物。在细胞培养终止前 4h 加入 MTT,参与线粒体能量代谢过程,在琥珀酸脱氢酶和细胞色素 C 的作用下,淡黄色的 MTT 还原为不溶于水的蓝紫色结晶——甲臜(formazan),并沉积在细胞中,而死细胞无此功能。此后,使用二甲亚砜(DMSO)或异丙醇等有机溶剂溶解细胞中的甲臜,用酶联免疫检测仪在 570nm 波长处测定其光吸收值(OD)。因在一定细胞数范围内,MTT 结晶甲臜形成的量与细胞活化增殖程度成正比,可间接反映活细胞数量。该方法已广泛用于一些生物活性因子的检测、大规模的抗肿瘤药物筛选以及肿瘤放射敏感性测定。

(三)其他免疫细胞功能测定

以 NK 细胞为例,常将分离所得的 NK 细胞与供其杀伤的敏感靶细胞以特定比例共同孵育,通过检测靶细胞的损伤情况来判断 NK 细胞的杀伤功能。靶细胞损伤情况的检测方法有同位素法、酶法等。在酶法中,常用乳酸脱氢酶(LDH)。活细胞的胞质内含有 LDH。正常情况下,LDH 不能透过细胞膜,当细胞受到 NK 细胞的杀伤后,LDH 释放到细胞外。LDH 可使乳酸锂脱氢,进而使辅酶 I(NAD)还原成还原型辅酶 I(NADH),后者再经递氢体吩嗪二甲酯硫酸盐(PMS)还原碘硝基氯化四氮唑(INT),INT 接受 H^+ 被还原成紫红色化合物。在酶标仪上用 490nm 波长比色测定。

(四)免疫球蛋白和补体的检测

免疫球蛋白是 B 细胞的效应细胞——浆细胞的产物,对免疫球蛋白进行检测可以直接获知机体体液免疫的状况。补体(complement,C)是存在于正常人和动物血清与组织液中的一组经活化后具有酶活性的蛋白质。补体系统是由 30 余种可溶性蛋白、膜结合性蛋白和补体受体组成的多分子系统。补体的检测主要包括血清总补体测定、补体成分测定(C3、C4 等)。

临床实验室常用的免疫球蛋白检测方法是标记免疫方法,如酶免疫测定、荧光免疫测定、发光免疫测定等。临床实验室常用的补体检测方法有溶血试验、免疫比浊法、酶联免疫吸附法(ELISA)等。其中,免疫比浊法因其敏感和适宜自动化检测而得到广泛应用,其基本原理是(图 5-1):抗原与抗体在特殊稀释系统中反应而且比例合适(实际应用中往往抗体试剂过量)时,形成的可溶性免疫复合物在稀释系统中的促聚剂(聚乙二醇等)的作用下形成微粒,使反应液出现浊度。当抗体浓度固定时,形成的免疫复合物的量随着待检样品中

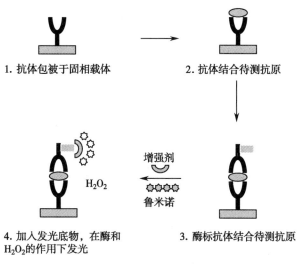

1. 抗体包被于固相载体　　　　2. 抗体结合待测抗原

增强剂　鲁米诺

4. 加入发光底物,在酶和 H_2O_2 的作用下发光　　3. 酶标抗体结合待测抗原

图 5-1　鲁米诺化学发光原理图

抗原量的增加而增加,反应液的浊度也随之增加。通过测定反应液的浊度与一系列标准品对照,即可计算出待检样品中抗原的含量。

四、细胞因子及其检测

(一)细胞因子的概念及其特征

1. 细胞因子的概念　细胞因子(cytokines,CK)是一类能在细胞间传递信息,具有免疫调节和效应功能的蛋白质或小分子多肽。细胞因子参与细胞间信息传递,调节细胞生物学功能,参与机体的免疫调节,参与发热、炎症、休克等一系列病理过程。

细胞因子可分为白细胞介素(interleukin,IL)、干扰素(interferon,IFN)、集落刺激因子(colony stimulating factor,CSF)、肿瘤坏死因子(tumor necrosis factor,TNF)、生长因子(growth factor,GF)、趋化因子(chemokine)等。检测细胞因子的数量和生物学功能是从免疫学角度评估细胞因子生物学作用的两个重要的方面。

2. 细胞因子的共同特性　细胞因子的下述特点决定其在检测方法和临床意义方面与传统的生物大分子的不同之处:①多数细胞因子是低分子量(15~30kD)的蛋白质或糖蛋白;②一种细胞可分泌多种细胞因子,不同类型的细胞也可产生一种或几种相同的细胞因子;③细胞因子以高亲和力与其受体结合,微量的细胞因子即可对靶细胞产生显著的生物学作用;④细胞因子以旁分泌、自分泌或内分泌的方式作用于邻近细胞、自身细胞或远端细胞;⑤一种细胞因子可作用于多种靶细胞,产生多种生物学效应;几种不同的细胞因子可作用于同一靶细胞,产生相同或相似的生物学效应;⑥众多细胞因子在机体内的作用相互促进或相互抑制,形成复杂的作用网络。

(二)细胞因子的功能

1. 参与免疫应答与免疫调节,调节固有免疫和适应性免疫应答　如图5-2所示,在机体免疫应答和免疫调节过程中,细胞因子在介导免疫细胞相互作用方面起到不可替代的作用。树突状细胞分泌的IL-12,可以诱导NK细胞分泌IFN-γ,同时诱导NK1$^+$细胞分泌多种细胞因子,诱导下游的静息CD4$^+$T细胞分化为Th细胞。此外,CD4$^+$T细胞分化为Th1细胞还是Th2细胞,又分别受到诸如IFN-γ、TNF-α等细胞因子以及IL-4、IL-10等细胞因子的介导和调控。

2. 刺激造血功能,刺激细胞活化、增殖和分化　从多能造血干细胞到成熟免疫细胞的分化发育的过程中,每一阶段都需要细胞因子的参与。如不同免疫细胞的集落刺激因子(colony stimulating factor,CSF)。根据它们刺激的造血细胞种类不同,集落刺激因子有不同的命名,如粒细胞单核细胞集落刺激因子(GM-CSF)、粒细胞集落刺激因子(G-CSF)、单核细胞集落刺激因子(M-CSF)、多能集落刺激因子(multi-CSF,IL-3)等。其中,GM-CSF和IL-3是作用于粒细胞系细胞,M-CSF作用于单核系细胞,促红细胞生成素(EPO)作用于红系细胞,IL-7作用于淋巴系细胞,IL-6、IL-11作用于巨核系细胞等。

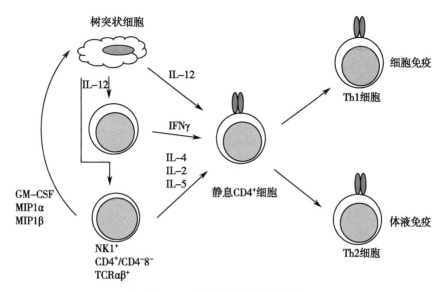

图 5-2　细胞因子与免疫调节

3. 诱导或抑制细胞毒作用,诱导细胞凋亡　TNF-α 和 TNF-β 可直接造成肿瘤细胞凋亡(apoptosis)。此时,细胞 DNA 断裂,细胞萎缩死亡。IFN-α、IFN-β、IFN-γ 可干扰各种病毒在细胞内的复制,防止病毒扩散;白血病抑制因子(leukemia inhibitory factor,LIF)可直接作用于某些髓系白血病细胞,使其分化为单核细胞,同时丧失恶性增殖特性。IL-2 和 IL-12 刺激 NK 细胞与 CTL 细胞的杀肿瘤细胞活性,在抗肿瘤、抗细胞内寄生感染、移植排斥等功能中起重要作用。

(三)常见细胞因子及主要生物学作用

1. 白细胞介素　白细胞介素是由淋巴细胞、单核 – 巨噬细胞等免疫细胞和非免疫细胞产生的,能介导白细胞和其他细胞相互作用的细胞因子。白细胞介素的主要生物学作用有调节细胞生长分化、参与免疫应答和介导炎症反应。

2. 干扰素　干扰素分为 IFN-α、IFN-β、IFN-γ 三种类型。干扰素具有抗病毒、抗肿瘤和免疫调节作用,Ⅰ 型干扰素(IFN-α 和 IFN-β)侧重于抗病毒和抗肿瘤,Ⅱ 型干扰素(IFN-γ)侧重于免疫调节。

3. 集落刺激因子　集落刺激因子由活化 T 细胞、单核 – 巨噬细胞、血管内皮细胞和成纤维细胞等产生,其功能是刺激多能造血干细胞和不同发育阶段的造血干细胞的分化。

4. 肿瘤坏死因子　肿瘤坏死因子是一类能引起肿瘤组织出血坏死的细胞因子。肿瘤坏死因子的功能有杀瘤、抑瘤和抗病毒作用、免疫调节作用、促进和参与炎症反应、致热作用以及引发恶液质等。

5. 生长因子　生长因子包括转化生长因子(TGF-β)、表皮生长因子(EGF)、血管内皮生长因子(VEGF)、成纤维生长因子(FGF)、神经生长因子(NGF)、血小板衍生的生长因子(PDGF)和肝细胞生长因子(HGF)等。生长因子的主要功能是刺激细胞生长。

（四）细胞因子的检测

目前，对细胞因子的检测最常用的是标记免疫技术方法。在临床科研实验室中，常使用商用 ELISA 试剂盒。其检测过程的基本原理是：①将特异性抗体与固相载体联结，形成固相抗体。洗涤除去未结合的抗体及杂质；②加受检标本并孵育：标本中的细胞因子抗原与固相抗体结合，形成固相抗原 – 抗体复合物。洗涤除去其他未结合物质；③加酶标抗体并孵育：固相免疫复合物上的抗原与酶标抗体结合。彻底洗涤未结合的酶标抗体；④加底物显色：固相上的酶催化底物成为有色产物。通过比色，测知标本中细胞因子抗原的量。

第二节　技术与进展

一、常用的细胞分离和功能检测技术

（一）Ficoll 法和 Percoll 法分离细胞

本部分以经典的 Ficoll 法分离人外周血单个核细胞（PBMC）为例介绍免疫细胞的分离过程。Percoll 法分离步骤较 Ficoll 法更复杂，分离效果更好一些。Percoll 液高速离心后形成连续密度梯度，不同密度细胞悬浮于不同的密度区带，将密度不等的细胞分离纯化。Percoll 原液（密度 1.135）与等量磷酸盐缓冲液均匀混合，高速离心，分离液形成从管底到液面密度逐渐递减的连续密度梯度，单个核细胞悬液轻轻叠加在液面上，低速离心后得 4 个细胞层：表层为死细胞和血小板；底层为粒细胞和红细胞；中间两层，上层单核细胞（78%），下层淋巴细胞（98%），是纯化分离单核细胞和淋巴细胞的较好方法。

Ficoll 法的基本操作步骤包括 Ficoll 试剂与肝素抗凝外周血的混合、水平离心转子离心、分层后吸取相应层面的细胞。一般情况下，Ficoll 法可见试管中分为 4 层，最上层为血浆，富含血小板；第二层为白膜层，主要含 PBMC；第三层为分离液；第四层为粒细胞和红细胞，红细胞沉于管底。

在进行 Ficoll 法细胞分离时，需要注意的是：温度直接影响到 Ficoll 的比重和分离效果，实验之前，将所需 Ficoll 置室温平衡。在 Ficoll 液面上加入外周血时，动作应缓慢。吸取单个核细胞层时，应避免吸出过多的上清液或分离液。

（二）荧光激活细胞分选

荧光激活细胞分选方法可在流式细胞仪上进行，具体可以参见本书流式细胞技术章节。以 CD4 和 CD8 分选为例，其基本过程是：①将细胞调至适当浓度加入流式管；②加入 FITC-鼠抗人 CD3 单抗、PE-鼠抗人 CD4 单抗、APC–CD8 单抗并孵育适当时间；③最后在 PBS 洗涤后使用流式细胞仪进行分选。

（三）免疫磁珠细胞分选

本段以 CD34⁺CD38⁻ 细胞分选为例,说明免疫磁珠细胞分选过程。这一步骤使用了荧光激活细胞分选法和免疫磁珠细胞分选方法。

该细胞分选的基本过程是:①重悬特定浓度（如 3×10^8/ml）后,加入 FcR 封阻试剂,以抑制 CD34 磁珠非特异性或者结合到非靶细胞的 Fc 受体;②加入 CD34 磁珠,充分混匀,孵育标记细胞;③加入 CD38-FITC 和 100μl 的 CD34-PE,避光孵育 10min 后用于流式分析;④将 MS 柱置于 MACS 分选仪的磁场中,用缓冲液进行洗涤分选。

（四）MTT 法检测细胞增殖

本部分以 MTT 法检测外周血 T 细胞增殖为例,说明 MTT 方法在检测细胞增殖以及细胞和体液免疫功能中的运用。

MTT 法的基本步骤是将特定浓度（如 2×10^6/ml）的 PBMC 加入 96 孔细胞培养板进行孵育后,加入有丝分裂原植物血凝素（PHA）继续培养 3d;检测当天,使用商品化的 MTT 溶液作用数小时,去除上清液后用 DMSO 溶解细胞,在酶联免疫监测仪上测定各孔光吸收值,并以式（5-1）计算刺激指数（SI）。

$$SI= 刺激组 OD/ 对照组 OD \qquad （5-1）$$

（五）ELISA 法检测细胞因子

以检测人细胞因子 IL-6 为例。ELISA 方法的基本步骤首先是抗人 IL-6 抗体的包被、牛血清白蛋白（BSA）液封闭,此时得到检测 IL-6 的 ELISA 板。其后的步骤包括加样品、加 HRP 标记的抗人 IL-6 抗体、加柠檬酸缓冲液配制的邻苯二胺（OPD）底物进行反应。良好的 ELISA 检测除了反应条件、试剂质量、抗体特异性等因素之外,洗涤的质量和标准化至关重要。

（六）酶联免疫斑点法（ELISPOT）检测细胞免疫功能

ELISPOT 是从单细胞水平检测分泌细胞因子细胞的免疫学检测技术,是灵敏的抗原特定 T 细胞体外检测技术之一。ELISPOT 的原理与 ELISA 类似,通过将特异性的单抗包被在 ELISPOT 板上,使 T 细胞分泌的各类细胞因子能在细胞周围被就近俘获,细胞分解后,被捕获的细胞因子与生物素标记的二抗结合,其后再与碱性磷酸酶标记的亲和素结合,通过显色反应,在细胞分泌细胞因子的相应位置上显现清晰可辨的斑点。

在检测分析结果时,可直接在显微镜下人工计数斑点,也可通过 ELISPOT 分析系统对斑点进行计数。在 ELISPOT 方法中,1 个斑点代表 1 个细胞,而斑点大小则说明细胞分泌细胞因子的能力。该方法已被广泛用于免疫机制和疾病发病机制的研究中。

以检测 I 类细胞因子 IFN-γ 为例,其基本过程与 ELISA 方法也比较相似,包括使用捕获抗体抗鼠 IFN-γ 单克隆抗体包被、BSA 液封闭、加入待测的样本 T 细胞以及不同浓度的刺激抗原（如 TRP-2 抗原）;然后加入稀释的亲和素碱性磷酸酶并孵育;最后加入碱性磷酸酯酶的底物 BCIP/NBT（图 5-3）。

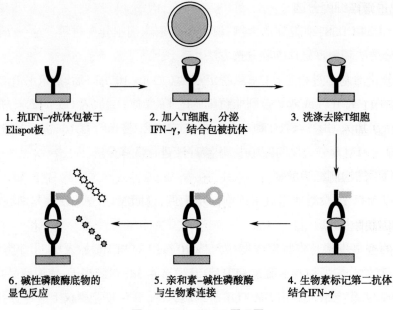

1. 抗IFN-γ抗体包被于
Elispot板

2. 加入T细胞，分泌
IFN-γ，结合包被抗体

3. 洗涤去除T细胞

6. 碱性磷酸酶底物的
显色反应

5. 亲和素-碱性磷酸酶
与生物素连接

4. 生物素标记第二抗体
结合IFN-γ

图 5-3　ELISPOT 原理图

二、免疫功能检测技术的进展和展望

（一）分子生物学在免疫功能检测中的运用

1. 细胞因子检测的分子生物学技术　目前，所有公认的细胞因子的基因均已明确并且得到克隆，因此，我们能够容易地得到某一细胞因子的 cDNA 探针或根据已知的核苷酸序列人工合成寡聚核苷酸探针。

利用基因探针检测细胞因子 mRNA 表达的方法包括斑点杂交、Northern blot、逆转录PCR、细胞或组织原位杂交等。实验的关键在于制备高质量的核酸探针和获得合格的待测样本（提取的 mRNA 样品或细胞 / 组织标本）。核酸探针是指一段用标记物（如生物素、地高辛、同位素等）标记并与目的基因互补的 DNA 片段或单链 DNA、RNA。根据其来源可分为 cDNA 探针、寡核苷酸探针、基因组基因探针及 DNA 探针等。其中 cDNA 探针和人工合成核苷酸探针常用于斑点杂交及 Northern blot，而 RNA 探针因穿透性好更适用于原位杂交。

以 cDNA 探针为例，核酸探针技术的主要程序有：①质粒 DNA 的提取；②靶 DNA 片段的分离；③靶 DNA 片段标记；④待测样品 mRNA 的提取；⑤标记 cDNA 探针对待检样品的杂交；⑥放射自显影或显色分析。

各种 RT-PCR 检测技术也可以方便地检测特异性 mRNA，该法灵敏快速、简便易行，从几个细胞中就可检出特异性 mRNA。

需要注意的是，分子生物学法只能检测基因表达情况，并不能直接提供有关因子的浓度尤其是活性情况。在实际临床应用时，表达降低、基因改变可以预示产物减少或功能异常，而 mRNA 表达正常尚不能得出免疫状态正常的结论,可能还需要综合运用其他检测指标或者检测方法。

2. 分子生物学技术检测 *C1INH* 缺陷　遗传性血管性水肿是由 C1 酯酶抑制剂基因突变所致的一种罕见的常染色体显性遗传性疾病。临床表现为发作性、局限性皮肤或黏膜水肿。致病基因定位于 11 号染色体长臂,即 11q11-q13.1。

目前,*C1INH* 基因所有区域均检测到突变,包括 DNA 片段 >1kb 的大片段突变和其他小片段突变,涵盖缺失突变、插入突变、启动子突变、移码突变、点突变等。各类突变的研究方法除了长度突变的 PCR 产物电泳检测外,还包括变性梯度凝胶电泳、基因探针法以及基因测序等。

C1INH 基因缺陷以及其他基因缺陷的研究思路,都是在患者中检测到相对于正常人的不同基因位点突变,界定突变和发病的关系,然后再依据这些突变作出是否患病的提示。这类基因检测在优生优育的产前诊断中应用很多。

3. 分子生物学技术的 HLA 分型　HLA 是目前所知人体最复杂的遗传多态性系统。HLA 研究包括 HLA 的 DNA 分型及多态性研究、HLA 与疾病的关系、HLA 与移植的关系等。对 HLA 的研究已成为免疫遗传学最活跃的部分;对 HLA 的应用将扩展到基础、临床、预防医学的各个领域。随着分子生物学技术的发展,用于器官移植的供者选择的 HLA 检测和分型也逐渐开始使用分子生物学技术,包括基于条带的分析技术和基于序列的分析技术。

限制性片段长度多态性(restriction fragment length polymorphism, RFLP)检测技术是首先建立的、对多态性进行检测的 DNA 分析技术。归根结底,不同个体间抗原特异性来自氨基酸顺序的差别及其编码基因的碱基序列不同。这种碱基序列的差别造成限制性内切酶识别位置及酶切位点数目的不同,从而产生数量和长度不一的 DNA 酶切片段。用特异性探针对整个基因组 DNA 酶切片段进行杂交,即可分析限制性长度片段多态性。随着 PCR 技术的广泛应用,RFLP 分析大大提高了灵敏度。

PCR/ 序列特异的寡核苷酸(sequence-specific oligonucleotide, SSO)技术是用人工合成的 HLA 型别特异的寡核苷酸序列作为探针,与待检 PCR 扩增的 HLA 基因片段杂交来确定 HLA 型别。PCR/ 序列特异性引物(sequence specific primer, SSP)技术设计一整套等位基因组特异性引物,借助 PCR 技术获得 HLA 型别特异的扩增产物,可通过电泳直接分析带型决定 HLA 型别,大大简化了实验步骤。

基因分析型方法目前主要用于 HLA II 类基因分析。基于分子生物学方法的 DNA 分型技术的应用,使 HLA 型别分析达到了更精细的水平,并因此发现了更多的 HLA 多态性。HLA 的 DNA 分型技术现已成为血清学方法的竞争者,并可能在不久的将来取而代之。

(二)免疫功能检测发展展望

1. 免疫功能检测的重要作用　免疫功能检测技术的研发与应用在促进基础免疫学理论研究的同时,显著推动了生命科学、生物技术及其产业化,特别是以疫苗、单克隆抗体、基因工程、细胞因子和免疫抑制药物等相关的免疫学技术的发展与应用。

现今，免疫功能检测和研究已经渗透到临床的几乎每一个角落，在疾病诊断和个性化治疗、治疗监测和预后判断方面越来越受到重视，在阐明肿瘤、感染、移植排斥、自身免疫性疾病等重要疾病的发病机制方面，均需要免疫功能检测的研究。未来免疫功能检测的应用领域主要有诸如器官移植、肿瘤诊断和监测、超敏反应和自身免疫性疾病、免疫缺陷性疾病等。

2. 新指标的发现和应用　随着基础研究工作的不断深入，免疫功能检测将越来越多地运用到疾病的诊断中。例如，T细胞活化时，必须有第二信号的存在，如CD28-B7，或者有活化抑制相关配体PD-1的存在。活化配体和活化抑制配体的检测将在阐明某些疾病致病机制中发挥重要作用。

在检测感染性疾病时，免疫功能检测有助于机体免疫功能和感染状态的评估。在肿瘤性疾病中，肿瘤反应性T细胞和调节性T细胞检测肿瘤发病机制、治疗效果和预后评估等起一定的指导作用。一些非特异性免疫功能指标的检测也会成为判断机体免疫状态、调整药物使用的依据。

3. 免疫治疗和监测　免疫治疗已经在一些疾病治疗中受到关注，此时，免疫功能监测将发挥更加重要的辅助治疗作用。例如，在肿瘤疫苗使用过程中，需对DC活化进行监控；活化T细胞的监测，如细胞毒性T淋巴细胞相关蛋白4（CTLA4，即CD152）、CD25、AITR（activationinducible TNFR，活化诱导的肿瘤坏死因子受体，在小鼠中又称糖皮质类固醇诱导的肿瘤坏死因子受体GITR）等指标将成为未来细胞免疫工作的方向之一。

在器官移植（包括骨髓移植）中，免疫功能的监控是移植成功的关键，在使用免疫抑制剂时，免疫功能检测有助于对排斥反应的预防。在自身免疫性疾病治疗时，常进行淋巴细胞黏附及趋化因子检测、特异性自身免疫性T细胞检测以及自身抗体检测等。

4. 基因表达以及免疫性疾病易患性分析　分子生物学技术的发展对免疫功能检测的推动作用日新月异，如传统的逆转录聚合酶链反应用于提供标本中细胞因子基因表达半定量分析。

随着人类基因组计划大规模测序获得了数万种基因的完全序列，以及基因组、表达组、蛋白质组、代谢组学的迅猛发展，使得免疫功能检测的技术方法更加丰富，结果也更加准确和具有更好的可比性。如核酸杂交技术用来进行多基因表达的高通量分析。cDNA微阵列将成千上万基因固定在玻璃或其他基质上，与预期的荧光素标记cDNA样本杂交后，应用高通量荧光技术可快速分析数千基因的序列和多态性。

多数免疫相关疾病与遗传有关，基因组等技术的发展使得从基因水平上分析人体对不同免疫相关性疾病的易患性成为可能。综合既往各类免疫相关性疾病患者的基因组分析数据，建立不同疾病易患性的数据库，就可以在高危疾病发生以前进行可能的介入，以减少或者延缓疾病的发生。

第三节 临 床 应 用

一、评价机体免疫功能

（一）T 细胞亚群的临床意义

淋巴细胞各亚群之间的互相制约和互相辅助作用是维持机体正常的免疫应答反应的保障。因此，T 淋巴细胞亚群的测定是检测机体细胞免疫功能的重要指标，且对某些疾病（如自身免疫性疾病、免疫缺陷性疾病、恶性肿瘤、血液病、变态反应性疾病等）的辅助诊断、分析发病机制、观察疗效及监测预后有重要意义。例如：CD4$^+$ 淋巴细胞减少见于恶性肿瘤、遗传性免疫缺陷病、艾滋病、应用免疫抑制剂的患者；CD8$^+$ 淋巴细胞增多见于自身免疫性疾病、变态反应性疾病，如系统性红斑狼疮（SLE）、慢性活动性肝炎、肿瘤及病毒感染等；CD4$^+$/CD8$^+$ 比值异常在艾滋病患者中多见，多在 0.5 以下，而比值增高见于恶性肿瘤、自身免疫性疾病（如类风湿关节炎）、1 型糖尿病等。此外，还可用于监测器官移植的排斥反应，若移植后 CD4/CD8 较移植前明显增加，则可能发生排斥反应。

（二）免疫球蛋白检测的临床意义

1. IgG　慢性肝病、亚急性或慢性感染、结缔组织疾病、IgG 骨髓瘤、无症状性单克隆 IgG 病等，会出现 IgG 增高；遗传性或获得性抗体缺乏症、混合性免疫缺陷综合征、选择性 IgG 缺乏症、蛋白丢失性肠病、肾病综合征、强直性肌营养不良、免疫抑制剂治疗情况下，出现 IgG 降低。

2. IgA　慢性肝病，亚急性或慢性感染性疾病、自身免疫性疾病、囊性纤维化、家族性中性粒细胞减少症、乳腺癌、IgA 肾病、IgA 骨髓瘤情况下，IgA 增高；遗传性或获得性抗体缺乏症、免疫缺陷病、选择性 IgA 缺乏症、无 γ- 球蛋白血症、蛋白丢失性肠病、烧伤、抗 IgA 抗体综合征、免疫抑制剂治疗、妊娠后期，IgA 降低。

分泌型 IgA（SIgA）是黏膜抗感染的重要因素，黏膜抗感染还包括少量渗出的 IgM 和 IgG，还有细胞免疫的作用。一般来说血清 IgA 缺陷患者常伴有 SIgA 缺陷，反之亦然。说明在机体中血清 IgA 和 SIgA 之间有某种生物相关性。

3. IgM　宫内感染、TORCH、慢性或亚急性感染、疟疾、传染性单核细胞增多症、支原体肺炎、肝病、结缔组织疾病、巨球蛋白血症，无症状性单克隆 IgM 病等情况下，IgM 增高；遗传性或获得性抗体缺乏症、混合性免疫缺陷综合征、选择性 IgM 缺乏症、蛋白丢失性肠病、烧伤、免疫抑制等情况下，IgM 降低。

定量测定人体内的常见抗体水平，实质上也是检测免疫球蛋白水平。常见抗体的缺乏可验证或支持免疫蛋白测定的结果，对新近发生的继发性免疫缺陷的诊断帮助不大。

（三）细胞因子检测的临床意义

多种细胞因子的相互作用形成网络,来影响机体在不同情况下的免疫状态。因此,在分析细胞因子检测的临床意义时,多不能依据某一种细胞因子的浓度改变而作出临床判断,需要结合多种细胞因子、其他实验室指标及临床表现的变化来判断患者免疫状况。

一般来说,细胞因子的临床应用主要有以下几方面。

1. 感染性疾病　给细菌性脓毒症休克(bacterial septic shock, BSS)患者注射 IL-1 受体拮抗剂或 TNF-α 单克隆抗体可降低其死亡率,干扰素可用于治疗病毒性感染,IFN-γ 和 IL-5 对寄生虫感染有疗效。

2. 肿瘤　IL-2 可活化 NK 细胞成 LAK 细胞,具有广谱肿瘤杀伤活性。组合细胞因子(IL-1、IL-2、IFN)和抗 CD3 mAb 诱导 NK 细胞成细胞因子诱导杀伤细胞(cytokine induced killer, CIK),其杀瘤作用强于 LAK 细胞。拮抗 IL-2 或 IL-2 受体制剂可用于 T 细胞性白血病的治疗。抗 IL-6 的抗体可抑制多发性骨髓瘤的发展。

3. 移植物排斥　抗 IL-2 或 IL-2 受体制剂可抑制同种移植物的排斥。注射重组 IL-1 受体拮抗剂可延长动物心脏移植物的存活。

4. 免疫缺陷　用 GM-CSF、M-CSF、G-CSF 可治疗白细胞减少症,EPO 可治疗红细胞减少症,IL-11 可治疗血小板减少症。

5. 超敏反应　抑制 IL-4 和 IL-13,可预防、治疗 I 型超敏反应。

6. 自身免疫性疾病　IL-1 治疗由 Th1 细胞引起的自身免疫性疾病,IL-2 或 IL-2 受体的中和制剂可用于治疗某些自身免疫性疾病,TNF 抗体可减轻类风湿关节炎患者的关节损伤。

二、免疫相关疾病的临床诊断和病程监测

多种疾病和机体免疫状态相关,而免疫性疾病又与宿主的遗传背景、环境因素以及宿主和侵入物质的相互作用有关。本部分分别以自身免疫性疾病和免疫缺陷性疾病这两种免疫相关性疾病为例,简述免疫功能测定在临床诊断和病程监测中的作用。

（一）自身免疫性疾病

1. 自身免疫性疾病的一般特征　自身免疫性疾病的一般特征有:体内有高效价自身抗体和/或自身反应性 T 细胞,发生组织器官损伤、功能障碍,可复制出病理模型,病情转归与自身免疫应答强度相关,疾病反复发作、慢性迁延,使用糖皮质激素可缓解,总体上病因不清,但女性易患,并有遗传倾向。

2. 自身抗体检测的意义　各类自身抗体检测的临床意义简述以下几个方面。

（1）抗核抗体:抗核抗体(ANA)包含一组自身抗体,指对核内成分所产生的抗体,此外也包括对核内成分相同的物质所产生的抗体。约 99% 的活动期 SLE 患者 ANA 阳性,但它的特异性不佳。在非狼疮性结缔组织病中,ANA 阳性率为 50%,即使在健康献血者中,偶尔

也可检出 ANA。所以 ANA 阳性本身并不能确诊疾病,但 ANA 阳性且伴有特征性狼疮症状则支持狼疮诊断。ANA 阴性几乎可除外 SLE 的诊断。

（2）抗 ds-DNA 抗体:即抗双链（天然）DNA 抗体。高浓度的抗 ds-DNA 抗体几乎仅见于 SLE,且与疾病活动度、特别是与活动性狼疮性肾炎密切相关。在 SLE 缓解期抗 DNA 抗体可转阴或滴度减低,因此单次测定结果阴性,不能除外 SLE。

（3）抗 ss-DNA 抗体:即抗单链（变性）DNA 抗体。它不仅存在于 SLE 患者中,也可以存在于非 SLE 的其他疾病中,包括炎症性疾病、慢性活动性肝炎、药物性 SLE、硬皮病等。虽然它在致病性方面与抗 ds-DNA 相同,但特异性差,对 SLE 诊断价值较小。

（4）抗 ENA 抗体:又称盐水可提取性核抗原的抗体。是抗小分子细胞核核糖核蛋白（snRNPs）和小分子细胞质核糖核蛋白（scRNPs）的自身抗体,不含组蛋白。主要有七种:抗 U1-RNP 抗体、抗 SS-A/Ro 抗体、抗 SS-B/La 抗体、抗 Scl-70 抗体、抗 Jo-1 抗体、抗 r-RNP 抗体。对诊断和鉴别诊断有重要意义,与疾病严重程度和活动性无明显相关。

（二）免疫缺陷性疾病

1. 免疫缺陷性疾病的一般特征　免疫缺陷性疾病包括原发性免疫缺陷病和继发性免疫缺陷病。原发性免疫缺陷病与遗传有关,多是先天性疾病,包括 B 细胞缺陷、T 细胞缺陷、T&B 细胞联合缺陷、吞噬细胞缺陷、补体缺陷等。继发性免疫缺陷病主要是由人类免疫缺陷病毒（HIV）等病毒感染、慢性代谢性疾病、营养不良、肿瘤等原因所致。免疫缺陷病患者也易罹患自身免疫性疾病以及感染、肿瘤等。

2. 免疫缺陷性疾病的实验室检测意义　免疫缺陷病患者最突出的临床表现是极易发生感染。实验室免疫学检查中,常测出 IgG、IgM、IgA 等免疫球蛋白降低,以及各种特异性的抗体降低,T 细胞、B 细胞数量和功能降低。继发性免疫缺陷病的实验室检测随不同诱因而不同。

实验室检测结果的改善即标志治疗的有效及病情的好转。综合利用细胞增殖和功能测定、特异性抗体测定、细胞因子测定、病原体及肿瘤标志物测定,有助于早期确定免疫缺陷类型并给予对应治疗。

三、免疫细胞治疗监测

免疫细胞治疗是指把患者的细胞从血液中分离出来,在体外使用细胞因子及其他制剂进行刺激,将患者细胞转化为具有杀伤活性的细胞,或者增强细胞的杀伤能力,再回输到血液中去,以对肿瘤细胞进行特异性杀伤。免疫细胞治疗还包括直接给患者使用免疫制剂,例如干扰素、细胞因子等,从总体上刺激人体自身免疫系统,增强免疫系统的活性,以应对肿瘤、严重感染以及其他疾病。

目前,免疫细胞治疗的研究热点首先是肿瘤的治疗。在想方设法激活免疫活性细胞的同时,还应该更加关注肿瘤细胞的免疫反应逃避机制,如何在治疗同时抑制肿瘤的逃避能力,对于未来提高免疫治疗效果意义重大。

在进行免疫细胞治疗时,从患者免疫细胞的获取、体外刺激、细胞回输到疗效监测和预后判断,都需要进行一系列的患者免疫功能检测,以确保临床治疗的疗效和安全性。

(一) DC 细胞

DC 是迄今为止发现的功能最为强大的抗原提呈细胞,可以高表达 MHC-Ⅰ类和 MHC-Ⅱ类分子,启动 MHC-Ⅰ类限制性 CTL 反应和 MHC-Ⅱ类限制性的 CD4⁺Th1 反应。同时,DC 还通过其高表达的共刺激分子(CD80/B7-1、CD86/B7-2、CD40 等)提供 T 细胞活化所必需的第二信号,启动免疫应答。

DC 与 T 细胞结合大量分泌 IL-12、IL-18 等细胞因子,这些细胞因子可激活 T 细胞增殖,诱导 CTL 生成,主导 Th1 型免疫应答,利于肿瘤清除;激活穿孔素、颗粒酶和 FasL/Fas 介导的途径增强 NK 细胞毒作用,增强对胞内病原体感染的应对能力。DC 还分泌趋化因子促进 T 细胞聚集,增强 T 细胞活化。而活化的 T 细胞又能分泌细胞因子促进 DC 的活性,这样就形成了应对肿瘤或者病原体的正反馈免疫应答。DC 也直接向 CD8⁺T 细胞呈递抗原肽,在活化的 CD4⁺T 细胞辅助下,CD8⁺T 细胞活化,CD4⁺ 和 CD8⁺T 细胞分别通过分泌细胞因子和直接杀伤,增强机体抗肿瘤免疫应答。

(二) CIK 细胞

CIK 细胞,即细胞因子诱导的杀伤细胞(cytokine-induced killer, CIK)。CIK 细胞增殖能力强,细胞毒作用强,同时表达 CD3 和 CD56 两种膜蛋白分子,又称为 NK 细胞样 T 细胞,兼具 T 细胞强大的抗瘤活性和 NK 细胞的非 MHC 限制性杀瘤优点。

CIK 治疗用于肿瘤治疗的作用机制主要有:①CIK 细胞能识别肿瘤细胞,并通过直接的细胞质颗粒穿透肿瘤细胞膜,裂解肿瘤细胞;②CIK 细胞可以诱导肿瘤细胞凋亡,以杀伤肿瘤细胞;③CIK 细胞能分泌 IL-2、IL-6、IFN-γ 等多种抗肿瘤的细胞因子;④CIK 细胞还可激活机体免疫系统,提高机体自身的免疫功能。

(三) CAPRI 细胞

级联激活免疫细胞(cascade primed immune cells)是使用细胞因子对人单个核细胞进行刺激,并将激活的单个核细胞加到另一份单个核细胞中,激活的单个核细胞分泌细胞因子激活新的单个核细胞,形成级联的扩大效应,称为 CAPRI 细胞。

CAPRI 细胞是 T 细胞、NK 细胞、DC 细胞等的混合细胞,其杀瘤活性高、杀瘤谱广、对耐药性肿瘤细胞有效。同时,CAPRI 细胞能提高患者免疫功能及对肿瘤药物的耐受能力,在未来抗肿瘤治疗中有望占有一席之地。

(李擎天)

第六章　抗体制备技术

抗体制备技术经历了三个阶段的发展：第一代是用免疫原常规免疫动物的方法制备得到的多克隆抗体（polyclonal antibody，PcAb），第二代是用 B 细胞杂交瘤技术制备得到的单克隆抗体（monoclonal antibody，McAb），第三代是用基因工程技术制备的基因工程抗体（genetic engineering antibody，GEAb）。

第一节　免　疫　原

一、免疫原的制备

免疫原（immunogen）是诱导机体产生抗体，并能与抗体发生反应的物质。免疫原是免疫应答过程中最基本的物质因素，其性质决定了机体免疫应答的类型。是否能制得合格的抗体由许多因素决定，而制备合格的免疫原是其前提条件。而且作为诊断试剂的抗原也必须是单一特异性的，即纯化的抗原。自然界众多的物质皆可成为免疫原，但单一成分（除非是合成的基因工程制备的）抗原极少，所以必须将某个抗原从复杂的组分中提取出单一的成分。分离、纯化以及鉴定抗原成为抗体制备技术首要的问题。

根据抗原的来源、性质、研究目的的不同，抗原的分离、纯化以及鉴定的方法也不相同。下面介绍有代表性的免疫原制备方法。

（一）颗粒性抗原的制备

颗粒性抗原主要包括人和动物的细胞抗原或各种细菌抗原以及寄生虫虫体抗原等。

1. 细胞抗原　常用的细胞抗原为制备溶血素用的绵羊红细胞。这种抗原制备比较简单：新鲜采集健康绵羊静脉血，立即注入带有玻璃珠的无菌三角烧瓶中，充分摇动 15~20min，以除去纤维蛋白，即得抗凝绵羊全血。以无菌生理盐水洗涤 3 次（每次离心 2 000r/min，10min），最后配成 10^6/ml 浓度的细胞悬液，即可应用。

2. 细菌抗原　将鉴定合格的纯培养细菌，接种于固体或液体培养基中，置 37℃培养 24h 增菌后处理。制备鞭毛 H 抗原用有动力的菌株，菌液用 0.3%~0.5% 甲醛处理，而制备菌体 O 抗原则需将菌液经 100℃加温 2~2.5h 后应用。Vi 抗原则应在杀菌后再加 0.5%~1% 氯化钙溶液。

3. 虫卵抗原　如日本血吸虫卵抗原可制成悬液直接供免疫用。

有些细胞膜成分,如组织细胞膜、血细胞膜经打碎后亦可制成颗粒抗原。颗粒抗原悬液呈乳浊状,多采用静脉内免疫法,较少使用佐剂作皮内注射。

(二)可溶性抗原的制备和纯化

蛋白质(包括糖蛋白、脂蛋白、细菌毒素、酶、补体等)、多糖、核酸等皆为良好的可溶性免疫原。但因这些多来源于组织和细胞,成分较为复杂,免疫前必须先进行处理,以适合于进一步纯化。

1. 组织和细胞可溶性抗原的粗制备　包括组织匀浆的制备和细胞的破碎。

(1)组织匀浆的制备:所用组织必须是新鲜的或低温保存的。器官或组织获取后立即去除表面的包膜或结缔组织以及一些大血管,脏器可用生理盐水进行灌注,除去血管内残留的血液。将洗净的组织剪成小块,进行粉碎。粉碎的方法有两类。

1)高速组织捣碎机法:操作时,将生理盐水(约 1/2 组织容积)加入组织装入捣碎机筒内,用高速(约 1 000r/min)间断进行,30~60s/次,时间过长会产热。

2)匀浆器研磨法:把经过预处理的组织加入匀浆器中,再加入适量的溶液进行匀浆,通常匀浆的次数和组织破碎的程度成正比。用此法组织破碎的程度比高速组织捣碎机法高,对大分子的破坏也少,可用于粉碎少量软嫩组织,如脑、肝、胰等。组织匀浆通过离心后分成两个部分:沉淀物含有大量的组织细胞和碎片;上清液作为提取可溶性抗原的材料,提取前还要通过高速离心,以除去微小的细胞碎片,上清液应保持澄清。

(2)细胞的破碎:制备抗原用的细胞包括正常细胞、病理细胞(如肿瘤细胞)或传代细胞。如果提取的抗原物质存在于体液、组织间液内,一般不需要进行细胞破碎。组织细胞的制备一般通过上述机械破碎后取得;或通过酶消化,所用的酶大多为胃蛋白酶或胰酶。通过酶解将细胞间质蛋白消化,获得游离的单个细胞。但其他如细胞膜蛋白抗原、细胞质抗原(主要为细胞器)和细胞核及核膜抗原、胞内可溶性抗原等仍均需要进行细胞破碎。方法有如下几种。

1)反复冻融法:该方法使用的原则是"快冻慢融",将待破碎的细胞(有时为整块组织)快速冷却至 −80℃或液氮中,凝固后取出,然后缓慢地解冻。如此反复多次,大部分组织细胞及细胞内的颗粒可被融破。

2)冷热交替法:在细菌或病毒中提取蛋白质及核酸时可用此法。操作时,将材料投入沸水浴中,90℃左右维持数分钟,立即置于冰浴中使之迅速冷却,绝大部分细胞被破坏。

3)超声破碎法:多用于细菌和细胞性抗原的处理。处理效果与样品浓度和超声波频率有关。一般组织细胞皆易破碎,而细菌,尤其是真菌的厚膜孢子则较难打破。超声波所使用的频率从 1~20kHz 不等。超声破碎要间歇进行,因长时间超声也会产热,易导致抗原破坏。一次超声 1~2min,总时间为 10~15min。亦可采用人工冰浴降温的方法去除超声的产热,操作时应避免溶液中气泡产生。

4)自溶法:利用组织细胞和微生物的自身的酶系统,在一定的 pH 和温度下,使其细胞裂解内容物释放。动物组织细胞自溶的温度常选 0~4℃,而对微生物常选室温。自溶时常需加入少量防腐剂,如甲苯或三氯甲烷等,不宜使用 NaN₃,因其能抑制酶的活力。自溶法时间较长,不易控制,一般不常用。

5)溶菌酶处理法:在碱性条件下(pH8.0),溶菌酶可专一破坏细菌细胞壁,适用于大肠埃希菌等微生物。除溶菌酶外,蜗牛酶、纤维素酶等也可用于消化细菌和组织细胞。

6)表面活性剂处理法:常用的有氯化十二烷基吡啶、十二烷基磺酸钠、去氧胆酸钠等,这些表面活性剂中含有亲脂性和亲水性基团,具有组织细胞乳化、分散与增加溶解组织细胞的作用。

2. 可溶性抗原的纯化 组织细胞的粗提液中除了含有目标抗原外,还含有其他蛋白质、多糖、脂质和核酸等成分,需进一步提取和纯化。根据抗原的特性,包括分子质量的大小、等电点、蛋白质的极性等选择合适的分离纯化方法。

(1)超速离心法:超速离心法是分离亚细胞及蛋白质大分子的有效手段,往往是进一步纯化的第一次过筛。超速离心又分差速离心和密度梯度离心。差速离心法是指低速与高速离心交替进行,用于分离大小差别较大的颗粒。密度梯度离心是一种区带分离法,根据物理学中颗粒沉降原理,不同密度的物质颗粒在其沉降运动中可因其比重的差别而处于不同的分布位置,利用此原理设计一定密度的液体界面,将各种不同密度的细胞通过离心沉降而达到使其彼此分离的目的。用超速离心或梯度离心分离和纯化抗原只是一种根据抗原的比重特点分离的方法,除个别成分外,极难将某一抗原成分分离出来。目前仅用于少部分大分子抗原(如 IgM、C1q、甲状腺球蛋白等),以及一些比重较轻的抗原物质如载脂蛋白 A、载脂蛋白 B 等。对于大量的中、小分子量蛋白质,多不适宜用超速及梯度密度离心作为纯化手段。

(2)选择性沉淀法:选择性沉淀是采用各种沉淀剂或改变某些条件促使抗原成分沉淀,从而达到纯化的目的。

1)核酸沉淀法:当从微生物或细胞提取的蛋白质抗原溶液中常含有大量核酸成分时,可用核酸沉淀剂除去核酸。常用的有氯化锰、硫酸鱼精蛋白或链霉素等。用核糖核酸降解法(用 DNA 或 RNA 酶与提取液 4℃共同作用 30~60min),亦可有效而简便地除去核酸成分。

2)盐析法:根据不同蛋白质在不同浓度的盐溶液中溶解度降低程度的不同而达到彼此分离的方法。盐析法是最古老而又经典的蛋白质纯化分离技术,因其应用范围广,对设备和条件要求不高,操作较为简便、有效,成本较低,不损害抗原活性等优点应用至今。蛋白质盐析常用中性盐,主要有硫酸铵、硫酸镁、硫酸钠、氯化钠、磷酸钠等。其中应用最广的是硫酸铵,它的优点是温度系数小而溶解度大,在其溶解度范围内,许多蛋白质和酶都可以盐析出来;而且硫酸铵价廉易得,分段效果比其他盐好,不容易引起蛋白质变性。应用硫酸铵时,对蛋白氮的测定有干扰,另缓冲能力比较差,故有时也应用硫酸钠。

3)有机溶剂沉淀法:有机溶剂能降低溶液的电解常数,增加蛋白质分子间的静电引力,导致溶解度降低;有机溶剂还能破坏蛋白质的水化膜,破坏蛋白质分子的稳定性,故蛋白质在一定浓度的有机溶剂中易于聚集而沉淀析出。常用的有机溶剂多为乙醇和丙酮。高浓度的有机溶剂易引起蛋白质变性、失活,操作必须在低温下进行且注意搅拌均匀。

4)聚合物沉淀法:常用的聚合物为聚乙二醇(PEG)及硫酸葡聚糖。水溶性聚合物沉淀蛋白质的方法受许多因素影响,主要是 pH、离子强度、蛋白质浓度和 PEG 的分子质量等。分子质量为 2 000~6 000 的 PEG 皆适宜于做蛋白质沉淀用。一般认为,PEG 浓度在 3%~4% 时沉淀免疫复合物,6%~7% 可沉淀 IgM,8%~12% 可沉淀 IgG,12%~15% 可沉淀其他球蛋白,25% 可沉淀白蛋白。

(3)凝胶过滤法:凝胶过滤也称凝胶渗透层析,是根据蛋白质分子大小不同分离蛋白质最有效的方法之一。目前常用的凝胶有交联葡聚糖凝胶、聚丙烯酰胺凝胶和琼脂糖凝胶等。

凝胶层析是一种物理分离法。葡聚糖凝胶基本上不带电荷呈惰性,不与被分离物质发生反应,分离的效果较好。然而它是葡萄糖的聚合物,仍有少量活性羟基,能吸附少量蛋白质等被分离的物质。为了克服这个缺点,一般使用含有离子强度达 0.08 的氯化钠等中性盐缓冲液作洗脱液。

(4)离子交换层析:离子交换层析是在以离子交换剂为固定相,液体为流动相的系统中进行的。离子交换层析是利用一些带离子基团的纤维素或凝胶,吸附交换带相反电荷的蛋白质抗原,将蛋白质抗原按带电荷不同或量的差异分成不同的组分。

(5)亲和层析法:亲和层析是利用被分离的生物大分子物质和特异性配体之间能可逆性结合和解离的原理而建立的层析方法。亲和层析时首先选择与待分离的生物大分子有亲和力的物质作为配体,例如分离酶可以选择其底物类似物或竞争性抑制剂为配体,分离抗体可以选择抗原作为配体等。并将配体共价结合在适当的不溶性基质上,如常用的琼脂糖凝胶 -4B(Sepharose-4B)等。将制备的亲和吸附剂装柱平衡,当样品溶液通过亲和层析柱的时候,待分离的生物分子就与配体发生特异性的结合,从而留在固定相上;而其他杂质不能与配体结合,仍在流动相中,并随洗脱液流出,这样层析柱中就只有待分离的生物分子。通过适当的洗脱液将其从配体上洗脱下来,就得到了纯化的待分离物质。如果样品液中存在两个以上的物质与固相载体具有亲和力(其大小有差异)时,采用选择性缓冲液进行洗脱,也可以将它们分离开。用过的固相载体经再生处理后,可以重复使用。这种亲和层析法亦称特异性配体亲和层析法。

除此之外,还有一种亲和层析法叫通用性配体亲和层析法。这两种亲和层析法相比,前者的配体一般为复杂的生物大分子物质(如抗体、受体和酶的底物等),它具有较强的吸附选择性和较大的结合力。而后者的配体则一般为简单的小分子物质(如金属、染料,以及氨基酸等),它成本低、具有较高的吸附容量,通过改善吸附和洗脱条件可提高层析的分辨率。

(6)电泳法:带电颗粒在电场的作用下,向着与其电性相反的电极方向移动的现象称为电泳,许多重要的生物大分子如氨基酸、多肽、蛋白质、核苷酸等都具有可电离的基团,它们在一定 pH 下,可以解离成带正或负电荷的颗粒,在电场的作用下发生迁移。

电泳技术是利用在电场的作用下,由于待分离样品中各种带电性质以及分子本身大小形状等性质的差异,使带电分子产生不同的迁移速度,从而对样品进行分离、鉴定或提纯。

电泳技术具有设备简单、操作方便、分辨率高等优点,已广泛运用于生物化学、免疫学、分子生物学、药学和环保学科中。

3. 免疫球蛋白片段的制备 免疫球蛋白具有抗原性,可用于免疫动物制备相应的抗体,而这种抗体常用于免疫球蛋白的检测。五类免疫球蛋白皆可用前面介绍的纯化方法提取出来。如将这些免疫球蛋白分解成片段,如 Fc 段、Fab 段、轻链等作为免疫原制备抗血清,则可制得分辨能力更高的特异性抗体。制备方法有以下几种。

(1)温和条件下解离亚单位:亚单位之间以非共价键、氢键、静电引力等连接起来,这些键结合力较弱,可通过改变 pH 或加强变性剂等,将亚单位分开。这个方法也用于载脂蛋白抗原的解离和胶原肽的提取。

(2)氧化法和还原法:二硫键是连接 Ig 肽链的共价键,解离二硫键可将轻链与重链分开。解离的方法多采用氧化法和还原法。氧化法的优点是切开后,肽链不能重新形成二硫键,便于肽链纯化;缺点是甲硫氨酸被氧化成亚砜,色氨酸侧链被破坏。还原法是将二硫键还原成巯基。但这个巯基极不稳定,易再重新结合成二硫键,必须及时用碘乙酸或碘代乙酰胺进行羧甲基化。

(3)溴化氰裂解法:溴化氰与蛋白质中的甲硫氨酸侧链的硫醚基起反应,生成溴化亚氨内酯。此产物与水反应,将肽链断裂。

(4)酶裂解法:因为酶裂解有极好的专一性,不同的片段可用不同的酶裂解。如木瓜酶可将 IgG 裂解成 1 个 Fc 和 2 个 Fab 片段,胃蛋白酶可将 IgG 解成 F(ab′)$_2$ 和几个小肽段,胰蛋白酶则将其切成不规则的肽链。作为抗原制备常用木瓜酶切断,取得 Fc 段,以制备抗血清。作为抗体试剂应用,常用胃蛋白酶切断取得 F(ab′)$_2$。

4. 纯化抗原的鉴定 蛋白质抗原经分离纯化后需进行一系列的鉴定。纯化抗原的鉴定主要包括含量、分子量、纯度以及免疫活性等方面。常用的有聚丙烯酰胺凝胶电泳法、结晶法、免疫电泳法、免疫双扩散法等。仅用一种方法无法作纯化抗原的全面鉴定,实际应用时可根据实验目的和条件选用几种方法联合应用进行鉴定。如蛋白质含量的测定可采用紫外光吸收法、双缩脲法、酚试剂法等;纯度的鉴定可用 SDS-PAGE 电泳、等电聚焦电泳、毛细管电泳、高效液相色谱法和结晶法等;分子量测定可用 SDS-PAGE 电泳;免疫活性鉴定可用免疫双扩散法、免疫电泳法或酶联免疫吸附法(ELISA)等。

(三)半抗原性免疫原的制备

半抗原是指仅有抗原性而无免疫原性的物质,只有将这种半抗原与蛋白质或其他高聚物结合后形成完全抗原,才具有免疫原性,能刺激机体产生抗体,如多肽、甾族激素、药物、脂肪胺、核苷等小分子物质。用于偶联半抗原的大分子物质称为载体。半抗原与载体的连接方法有物理法和化学法。

1. 载体选择　用作载体的有蛋白质类、多肽聚合物、大分子聚合物和某些颗粒,常用的有牛血清白蛋白(BSA)、人血清白蛋白(HSA)、兔血清白蛋白、卵清白蛋白(OVA)、钥孔血蓝蛋白(KLH)、明胶等。选择载体要综合考虑分子量、活性基团、溶解度、来源及价格等因素。以牛血清蛋白最为常用,因其溶解度大,免疫活性强,又容易获得。钥孔血蓝蛋白(KLH)价格昂贵,虽然免疫原性强,但它激发的B淋巴细胞克隆中针对自身抗原位点的多,相对减少了针对半抗原的B淋巴细胞克隆,增加阳性克隆筛选的难度和工作量。一般认为,用与免疫动物亲缘关系较远的蛋白质作为载体可能会更好。BSA与HSA都是良好的载体蛋白,均能刺激动物产生特异性抗体,并且BSA、HSA和OVA这几种载体分子量适中、来源容易、价格便宜、水溶性好,故常用作半抗原载体;此外BSA、HSA和OVA都具有大量的反应基团,如氨基、羧基等,且能在水相或某些有机溶剂的混合物中充分溶解,使偶联反应可在较高浓度的反应物存在条件下进行。蛋白质和半抗原结合是通过游离氧基、游离羧基、酚基、巯基、咪唑基、吲哚基和胍基等活性基团的缩合。

用作载体的多肽类聚合物是经人工合成,常用的是多聚赖氨酸。多聚赖氨酸的分子质量可达十几万到几十万,是良好的载体。它与半抗原结合后,可诱发动物产生高滴度、高亲和力的抗体。

大分子聚合物、某些颗粒聚乙烯吡咯烷酮(PVP)、羧甲基纤维素和活性炭等皆可与半抗原结合,加入弗氏完全佐剂可诱发产生良好的抗体。

因半抗原种类、动物类别、载体种类及结合方法的不同,制得的免疫原对动物免疫所产生的效果也不同。实际应用时,应多采用几种载体或方法。

2. 半抗原与载体的连接　结合的方法有物理法和化学法。通过电荷和微孔吸附半抗原的物理吸附法载体有淀粉、聚乙烯吡咯烷酮(PVP)、硫酸葡聚糖、羧甲基纤维素等。化学法是利用功能基团把半抗原连接在载体上,常用的载体蛋白中,供连接的主要基团为游离氨基、游离羧基、酚基、半胱氨酸的巯基、组氨酸的咪唑基、色氨酸的吲哚基、精氨酸的胍基等。但由于蛋白质载体参与反应的基团差不多相同,所以连接方法主要取决于半抗原活性基团种类。半抗原和载体连接的方法在一般实验室皆可完成,但应严格遵守反应条件,以防半抗原失活或载体严重变性。

(1)含羧基的半抗原主要有混合酸酐法、碳二亚胺法。

碳二亚胺是一种化学性质非常活泼的双功能试剂,可与半抗原的羧基结合。连接方法简便,只需将载体蛋白质和抗原按一定比例混合,加入水溶性碳二亚胺,搅拌1~2h,置室温24h,再经透析即可。

混合酸酐法又称为氯甲酸异丁酯法,是利用半抗原上的羧基和载体蛋白上的氨基以肽链相连接,方法简便,多用于类固醇抗原的制备。

（2）含氨基的半抗原有戊二醛法、重氮法。戊二醛也是常用的双功能交联剂,凭借其两端的醛基与载体和半抗原的氨基共价连接。

（3）含有羟基、酮基、醛基的半抗原如醇、酚、糖、多糖、核苷以及甾族激素等,它们都不能直接与载体连接,需要用化学方法在半抗原上引出羧基后才能与载体连接。

（4）芳香族半抗原由于环上带有羧基,它邻位上的氢很活泼,极易取代。

3. 完全抗原合成的鉴定　可以采用紫外分光光度法、红外光谱法和免疫实验的方法鉴定偶联反应是否成功。半抗原结合比即指半抗原与载体的连接比。一般认为,半抗原结合比过高或过低均影响抗体生成,以 5~15 为宜。可以通过反应原料中蛋白质与半抗原的摩尔比和溶液的 pH 来控制结合比。

二、免疫佐剂

免疫佐剂又称为免疫增强剂,它可以增强抗原的免疫原性和改变宿主的免疫反应性,达到增强免疫力或提高抗体产量。仅需注射几次抗原 – 佐剂的混合物,其产生的抗体就可以比单独使用抗原所产生的抗体高出 5 倍,且可使抗体持续更长时间。

（一）佐剂的作用机制

佐剂本身可以有或无免疫原性。佐剂的免疫增强作用机制主要有:①佐剂黏附抗原后,可以增加抗原的表面面积和改变抗原活性基团的构型,从而增强抗原的免疫原性;②佐剂还可引起局部肉芽肿,延长抗原在局部组织的存留时间及减低抗原的分解速度,使抗原缓慢释放;③局部肉芽肿的形成又使巨噬细胞、组织细胞、淋巴细胞及浆细胞在局部聚集,促进这些细胞的增殖,有利于抗体产生;④佐剂能刺激网状内皮系统,对细胞膜有活化作用,可增加巨噬细胞和淋巴细胞的细胞膜通透性,使参与免疫反应的免疫活性细胞增多,促进 T 细胞与 B 细胞的相互作用,从而增强机体对抗原的细胞免疫和抗体的产生。

（二）佐剂的种类

常用的佐剂包括四大类。

1. 微生物及其产物　常用的有百日咳杆菌、革兰氏阴性杆菌的内毒素和抗酸杆菌(包括结核分枝杆菌和草分枝杆菌)、短小棒状杆菌等。

2. 多聚核苷酸　有多聚肌苷酸:胞苷酸(poly I∶C)、多聚腺苷酸等;近年来脂质体和 CpG 寡核苷酸的应用也渐趋增多。

3. 弗氏佐剂(Freund adjuvant)　这是目前最常用于动物实验的佐剂,由液体石蜡、羊毛脂和卡介苗混合而成,它可分为弗氏不完全佐剂(incomplete Freund adjuvant, IFA)和弗氏完全佐剂(complete Freund adjuvant, CFA)两种。弗氏不完全佐剂的成分通常是羊毛脂 1 份、液体石蜡 5 份,羊毛脂与液体石蜡的比例,视需要可调整为 1∶2~1∶9(V/V),在每毫升弗氏不完全佐剂中加入 1~20mg 卡介苗就成为弗氏完全佐剂。

4. 无机物　如明矾、氢化铝、磷酸钙、表面活性剂、藻酸钙等。

（三）佐剂的配制方法

佐剂是油剂,加入抗原后需要充分混合成乳剂才能免疫动物。佐剂与抗原乳化的方法有以下几种。

1. 研磨法　适于制备大量的佐剂抗原。先将不完全佐剂加热,取需要量佐剂置研钵中研磨,缓慢滴入活卡介苗,边滴加边按同一方向研磨,使菌体完全分散,按同样方法逐滴加入等容积抗原,边研磨边滴加,直至完全乳化成为乳白色黏稠的油包水乳剂为止,滴于冰水上5~10min内完全不扩散。此法的缺点是研钵壁上黏附大量乳剂,抗原损失较大,对微量或难得抗原不宜采用。为了防止感染,有时在佐剂中加入抗生素。但抗生素有免疫抑制作用,如能注意无菌操作,就不必加入。

2. 注射器混合法　将等量的完全佐剂和抗原分别吸入两个5ml注射器内,二者以乳胶管或三通管连接,装好后来回推注,反复抽吸,经多次混合逐渐形成黏稠的乳剂为止,检查合格后即以其中一支注射器直接作注射用。此法的优点是可无菌操作,节省抗原和佐剂。

第二节　多克隆抗体制备技术

病原微生物和天然抗原往往含有多种抗原表位,刺激机体免疫系统后,可形成针对不同抗原表位的混合抗体,即多克隆抗体。用常规的方法免疫动物制备的抗体均属于多克隆抗体。多克隆抗体特异性不高,易发生交叉反应。但由于操作相对简单,获得容易,其对抗原的亲和力较高,在诊断试剂、科学研究中仍被广泛应用。

一、免疫动物的选择

免疫动物种类的选择主要根据抗原的生物学特性和所要获得的抗血清数量,常用于制备抗血清的动物主要有豚鼠、家兔、小鼠、大鼠等,如果大量生产可用羊、马等。选择动物时应考虑以下因素:①免疫原与免疫动物的种属差异越远,免疫应答越强,免疫效果越好;②选择适龄、健壮、体重合适,且无感染性疾患的动物;③大部分动物通常均适合蛋白质抗原,常用山羊和家兔;但某些动物体内因为有类似的物质或其他原因,对某些蛋白质反应极差,免疫时皆不易产生抗体,如绵羊对IgE、家兔对胰岛素、山羊对多种酶类(如胃蛋白酶原等),此时可用豚鼠、大鼠等替代。

抗血清可分为R型和H型。①R型:以家兔为代表的动物(另有鼠、羊、豚鼠等小型动物)免疫后产生的抗体称R型。此类抗血清的特点是亲和力较强,抗原抗体结合后不易发生解离,具有较宽的抗原-抗体反应等价带,适合作诊断试剂;②H型:是以马为代表的动物(另有人和许多大动物等)免疫后产生的抗体。这类抗血清的亲和力弱,抗原-抗体反应等价带较窄,一般用于免疫治疗。

二、免疫方法

免疫血清的效价高低取决于实验动物的免疫反应性及抗原的免疫原性。如以免疫原性强的抗原刺激高应答性的机体,常可获得高效价的免疫血清;而使用免疫原性弱的抗原免疫时,则需同时加用佐剂以增强抗原的免疫原性。免疫血清的特异性主要取决于免疫用抗原的纯度。因此,要获得高特异性的免疫血清,必须先纯化抗原。抗原的用量视抗原种类及动物而异,一次注射小鼠可以少至几微克,兔、羊甚至更大的动物每次注射的量就相应增加,从几百微克至几毫克。

此外,免疫途径及注射抗原的时间间隔也是影响免疫血清效价的重要因素。免疫途径多种多样,取决于动物种类、抗原特性和是否使用佐剂。腹腔注射、肌内注射、皮内注射和皮下注射适合于任何抗原,这些途径主要刺激局部淋巴结发生免疫应答,初次免疫和免疫加强注射均可使用。静脉注射、淋巴结内注射则只适合于可溶性抗原及分散的单细胞悬液,且不能使用佐剂,其诱发的免疫应答主要发生在脾脏。激素、酶、毒素等生物学活性抗原,一般不宜采用静脉注射。一般常用皮下或背部多点皮内注射,每点注射 0.1ml 左右。

当抗原进入动物体内后,可刺激网状内皮细胞系统,尤其是淋巴结和脾脏中的淋巴细胞大量增殖。实验动物对初次免疫和二次免疫的应答有明显的不同。通常初次免疫应答比较弱,尤其对于易代谢、可溶性的抗原。首次注射后大约 7d,在血清中可以观察到抗体,但抗体的浓度维持在一个较低的水平,在大约 10d 左右抗体的滴度会达到最大值。同种抗原注射而产生的二次免疫应答的结果明显不同,和初次免疫应答相比抗体的合成速度明显增加并且保留时间也长。三次或以后的抗原注射所产生的应答和二次应答结果相似,抗体的滴度明显增加,并且血清中抗体的种类和性质发生了改变,这种改变被称为免疫应答的成熟,具有重要的实际意义。通常在抗原注射 4~6 周后会产生具有高亲和力的抗体。初次免疫后要经过 2~3 次以上的免疫加强以保证能形成较高水平的 IgG 抗体。两次免疫注射之间的时间间隔,一般 3~4 周比较适合大部分动物,小动物可间隔 10~14d,大动物则在 2 月左右。在免疫加强最后一次注射后的 1 周采集抗血清,可获得高水平的抗体。

三、动物采血法

加强免疫实验动物 2~3 次后,可通过耳静脉或眼球摘除(小鼠)采血,进行抗血清效价测定。当效价达到理想的高度后,可以采血。采血方式包括以下几种:

1. 心脏采血法 适用于家兔、豚鼠、大鼠和鸡等动物。体重 2.5kg 的家兔心脏采血可获血液 50ml。

2. 颈动脉放血法 适用于家兔、绵羊、山羊等动物。体重 2.5kg 的家兔可获血液 80ml。

3. 静脉采血法 可隔日进行一次,采集较多的血液。家兔经耳静脉采血,可获百余毫升血液;绵羊经颈静脉采血一次能采血 300ml;小鼠通常采用摘除眼球或断尾采血法,可获血液 0.5~1.5ml。

待血液凝固血块收缩后用吸管吸取血清即可。

四、抗血清的纯化

免疫原免疫动物制备的抗血清含有多种蛋白质成分,除含有特异性抗体外,还存在非特异性抗体和其他血清成分。为了避免这些蛋白质干扰抗体的标记和抗原-抗体反应,抗血清需经过纯化方可使用。去除杂抗体的方法有以下几种:

1. 盐析法　免疫球蛋白比血清中白蛋白的分子大,抗体在 30%~50% 饱和度的硫酸盐中析出,而白蛋白需在 70%~80% 饱和度才析出,因此常用 33% 饱和度的硫酸铵纯化血清中的 IgG。盐析时为了减少抗体变性,需在 4℃进行,同时用 pH8.0 缓冲液稀释抗血清,以减少因蛋白质浓度过高而发生的共沉淀。盐析法只能部分纯化抗体,制备 IgG 粗提物,更高纯度的抗体制剂可用层析法制备。

2. 亲和层析法　IgG 纯化最常用的方法为亲和层析。IgG 与葡萄球菌蛋白 A(SPA)和链球菌蛋白 G 具有高度的亲和性,可用这两种蛋白质交联 Sepharose-4B 亲和层析柱,抗血清通过亲和层析柱时,IgG 可与 SPA 结合或与抗原特异性结合,其余成分则不能与之结合,然后通过改变洗脱液的 pH 等条件,使 IgG 从亲和层析柱上解离,即可得到纯化的 IgG。

3. 离子交换层析法　IgM 五聚体相对分子量比血清中任何其他蛋白质都大,用分子筛层析很容易将其纯化。IgG 在 pH8.0 时带负电荷,能与 DEAE 纤维素上的阳离子结合,因此可用离子交换层析来纯化 IgG。

4. 吸附法　用双功能试剂(如戊二醛)将不含特异性抗原的杂抗原混合液(如血清、组织液或已知的某种杂抗原)交联,制成固相吸附剂。将此吸附剂加到抗血清中,杂抗体与相应抗原结合而除去。

五、抗血清的特性鉴定

根据不同目的制备的抗血清,对其中所含抗体的要求也不一样。分离获得的抗血清,必须进行质量鉴定,如效价、亲和力及特异性等。需根据不同的抗原性质选用合适的检测方法,常用的方法为免疫沉淀、ELISA、放射免疫分析(RIA)等。

(一)抗血清效价测定

效价又称滴度,是常用于表达抗血清中特异性抗体相对含量的一个半定量指标,即在给定的条件下,结合一定量抗原的抗血清的稀释度。抗血清经一系列稀释后与定量的抗原反应,以能检测抗原的抗血清最大稀释倍数作为该抗血清的效价。不同的检测方法测定同一种抗血清的效价,灵敏度不一样,抗血清的效价也不一样,如免疫沉淀反应(琼脂双扩散)与 ELISA 二者的效价相差甚大,后者远高于前者。放射免疫分析(RIA)常用于标记小分子抗原来检测抗血清的效价。

（二）抗血清特异性测定

抗体的特异性通常是以交叉反应率来表示的。实际制备的抗体常有非特异性反应，这是因为抗原不纯造成的。多组分抗原之间存在共同的抗原位点，或者两个抗原位点结构类似能与同一抗体结合，均可出现抗体与异源抗原的交叉反应。用琼脂双扩散能简便直观地反映不同抗原与同一抗血清，或不同抗血清与同一抗原的交叉反应。目前较多采用ELISA，以不同浓度的抗原与近似抗原物质分别作竞争抑制曲线，计算各自的结合率（B/T 或 B/B0），求出各自在 IC50 时的浓度，按式（6-1）计算交叉反应率。

$$S = y/Z \times 100\% \qquad\qquad （6-1）$$

S：交叉反应率；y：IC50 时抗原浓度；Z：IC50 时近似抗原物质的浓度。

特异性好的抗血清交叉反应率低。

（三）抗血清亲和力测定

亲和力表示抗血清与相应抗原结合的紧密程度，是描述抗体性质的重要指标，常用亲和常数 Ka 表示。

$$Ka = [Ab-Ag]/[Ab] \times [Ag] \qquad\qquad （6-2）$$

[Ab]：游离的抗体结合位点的摩尔浓度；[Ag]：游离的抗原结合位点的摩尔浓度；[Ab-Ag]：抗体 - 抗原复合物的摩尔浓度。

亲和常数 Ka 是以浓度的倒数为单位，即克分子$^{-1}$（M^{-1}）。亲和常数越大表示抗体的亲和力越高。放射免疫法是经典的测定方法，但 ELISA 更为方便，无放射污染，且灵敏度高，是目前常用的方法。

（四）抗血清纯度的鉴定

可采用 SDS-PAGE 电泳、高效液相色谱等方法。SDS-PAGE 电泳结果只出现一条蛋白电泳区带，表明抗体纯化已达要求，若出现多条蛋白区带则表明抗血清中混有杂蛋白，还需根据需要进一步纯化。

六、抗血清的保存

抗血清或纯化的抗体在低温保存可维持活性数年，反复冻融使抗体很快失活，被细菌或霉菌污染的抗血清也易失去活性。稀释的抗血清加入防腐剂叠氮钠和保护剂（如 BSA）等可于 4℃保存 3 个月或半年；长期保存常加等量甘油于 -20℃以下冷冻分装，可保存 2~3 年；也可以真空冷冻干燥，制成干粉，密封保存数年。

第三节 单克隆抗体的制备

1975 年英国剑桥大学的 Kohler 和 Milstein 发现将小鼠骨髓瘤细胞与绵羊红细胞免疫的小鼠脾细胞进行融合，形成的杂交瘤细胞既可产生抗体，又可无性繁殖，从而创立了单克隆抗体杂交瘤技术。这一技术上的突破使血清学的研究进入了一个新纪元。他们也因此荣获了 1984 年诺贝尔生理学或医学奖。

单克隆抗体理化性状高度均一,生物活性单一,与抗原结合的特异性强,便于人为处理和质量控制,并且来源容易。这些优点使它一问世就受到高度重视,并广泛应用于生物学和医学研究领域。

一、单克隆抗体技术的原理

B 淋巴细胞在抗原的刺激下,能够分化、增殖形成具有针对这种抗原分泌特异性抗体的能力,然而 B 细胞的这种能力和量是有限的,不可能持续分化增殖。将这种 B 细胞与非分泌型的骨髓瘤细胞融合形成杂交瘤细胞,再进一步克隆化,这种克隆化的杂交瘤细胞是既具有瘤的无限生长的能力,又具有产生特异性抗体的 B 淋巴细胞的能力;再将这种克隆化的杂交瘤细胞进行培养或注入小鼠体内即可获得大量的高效价、单一的特异性抗体,这种技术即称为单克隆抗体技术。

细胞融合是一个随机的物理过程。在小鼠脾细胞和小鼠骨髓瘤细胞混合细胞悬液中,经融合后细胞将以多种形式出现,如脾细胞和瘤细胞的融合细胞、融合的脾细胞和脾细胞、融合的瘤细胞和瘤细胞、未融合的脾细胞、未融合的瘤细胞以及各种细胞的多聚体形式等。在细胞融合后,要从上述 5 种细胞中筛选出杂交瘤细胞。正常的脾细胞在培养基中存活仅 5~7d,细胞的多聚体形式也容易死去,它们无需采用特别筛选方法;而未融合的瘤细胞则需使用次黄嘌呤 – 氨基蝶呤 – 胸腺嘧啶(HAT)培养基进行特别的筛选去除。一般,HAT 培养基中含有次黄嘌呤(H)、氨基蝶呤(A)和胸腺嘧啶(T)三种成分,叶酸拮抗剂 A 能阻断细胞利用 H 和 T 正常合成 DNA 的代谢途径,但细胞可通过次黄嘌呤鸟嘌呤磷酸核苷转移酶(HGPRT)及胸腺嘧啶核苷激酶(TK)经代谢旁路利用 H 和 T 合成核酸而得以生存。用于制备杂交瘤细胞的骨髓瘤细胞是由 8- 氮鸟嘌呤(8-AZ)或 5′ – 溴脱氧尿嘧啶核苷诱导突变,缺失 HGPRT 或 TK 两种酶,不能经代谢旁路合成核酸而死亡。具有 HGPRT 和 TK 这两种酶的 B 淋巴细胞,虽能合成 DNA,但在体外不能长期存活。因此在 HAT 培养基中,只有继承了 B 淋巴细胞和骨髓瘤细胞的双重特性的杂交瘤细胞能够合成 HGPRT 酶和 TK 酶而长期存活。将融合后的混合细胞在 HAT 培养基中培养 2 周后,能存活的只有杂交瘤细胞,它成为了制造单克隆抗体的细胞源(图 6-1)。

二、单克隆抗体的制备

制备单克隆抗体涉及一系列实验技术方法及试剂的选择,包括抗原准备、免疫动物、免疫方案、筛选检测抗体的方法、骨髓瘤细胞、饲养细胞、血清、培养基、融合剂、细胞融合、杂交瘤细胞克隆化、细胞的扩大培养和冻存等。单克隆抗体的制备是一项细胞工程,不仅实验周期较长,而且技术性要求也较高。

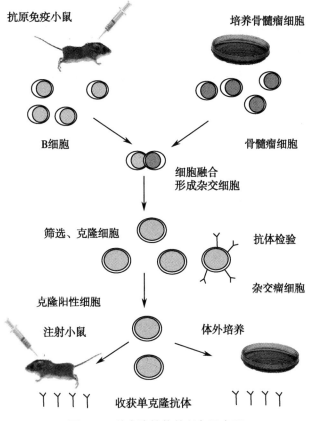

图 6-1 单克隆抗体的制备示意图

（一）动物的选择

选择与所用骨髓瘤细胞同源的纯种 BALB/c 健康小鼠，鼠龄在 8~12 周，雌雄不限。为避免小鼠反应不佳或免疫过程中死亡，可同时免疫 3~4 只小鼠。

（二）免疫方案

选择合适的免疫方案对于细胞融合杂交的成功与获得高质量的 McAb 至关重要。免疫过程和方法与多克隆抗血清制备基本相同，因动物、抗原形式、免疫途径不同而异，以获得高效价抗体为最终目的。对抗原的要求是纯度越高越好，尤其是初次免疫所用的抗原。免疫间隔一般 2~3 周。

1. 可溶性抗原　可溶性抗原免疫原性较弱，一般要加佐剂，半抗原应先制备免疫原，再加佐剂。常用佐剂：弗氏完全佐剂、弗氏不完全佐剂。基本过程为：①初次免疫用抗原 1~50μg 加弗氏完全佐剂皮下多点注射或脾内注射（一般 0.8~1ml，0.2ml/ 点）；②3 周后，第二次免疫，剂量同前，加弗氏不完全佐剂皮下或腹腔内注射，剂量不宜超过 0.5ml；③3 周后，第三次免疫，剂量同前，不加佐剂，腹腔内注射；④5~7d 后采血测其效价，⑤2~3 周后加强免疫，剂量 50~500μg 为宜，腹腔内注射或静脉内注射；⑥3d 后取脾融合。

目前，用于可溶性抗原（特别是一些弱抗原）的免疫方案也不断更新，如将可溶性抗原颗粒化或固相化,一方面增强了抗原的免疫原性,另一方面可降低抗原的使用量;改变抗原注入的途径,基础免疫可直接采用脾内注射;使用细胞因子作为佐剂,提高机体的免疫应答水平,增强免疫细胞对抗原的反应性。

2. 颗粒抗原 颗粒抗原免疫性强,不加佐剂就可获得很好的免疫效果。以细胞性抗原为例,免疫时要求抗原量为 $(1\sim2)\times10^7$ 个细胞。初次免疫 $1\times10^7/0.5ml$,腹腔注射;$2\sim3$ 周后,第二次免疫 $1\times10^7/0.5ml$,腹腔注射;3 周后加强免疫(融合前 3d)$1\times10^7/0.5ml$,腹腔注射或静脉注射,3d 后取脾融合。

一般被免疫动物的血清抗体效价越高,融合后细胞产生高效价特异抗体的可能性越大,而且单克隆抗体的质量(如抗体的浓度和亲和力)也与免疫过程中小鼠血清抗体的效价和亲和力密切相关。末次免疫后 3d,分离脾细胞进行细胞融合。

(三)骨髓瘤细胞株

选择瘤细胞株最重要的一点是应和免疫动物属于同一品系,这样杂交融合率高,也便于接种杂交瘤在同一品系小鼠腹腔内产生大量 McAb。常用的小鼠骨髓瘤细胞株来源于 BALB/C 小鼠,有 SP2/0-Ag14、X63-Ag8.653、FO、NS-1 等,这些细胞株生长及融合效率均佳,此外,细胞株本身不分泌任何免疫球蛋白重链或轻链。

骨髓瘤细胞的培养可用一般的培养液,如 RPMI1640、DMEM 培养基。小牛血清的浓度一般在 $10\%\sim20\%$,细胞浓度以 $10^4\sim5\times10^5/ml$ 为宜,最大浓度不得超过 $10^6/ml$。细胞在传代过程中,部分细胞可能有返祖现象,应定期用 8-氮鸟嘌呤进行处理,使生存的细胞对 HAT 呈均一的敏感性。融合细胞应选择处于对数生长期、细胞形态和活性佳的细胞(活性应大于 95%)。

(四)饲养细胞的制备

在体外培养条件下,细胞的生长依赖适当的细胞密度,因而在培养融合细胞或细胞克隆化培养时,还需加入其他饲养细胞。常用的饲养细胞为小鼠的腹腔细胞,亦有用小鼠的脾细胞、大鼠或豚鼠的腹腔细胞作为饲养细胞的。饲养细胞的浓度调至 $1\times10^5/ml$,提前 1d 或当天置板孔中培养。

(五)细胞融合

细胞融合是杂交瘤技术的中心环节,有多种方法可使细胞融合,包括物理方法(如电诱导)、化学方法(如 PEG)或生物学方法(如仙台病毒)等。最常用的为 PEG,PEG 可导致细胞膜上脂类物质的物理结构重排,使细胞膜容易打开而有助于细胞融合。一般使用分子质量为 1 000~4 000 的 PEG 作融合剂,浓度在 $30\%\sim50\%$ 之间。

基本步骤是将适量的脾细胞与骨髓瘤细胞按一定比例混合,加入 PEG 使细胞彼此融合。然后用培养液缓慢稀释 PEG,消除 PEG 的融合作用。将融合后的细胞适当稀释,于 HAT 选择培养液中分置培养板孔中培养。

（六）HAT 选择杂交瘤细胞

在用 HAT 选择培养 1~2d 内,将有大量瘤细胞死亡;3~4d 后瘤细胞消失,杂交细胞形成小集落;HAT 选择培养液维持 7~10d 后应换用次黄嘌呤 – 胸腺嘧啶(HT)培养液,再维持 2 周,改用一般培养液。筛选阳性株一般选用的骨髓瘤细胞为 HAT 敏感细胞株,所以只有融合的细胞才能持续存活 1 周以上。融合细胞呈克隆生长,利用间接酶联免疫法筛选分泌单克隆抗体的阳性杂交细胞克隆。

（七）杂交瘤的克隆化

杂交瘤克隆化一般是指将抗体阳性孔进行克隆化。因为经过 HAT 筛选后的杂交瘤克隆不能保证一个孔内只有一个克隆。在实际工作中,可能会有数个甚至更多的克隆,可能包括抗体分泌细胞、抗体非分泌细胞、所需要的抗体(特异性抗体)分泌细胞和其他无关抗体的分泌细胞。要想将这些细胞彼此分开就需要克隆化。克隆化的原则是:对于检测抗体阳性的杂交克隆尽早进行克隆化,即使克隆化过的杂交瘤细胞也需要定期再克隆。

克隆化的方法很多,最常用的是有限稀释法、软琼脂平板法、显微操作法和细胞分选仪法。

1. 有限稀释法 将检出的分泌单克隆抗体的阳性孔的杂交瘤细胞按有限稀释法稀释后(一般稀释至 0.8 个细胞 / 孔),接种培养板孔中继续培养,亚克隆化培养 10~14d 后,收取单一杂交瘤细胞克隆孔的上清液,用 ELISA 检测抗体分泌情况,挑选单个阳性克隆生长的阳性孔再进行 2~3 次克隆化,直到亚克隆化时全部克隆孔细胞培养上清液抗体检出率达 100% 为止。

2. 软琼脂平板法 将杂交瘤细胞培养在软琼脂平板上,可由单个细胞定位生长,增殖形成细胞集落,将单个细胞集落移入细胞培养液中,如能产生预定特异性的单克隆抗体,就可筛选出分泌单克隆抗体的杂交瘤细胞,达到克隆化。

3. 显微操作法 在倒置显微镜下吸取单个细胞进行培养。

4. 细胞分选仪法 采用流式细胞仪进行分选后再培养。

（八）单克隆抗体的大量制备

筛选出的高分泌特异性阳性细胞株应及早进行抗体制备,因为融合细胞随培养时间延长,发生污染、染色体丢失和细胞死亡的概率增加。

抗体制备有两种方法:①增量培养法:体外使用旋转培养管大量培养杂交瘤细胞,从上清液中获取单克隆抗体。此方法产量低,一般培养液内抗体含量为 10~60μg/ml,需用特殊的仪器设备,且一般应用无血清培养基,以利于单克隆抗体的浓缩和纯化,费用较高;②最普遍采用的是小鼠腹腔接种法:选用 BALB/c 小鼠或其亲代小鼠,先用降植烷或液体石蜡行小鼠腹腔注射,1 周后将杂交瘤细胞接种到小鼠腹腔中去。通常在接种 1 周后即有明显的腹腔积液产生,每只小鼠可收集 5~10ml 的腹腔积液,有时甚至超过 20ml。该法制备的腹腔积液抗体含量高,每毫升可达数毫克甚至数十毫克水平。此外,腹腔积液中的杂蛋白也较少,便于抗体的纯化。接种细胞的数量应适当，一般为 $5 \times 10^5/$ 鼠，可根据腹腔积液生长情况适当增减。

（九）单克隆抗体的冻存

及时冻存原始孔的杂交瘤细胞每次克隆化得到的亚克隆细胞是十分重要的。因为在没有建立一个稳定分泌抗体的细胞系的时候，细胞的培养过程中随时可能发生细胞的污染、分泌抗体能力的丧失等。如果没有原始细胞的冻存，则可因上述意外而前功尽弃。

杂交瘤细胞的冻存方法同其他细胞系的冻存方法一样，最好采用二甲亚砜（DMSO）加小牛血清作为冻存保护剂，冻存细胞要定期复苏，检查细胞的活性和分泌抗体的稳定性，在液氮中细胞可保存数年或更长时间。

（十）单克隆抗体的纯化

单克隆抗体的纯化方法同多克隆抗体的纯化，腹腔积液特异性抗体的浓度较抗血清中的多克隆抗体高，纯化效果好。按所要求的纯度不同采用相应的纯化方法。一般采用盐析、凝胶过滤和离子交换层析、羟基磷灰石柱层析法等步骤达到纯化目的，也有采用较简单的辛酸沉淀方法。目前最有效的单克隆抗体纯化方法为亲和层析法，多用葡萄球菌 A 蛋白或抗小鼠球蛋白抗体与载体（最常用 Sepharose–4B）交联，制备亲和层析柱将抗体结合后洗脱，回收率可达 90% 以上。

（十一）单克隆抗体的鉴定

对制备的 McAb 进行系统的鉴定是十分必要的，应做下述几个方面的鉴定。

1. 抗体特异性的鉴定　除用免疫原（抗原）进行抗体的检测外，还应该用与其抗原成分相关的其他抗原进行交叉试验，方法可用 ELISA、IFA 法。

2. 单克隆抗体的 Ig 类与亚类的鉴定　由于检测方法所用的酶标二抗的限制，一般获得的抗体是 IgG 类或 IgM 类。亚类则通常用兔抗小鼠 Ig 类及亚类的标准抗血清系统作双扩散或夹心 ELISA 来确定。

3. 单克隆抗体效价的测定　抗体效价以腹腔积液或细胞培养上清液的稀释度表示，稀释度越高则抗体效价越高。用 ELISA 测定腹腔积液效价可达 10^{-6} 以上，若效价低于 10^{-5}，则此抗体用于诊断测定的灵敏度不够高，建议重新制备。

4. 单克隆抗体中和活性的鉴定　用动物或细胞的保护实验来确定 McAb 的生物学活性。例如，如果确定抗病毒 McAb 的中和活性，则可用抗体和病毒同时接种于易感的动物或敏感的细胞，来观察动物或细胞是否得到抗体的保护。

5. 单克隆抗体识别抗原表位的鉴定　用竞争结合试验，测相加指数的方法，测定 McAb 所识别抗原位点，来确定 McAb 识别的表位是否相同。

6. 单克隆抗体亲和力的鉴定　用 ELISA 或 RIA 竞争结合试验来确定 McAb 与相应抗原结合的亲和力。

7. 染色体分析　可以从染色体的数目和结构的变化上对杂交瘤细胞进行鉴定分析，

正常小鼠的脾细胞染色体数为 40,全部为端着丝粒;小鼠骨髓瘤细胞 SP2/0 细胞染色体数为 62~68,NS-1 细胞染色体数为 54~64,大多数为非整倍性,有中部和亚中部着丝粒。杂交瘤细胞的染色体数目接近两亲本细胞染色体数目的总和,在结构上除多数为端着丝粒染色体外,还应出现少量标志染色体。染色体数目多且集中的杂交瘤细胞分泌高效价的抗体。

第四节 基因工程抗体的制备

随着分子生物学、分子免疫学的飞速发展,基因工程技术的崛起以及抗体分子遗传学的深入研究,抗体技术发展到了第三代抗体——基因工程抗体,尤其是噬菌体展示技术的建立,使抗体的制备更加简单有效,且大大拓宽了抗体的应用范围。

应用免疫球蛋白基因结构与功能和 DNA 重组技术的结合,将免疫球蛋白分子进行基因重组后导入转染细胞后表达,使之制备的多种基因工程抗体改造了现有优良的鼠单抗的基因,减少抗体中的鼠源成分,尽量保留原有抗体的特异性。

一、人源化抗体

人源化抗体以基因克隆及 DNA 重组技术改造鼠源性单克隆抗体,使其大部分鼠源性氨基酸序列为人源序列所取代,既保留了亲本鼠克隆抗体的亲和力和特异性,又降低了鼠单克隆抗体的异源性。

(一)嵌合抗体

在基因水平上连接鼠抗体可变区(V 区)和人抗体稳定区(C 区),插入表达质粒在转染细胞表达所产生的抗体,称之为嵌合抗体。其中 C 区具有抗体效应功能、种属特异性和免疫原性;V 区具有结合抗原功能。嵌合抗体含 75%~80% 人抗体和 20% 鼠抗体,注入人体后,可减少人抗鼠抗体反应。人 – 鼠嵌合抗体的特异性及亲和力与亲本鼠单克隆抗体等同,但在人体内的半衰期可明显延长。

(二)改型抗体

研究证明,抗原和抗体结合的特异性和亲和力主要取决于 2 个抗原结合片段(fragment of antigen binding, Fab)分子中 6 个高变区或互补性决定区(CDR)结构。据此,用鼠 CDR 代替人抗体 V 区中 CDR,经转化细胞表达所产生的抗体谓之人源化抗体,也称改型抗体。其鼠源成分减少,比嵌合抗体更接近人抗体,但亲和力也降低,仅为鼠单抗的 33%~50%。与鼠源单抗相比,它具有较长的血清半衰期及异种免疫性,一般不出现排异反应。现已报道 30 多种针对不同抗原(如肿瘤相关抗原、细胞表面受体、淋巴因子和其他一些蛋白质)抗鼠单抗的人源化抗体。

二、小分子抗体

小分子抗体是利用重组 DNA 技术,通过细菌表达将抗体分子的抗原结合部位重组,形成分子量较小,但具有抗原结合功能的分子片段。小分子抗体的优点有:①大小只有完整 IgG 分子的 1/6~1/2,易于穿透血管或组织到细胞部位,有利于疾病的治疗;②不含 Fc 段,副作用小;③半衰期短,有利于毒素中和及清除;④可在大肠埃希菌等原核体系表达;⑤易于进行基因工程操作等。目前研究较多或实用前景较明确的有以下几种。

(一)单链抗体

单链抗体(single chain antibody fragment, scFv)是将重链可变区基因与轻链可变区基因用寡核苷酸连接,在大肠埃希菌中表达成一单链多肽,并在细菌体内折叠成只由重链和轻链可变区构成的一种新型的抗体,大小仅为完整 IgG 的 1/6,免疫原性弱,应用于影像检测时背景低;在血清中比完整抗体和 Fab 片段清除快;与抗体分子相比,scFv 在药代动力学上表现出了更好的组织穿透力,较完整抗体更易进入肿瘤周围微循环中,同时由于抗原结合面不变,抗体片段拥有全部结合特异性,可作为载体与药物、同位素和毒素等融合,用于肿瘤的诊断、预防和治疗等。单链抗体其优越性在于可通过包涵体大量表达,易于基因工程操作,尤其易于构建抗体融合蛋白,是目前研究最多的小分子抗体。

(二)双链抗体

双链抗体通过化学或基因交叉连接 Fab 和 scFv 片段,将其改造为二聚体复合物,其中最成功的设计就是通过缩短单链抗体间的接头,使 V_H、V_L 之间形成配对,形成的双链抗体(60kD),也可以运用此方法将 scFv 改造为三聚抗体(90kD)、四聚抗体(120kD)。双链抗体大小为 IgG 的 1/3 或(Fab)$_2$ 的 1/2,是分子量最小的双功能抗体,这类抗体比单链抗体在抗原特异性识别和结合方面性能更好,在免疫诊断、治疗方面具有广阔的应用前景。

(三)Fab 片段

Fab 片段由一条完整的轻链 L 链和一条约 1/2 的重链 H 链组成,只有一个抗原结合位点。Fab 片段大小为完整抗体的 1/3,在大肠埃希菌中可以表达,其结构与蛋白酶消化完整抗体所产生的 Fab 片段一致。这种小分子抗体具有抗体的活性,因其不含有 Fc 段、分子量小、免疫原性低,故在肿瘤治疗上有其优越性。

(四)单结构域抗体(single domain antibody, sdAb)

根据抗体分子的结构,一般将 Fv 称作抗体的最小单位,但有些更小的亚单位仍具有结合抗原的能力。如单独重链可变区仍可保留与抗原结合的能力,而且保持了完整抗体的特异性,称为单结构域抗体,它的亲和力低于完整的 Fv。单结构域抗体大小只有完整 IgG 分子的 1/12,更容易穿入细胞,到达完整抗体不能接近的部位。单结构域抗体有望作为具有抗原特异性的基本单位,用来构建有效应功能和结合亲合性的抗体。

三、抗体融合蛋白

将抗体基因片段（小抗体或全抗体）与其他蛋白（毒素、细胞因子、酶等）融合连接表达的抗体，可得到具有多样性生物功能的融合蛋白，并有多种不同的构建方式，也称重组免疫毒素，与化学方法偶联的免疫毒素相比，具有高效、低毒、体内稳定性较好以及易穿透肿瘤等特性。为肿瘤的抗体导向治疗提供新型的抗体。

四、双特异性抗体

通过基因工程技术构建的小分子抗体为单价，不能使抗原抗体偶联，将特异性不同的两个小分子抗体连接在一起则可得到双特异性抗体（bispecific antibody，BsAb）。此类抗体是将两个不同的结合特异性片段融合在一起形成的，能分别与靶细胞和效应细胞结合靶向杀灭肿瘤细胞。BsAb 的研制经历了鼠源性单克隆抗体的化学偶联、双杂交瘤和基因工程 BsAb 三个发展阶段，其中基因工程 BsAb 的类型较多，它们与鼠源性 BsAb 相比具有较低的免疫原性和较好的组织穿透力，有的已在产量和纯度方面达到了临床应用标准。

五、噬菌体抗体库技术

20 世纪 90 年代初，随着 PCR 技术、抗体 Fab 片段在大肠埃希菌的成功表达及噬菌体抗体表面呈现技术这三方面的发展，研究者用分子生物学方法建立了抗体库（repertoire antibody）技术。特别是噬菌体抗体表面呈现技术的发展，是免疫学发展史上的一个里程碑。该技术完全摆脱用小鼠进行相关试验，模拟抗体多样性把人 B 细胞谱中的 V_H 和 V_L 基因片段，通过 PCR 技术进行克隆和扩增，抗体基因和噬菌体编码的外壳蛋白基因Ⅲ或基因Ⅷ相连，并随机重组到丝状噬菌体载体中，继而感染大肠埃希菌，经增殖并在噬菌体表面以抗体 – 外壳蛋白的融合蛋白表达，建立容量巨大的噬菌体抗体库。通过与抗原结合方式进行筛选，再经点突变或链置换扩增法获得高亲和力特异性抗体，称之为噬菌体抗体。这种将表达产物递呈至载体表面的抗体库构建成功也是筛选阳性克隆的重大突破。噬菌体抗体库具有个体 B 细胞所编码全部抗体信息，通常在 10^{11} 左右。由于该抗体中重、轻链是随机组合的，又称组合文库。

迄今已成功制备出多种人源单抗，如针对人的肿瘤坏死因子（TNF）、癌胚抗原（CEA）、CD4 等抗体。抗体库技术省去了细胞融合步骤，省时省力；扩大了筛选容量，可在原核系统中表达，生长迅速，成本低；因直接克隆到抗体基因，便于进一步构建各种基因工程抗体；从根本上改变了单抗的制备流程，适用于抗体、激素、酶、药物、随机多肽等蛋白质的制备，在生物技术研究及开发中，成为众所瞩目的热点之一。

在噬菌体抗体库基础上，近年来又发展了核糖体展示抗体库技术。因该技术筛选抗体过程均在体外进行,不经大肠埃希菌转化,故可构建高容量、高质量的抗体库,更易筛选高亲和力抗体和采用体外进化法对抗体性质进行改造。

核糖体展示抗体库技术代表了抗体工程的未来发展趋势。从长远来看,抗体基因库技术有可能替代杂交瘤技术,而直接从人淋巴细胞构建用于临床治疗目的抗体基因库,这将对生物医学发展产生深远影响。

六、转基因小鼠和人源化小鼠

(一)转基因小鼠

转基因小鼠的 Ig 基因是用人的相应基因替代,产生对人免疫系统非异种抗体,因而在治疗或研究时不能激发人的免疫应答。这种影响人源抗体的策略是改造小鼠的体液免疫系统,将人 Ig 基因微位点转入小鼠,产生能分泌人 Ig 的转基因小鼠。这样可省去对抗体分子重构时在基因水平的复杂性,保留了完整的 Ig 类别转换和亲和力成熟的自然机制。

(二)人源化小鼠

在转基因小鼠基础上,改进其不足之处,Green 等建立了一种产生人抗体的新型小鼠模型—XenoMouse。XenoMouse 是利用酵母人工染色体(YAC)将小鼠的 IgH 和 IgK 位点用人相应部分替代而产生的基因工程化小鼠,其自身 Ig 位点失活。转入的人 Ig 基因携带有大多数人 V 区位点,因而可经历从 IgM 到 IgH 的亚类转换。同时把数量众多的人 V 区位点转到 YAC,促进大量 B 细胞群成熟,产生广泛而多样的初级免疫位点。XenoMouse 免疫系统可把人抗原识别为异源性,引发对人抗原较强的体液免疫应答,所得抗体亲和力高并可重复使用。

第五节　临床应用

一、单克隆抗体的应用

随着淋巴细胞杂交瘤技术的普及和迅速发展,针对各种不同抗原的单克隆抗体成为基础与临床研究的重要工具,并已应用于疾病的诊断和治疗。

(一)用于诊断试剂

单克隆抗体纯度高、特异性强,能准确地识别抗原物质的细微差别,并与之特异性结合,使试验结果可信度大;单抗的均一性和生物活性的单一性,使抗原-抗体反应结果便于控制,有利于标准化和规范化,被广泛应用于酶联免疫吸附试验、放射免疫分析、免疫组化和流式细胞仪等技术的诊断试剂中。目前应用单克隆抗体制备的商品化试剂盒广泛应用于病原微生物抗原、抗体的检测,肿瘤特异性抗原和肿瘤相关抗原的检测,免疫细胞及其亚群的检测,机体微量成分与细胞因子的测定等。

（二）用于肿瘤的导向治疗和放射免疫显像技术

把针对某一肿瘤抗原的单克隆抗体与化疗药物、放疗物质或细胞毒素结合制成生物导弹，借助单克隆抗体的导向作用，能将药物定向带到肿瘤细胞所在部位，在原位杀死肿瘤细胞。该治疗不损伤正常细胞，使用药物剂量少、疗效高、毒副作用小。另外，将放射性标记物与单克隆抗体连接，注入患者体内可进行放射免疫显像，协助肿瘤的诊断。

（三）用于蛋白质的纯化

单克隆抗体是亲和层析中重要的配体。单克隆抗体能与其相应的抗原特异性结合，因而能够从复杂系统中识别出单个成分。只要得到针对某一成分的单克隆抗体，利用它作为配体，固定在层析柱上，通过亲合层析，即可从复杂的混合物中分离、纯化这一特定成分。

（四）用于免疫抑制剂

抗人 T 淋巴细胞单抗作为一种新型免疫抑制剂，已广泛应用于临床治疗自身免疫性疾病和抗器官移植的排斥反应。其作用机制有赖于 McAb 的种类及其免疫学特性。注射抗小鼠 Thy-1 抗原的单抗，可以抑制小鼠同种皮肤移植的排斥反应。此外，对用于同种骨髓移植的供体骨髓，在体外经抗 T 细胞单抗加补体处理，能减轻移植物抗宿主病的发生。

（五）用于研究工作中的探针

单克隆抗体只与抗原分子上某一个表位相结合，利用这一特性就可把它作为研究工作中的探针，可以从分子、细胞和器官的不同水平上，研究抗原物质的结构与功能的关系，进而从理论上阐明其机制。如用荧光物质标记单抗作为探针，能方便地确定与其结合的相应生物大分子（蛋白质、核酸、酶等）在细胞中的位置和分布。

（六）用于增强抗原的免疫原性

抗体对抗原免疫原性的增强作用由来已久。20 世纪 60 年代就已发现幼猪对破伤风类毒素难以产生抗体；注射相应特异性抗体 IgG，就能有效地提高对委内瑞拉马脑炎病毒的免疫应答。抗乙肝病毒（HBs）IgG 可增强 HBs 抗原对特异性人 T 细胞克隆的刺激增殖，并可诱生干扰素。在小鼠中发现，当低剂量的 HBs 抗原不产生免疫反应时，加入抗 HBs 抗体组成的复合物，则可有效地诱生免疫反应。根据这一作用，现已研制出乙肝的抗原 – 抗体复合物型治疗性疫苗。

二、基因工程抗体的应用

近年来随着生物工程技术的发展，许多基因工程抗体陆续问世，并在医学领域的许多方面都极具应用潜力，如病毒感染、肿瘤、自身免疫性疾病、同种异体移植物注射、哮喘、脑卒中和青光眼治疗，尤其在诊断和治疗肿瘤性疾病及抗感染方面具明显优势。

（一）用于肿瘤性疾病诊疗

放射性标记抗体在肿瘤影像和治疗中很重要，并可有效进行药代动力学评估。以标记抗体注入人体内显示肿瘤部位抗原与抗体结合的放射浓集称放射免疫显像。由于基因工程抗体如单链抗体、Fab 片段等分子量小，组织穿透力强，也能很快清除，所以更适于放射免疫显像。例如，中等大小的双特异性抗体（60kD）与半衰期较短的同位素相连，由于清除率快被用于临床影像学。治疗用的放射性标记抗体如小抗体（90kD）和半衰期较长的同位素相连，可在肿瘤部位达到较高浓度，适合用于肿瘤治疗。

恶性肿瘤的导向治疗，是通过重组技术将抗肿瘤相关抗原的抗体与多种分子（如放射性核素、细胞毒药物、毒素、小肽、蛋白质、酶和用于基因治疗的病毒）融合，这些分子在抗体结合靶分子后可提供重要辅助功能。对肿瘤治疗来说，设计的双特异性抗体可有效针对低水平的肿瘤相关抗原，并将细胞毒物质输送到肿瘤细胞。此外，抗体还可与携带药物的脂质体、各种 PEG 偶联，从而增强体内运输和药代动力学。作为免疫脂质体，转铁蛋白受体抗体可使药物通过血脑屏障到达大脑。抗体酶复合物作为前体药物也被用于基础肿瘤治疗。

（二）用于抗感染

预防和治疗感染性疾病常用的药物是疫苗和抗生素，但对于一些尚无有效预防及治疗手段的感染性疾病如 SARS、获得性免疫缺陷综合征（AIDS）等，抗体治疗可作为首选方案。如在治疗 AIDS 方面，利用抗体工程技术已成功地制备出 HIV 病毒整合菌的单链抗体 ScAb2-19，对 HIV 病毒感染的早期和晚期具有有效的抑制作用，并可望成为 AIDS 基因治疗的有效手段。我国率先建立了针对 SARS 的基因工程抗体库，这对于 SARS 的预防、诊断和治疗都将起到重要作用。

（三）用于细胞内抗体

随着细胞信号转导和抗体工程技术的发展，诞生了细胞内抗体技术。这项技术是指在细胞内表达并被定位于亚细胞区室（如胞核、胞质或某些细胞器），与特定的靶分子作用从而发挥生物学功能的一类新的工程抗体，最典型的是 scFv，被称为胞内抗体。胞内抗体技术主要应用在抑制病毒复制，特别是 HIV-1 复制与肿瘤基因治疗方面，现已逐渐拓展到中枢神经系统疾病、移植排斥和自身免疫性疾病等领域。

（四）用于诊断的生物传感器和微矩阵技术

生物传感器和微阵列技术将有可能成为主要的体外诊断技术。对于大量诊断试剂盒，抗体有高敏感性和高特异性。从最初的玻璃界面到现在的多种蛋白质亲和界面，用于诊断的抗体微矩阵界面不断发展。随着体外机械人的出现，这一技术将进一步发展，并用于微生物污染、寄生虫和感染性病原体的检测。

（五）展望

基因工程抗体的发展已使抗体制备技术进入了一个全新的时代，此项技术已广泛深入到生物医学中的许多领域,不仅可用于血液性疾病、自身免疫性疾病、感染性疾病、器官移植、肿瘤、中毒性疾病、变态反应性疾病等方面的诊疗,而且在蛋白质纯化工程中也有广阔的应用前景。随着分子生物学和免疫学技术的不断发展,基因工程抗体势必将会对人类的生产、生活起到更大的促进作用。

（王　红）

第七章　细菌遗传技术

20世纪90年代后期,我国基因组研究不断蓬勃发展。本世纪以来,人类基因研究已全面进入信息提取和数据分析的新阶段。作为分子生物学、基因工程学研究基础之一,原核细胞的细菌遗传学研究具有重要的历史意义。本节就细菌突变与诱变、基因转移和重组的遗传学实验技术的理论与实践作一介绍。

第一节　基本理论

一、细菌遗传物质与细菌遗传相关物质

细菌的遗传物质及遗传相关物质包括染色体(chromosome)、质粒(plasmid)和转座因子(transposable element)等,其化学组成为DNA,DNA借其构成特定基因来传递遗传信息。

(一)细菌染色体

一般而言,细菌只有一条染色体(单倍体),为环状双股DNA长链,在细菌细胞中盘绕、卷曲,处于超螺旋状态(supercoiling)。细菌染色体缺乏组蛋白,外无核膜包围,自由分散在细胞质中。20世纪70年代后期开始,在国际公认的学术界已经否定了中介体的存在。它不是细胞的固有结构,是革兰氏阳性细菌部分细胞膜由于化学固定而引起的内陷、折叠、卷曲形成的囊状物。细菌染色体DNA以θ复制方式复制,复制起始于一个特定位点OriC,DNA解旋酶将双股螺旋解链后露出碱基。DNA合成同时发生在两条亲代链上,向相反方向延伸,形成一对复制叉,复制叉沿着DNA链前进,一边解开DNA双链,一边合成两条新的DNA互补链,并将其后的DNA链重新形成绞链,直到两个复制叉在终止点相遇,在拓扑异构酶Ⅱ作用下,两个环形DNA形成一个缺口分成两个独立的DNA分子。在整个复制过程中解螺旋导致的正螺旋由拓扑异构酶Ⅰ引入的负螺旋消除。

细菌的转录往往是多个基因信息形成同一个转录单元(又称操纵子),由同一调控装置进行,转录起始信号的特异位点(启动子)在转录起始点的−35和−10两段保守区域,而终止信号一类为蛋白因子ρ的精确转录终止,另一类为转录中形成的发夹结构。

(二)质粒

质粒是存在于细菌细胞内、染色体外的共价、闭合、环状双螺旋DNA,独立于染色体进行复制。质粒利用宿主系统独立于染色体进行复制,有θ复制和σ复制(滚环式复制)两

种方式。滚环式复制模式是：亲代 DNA 中的一条链产生缺口提供了—OH 基团，在解旋酶和单链结合蛋白作用下产生一个复制叉，以无缺口链为模板合成子代 DNA；3′端不断延长，5′端不断被甩出如同滚环，当到达一定长度时，该链则作为随从链合成冈崎片段，被连接后复制出一条互补链。高拷贝数的松弛型质粒（relaxed plasmid）复制往往为滚环式复制模式，如现在可利用于遗传操纵基因克隆载体的质粒即为高拷贝数。另外一种低拷贝数、严紧型质粒（stringent plasmid），细胞中只有 1~3 个质粒。细胞内不同质粒的拷贝数不同，取决于质粒复制的控制机制。

质粒编码多种蛋白质，赋予宿主菌多种生物功能，如毒力因子、致育性、耐药性、降解酶、限制酶、修饰酶；现已分离出不表现任何功能的质粒，称为隐蔽性质粒（cryptic plasmid）。

一种重要的质粒类群为接合性质粒，这些质粒能通过接合（conjugation）机制在细菌间转移。大肠埃希菌的 F 质粒和携带耐药性基因的 R 质粒，它们在同种细菌间传递或进行超越种间的滥交（泛主，promiscuous），质粒是临床上耐药性传播的机制之一。

（三）转位因子

转位因子（transposable elements）也称转座因子，是位于细菌染色体或质粒上的一段可移动的 DNA 分子，它能在一个基因组内或不同的基因组间从一个位置移动到另一个位置。其移动不需要序列间的同源或 RecA 蛋白调控，而是由其携带的转座酶调节。转位因子有插入序列（insertion sequence, IS）、转座子（transposon）和转座噬菌体。转位因子几乎存在于所有的生物中，可能在基因组的进化中起主要作用。

1. IS　一般 1~2kb 大小，两端为 9~41bp 的重复序列，中间为一段编码转座酶的 DNA 序列，IS 广泛存在于细菌染色体和质粒中。

2. 转座子　由携带转座酶基因和与转座无关的基因（如耐药性基因）组成，约 10kb 左右。四环素耐药（*tet*^{r}）的转座子 Tn10 是细菌遗传中应用最广泛的转座子之一，它是一个复合转座子：DNA 序列中央区是编码四环素耐药性基因，两端是几乎完全相同的反向重复序列拷贝（IS10），每个 IS10 元件末端均有一个短的反向重复序列，是转座酶顺式作用的靶位点。IS10R 编码转座酶，当转座酶识别 IS10R 内外侧两个重复序列时，IS10R 本身能够发生转座。当转座酶同时识别外侧两个重复拷贝，完整的 Tn10 转座便能发生。

3. 转座噬菌体　是一种可转座复制的溶原性噬菌体，噬菌体溶原状态和复制均以转座方式进行，Mu 噬菌体和 D108 噬菌体通过转座而复制，可随机整合到宿主染色体的任何位置，导致宿主菌变异。

噬菌体 Mu 是大肠埃希菌噬菌体，当 Mu DNA 进入宿主细胞后，在 Mu DNA 的基因 A 编码的转座酶作用下，在 Mu DNA 整合位点上，宿主 DNA 出现 5bp 交错切割，产生单链片段，Mu 在此位点插入，经过 DNA 修复形成 5bp 的重复序列。

转位因子转座可通过改变或影响其插入位点附近基因表达或细胞基因重组导致细胞遗传性状的改变。若转座子插入基因中间，导致基因突变引起细菌某些功能的丧失；若转座子以多拷贝形式存在于染色体中,可能作为同源重组位点,可引起细胞基因型较大改变;若转座子携带终止密码或者终止子序列,可以阻断翻译或者转录;若转座子携带启动子,可激活插入点附近的基因。携带耐药基因、产生细菌毒素或某些酶的基因等的转座子,在与受体菌无 DNA 同源性的情况下仍可传递转移,因此转位因子与质粒一样在细菌致病性、耐药性中占有重要地位。

(四)整合子与基因盒

整合子是携带能识别并俘获移动性基因盒的位点特异性重组系统基因的 DNA 片段,具有整合独立的耐药基因盒(gene cassette)的能力,整合子通过位点特异的基因重组机制将一个或多个耐药基因盒重组插入到具有同源性的短序列 *attI* 或 *attC* 之间,是介导细菌耐药基因转移的又一遗传结构。这个含有位点特异重组系统和基因盒的天然克隆和表达系统,一般由两端高度保守的核心区序列(5′CS 和 3′CS)和一段高度可变的结构基因区(包括 1 个或多个基因盒的中心序列)构成。5′- 保守区携带编码整合酶的基因 *intI*、重组位点 *attI* 和启动子。整合子上 *intI* 基因编码整合酶,负责催化结构基因在 *attI* 和每个基因盒 *attC* 上的整合和切除。

根据整合酶的不同可进一步将整合子分为 6 大类。其中有 5 种类型的整合子含有抗菌药物耐药基因盒,但与临床细菌耐药性密切相关的整合子主要为 Ⅰ 类、Ⅱ 类和 Ⅲ 类。各型整合子保守区序列基本类似,但某些复杂型如 Ⅰ 类整合子可含有两个 3′CS 端。另外还发现了杂合型的整合子,如 Ⅱ 类整合子 3′CS 端可为 Ⅰ 类整合子 3′CS 端的结构。可变区含有数量不等的耐药基因盒,但可变区并不是整合子的必备结构,有的整合子在 5′CS 和 3′CS 之间没有基因盒的插入。

基因盒(gene cassettes)是一种可移动性基因元件,大小一般为 500~1 000bp。能以环状形式独立存在,其结构有位于 5′ 末端的一个基因盒和位于 3′ 末端的一个回文序列 *attC*。*attC* 是一个不完全的反向重复序列,并含有可被整合酶识别的特异性整合位点,能被整合子编码的 DNA 整合酶识别和催化,特异地结合于整合子上,并通过整合子上启动子的作用得以表达。由于第 1 个发现的 *attC* 位点有 1 个 59 个碱基长的片段,所以以前也称 *attC* 位点为 "59bp 片段"。*attC* 位点的长度从 57bp 到 141bp 不等。

二、突变与诱变

(一)基因型与表型

遗传学家们给基因型(genotype)和表型(phenotype)划出了明确的界线。基因型是所含有的遗传信息,即 DNA 中的核苷酸序列;表型就是基因活性的生理学表现。例如,沙门氏菌的一个特定菌株的编码 ATP 磷酸核糖转移酶的 *hisG* 基因发生了突变,这个菌株即为 *hisG* 基因型。基因缺陷的生理学后果,是这一菌株不能够合成自身的组氨酸,必须在培养基中加入外源性组氨酸才能生长。所以说,这个菌株具有 His⁻ 表型。一个带有完整功能可与 *his*

互补的基因（ *his⁺* 基因型 ）的菌株，就能够合成自身生长所需要的组氨酸（ His⁺ 表型 ）。

在细菌中基因型用表示该基因英文单词的头三个小写字母表示，第四个用大写字母表示所涉及的特定基因，所有字母均为斜体。如 *trp* 表示色氨酸（ tryptophan ）基因，*trpA* 和 *trpB* 表示不同的色氨酸基因。变型基因的表示方法是在基因符号的右上角加 –，如组氨酸（ histidine ）缺陷型表示为 *his⁻*；耐药基因是在基因符号的右上角加 r 表示耐药、加 s 表示敏感，如四环素耐药基因表示为 *tetʳ*。

表型以相应基因单词的头三个缩写正体字母表示，第一个字母用大写。+ 或 – 标在右上角，区别野生型或缺陷型，如 Phe⁻（ phenylalanine ）表示没有合成苯丙氨酸的能力，Lac⁺（ lactose ）表示能利用乳糖作为碳源。

（二）突变

生物体 DNA 序列的任何可遗传的改变都是突变（ mutation ）。单个碱基的改变称点突变（ point mutation ），当一个嘌呤（嘧啶）为另一个嘌呤（嘧啶）取代的称转换（ transition ），而嘌呤（嘧啶）为嘧啶（嘌呤）代替的称颠换。点突变导致表型的效应取决于突变的性质和点突变在基因组的位点。有下述四种突变表型：①同义突变（ same-sense mutation ）：由于基因密码的兼并性，突变后编码为相同氨基酸，不出现表型变化；②错义突变（ mis-sense mutation ）：指突变后基因编码的氨基酸发生改变，导致蛋白质改变；③无义突变（ nonsense mutation ）：指碱基序列改变成终止密码子（ UAA、UAG、UGA ）蛋白质合成超前停止，导致一个截短蛋白质产生；④移码突变（ frameshift mutation ）：指点突变后翻译阅读框移位和翻译成完全改变了的氨基酸序列。

分离突变体对细菌遗传学研究至关重要。突变的自然发生频率很低，从野生型细菌细胞的一个大群体中分离突变体必须使用选择或筛选方法。使用诱变剂处理菌细胞，可提高突变率 100 万倍左右。选择是指只允许突变体能够生长的条件，如把大量的细菌涂布于含抗生素的固体培养基上，只有耐药的细菌才能形成菌落。选择有正选择法（又称直接选择法）和反选择法。前者指设计一定的生长条件，使突变体易于生长而正常细菌细胞被抑制或杀死；后者指设计一种能杀死表达某种性状的细菌而提高突变体在种群中的比例。如果突变为相对常见的，却也没有直接选择这种突变的方法，即可采用筛选方法。筛选是在突变体和野生株均能生长的培养基中，根据表型特征把两者区分开来。

（三）诱变

基因组中发生突变似乎是随机的，但某些位点比其他位点尤易突变，这些突变位点称热点。当通过某些化学和物理的因素与 DNA 分子相互作用可提高突变的频率，称为诱变。化学诱发剂有多种：①碱基类似物：当 DNA 复制时渗入 DNA 分子，类似自发突变的碱基互变异构移位；②DNA 分子嵌入剂：嵌入 DNA 分子碱基螺旋对之间，使 DNA 复制时导致成环或插入缺失碱基；③修饰 DNA 化学药品改变了 DNA 中的碱基，导致下次复制周期时错误配对。物理诱变最重要的方式是短波辐射，尤其是紫外线，当紫外线照射时嘧啶二聚体形成,使相邻碱基间的 DNA 顺序扭曲畸变,当细胞尽力修复此损伤时启动了错误的 SOS 修复系统。

(四)DNA 损伤修复

当细菌 DNA 受到损伤,细菌已形成的大量 DNA 修复系统对受损 DNA 进行细致的修复。但是损伤修复本身会出现错误,导致变异的修复有光复活(photoreactive)、切补修复(excision repair)、重组修复(recombination repair)和 SOS 修复(SOS-repair systems)。

首先,SOS 修复由 RecA 蛋白诱导和 LexA 蛋白阻遏转录,在上述蛋白质的作用下,易错修复(error-prone repair)被启动,易错修复使 DNA 聚合酶能越过嘧啶二聚体,继续发挥复制功能。该修复系统快速、粗放,以不准确修复为代价,导致累积突变发生。

三、细菌基因水平转移和重组

(一)转化

转化(transformation)是指细菌从环境中摄取裸露 DNA 的过程。并不是每一个细菌都能被转化,细菌细胞处于可被 DNA 转化的状态称为感受态(competence),感受态细菌细胞表面有 DNA 受体和其他特异转化蛋白,它们通常和生长条件及生长周期有关。那些受细菌染色体基因控制的、在普通培养条件下可表现出的感受态发生的转化称为自然转化(natural transformation),另一些在普通条件下不能呈现感受态,必须经过钙处理才能被转化的称人工转化(artifical transformation)。

革兰氏阳性菌和革兰氏阴性菌的转化机制不同。革兰氏阳性菌的转化机制是:①细菌持续产生的感受态因子(competence factor)被分泌到培养基中;②感受态因子吸附细菌细胞膜上的特定位点,启动某些基因表达产生某些自溶性物质;③自溶性物质造成细菌细胞膜的变化,暴露出 DNA 结合蛋白和核酸酶;④双链 DNA 结合在细胞表面,核酸酶将其一条单链降解;⑤剩余的另一条单链 DNA 与 DNA 结合蛋白进入细胞内;⑥单链 DNA 整合于细菌染色体 DNA,形成异源双链;⑦受体 DNA 复制起始形成二个同源双链 DNA 区域,其中之一与外源性 DNA 完全相同。异源双链的形成启动了受体 DNA 修复功能,将外源性 DNA 错误配对碱基去除,以与受体基因互补的碱基取代。此时 DNA 转化过程完成。

革兰氏阴性菌是感受态细胞有向外延伸的囊泡,外源性 DNA 与囊泡结合,囊泡向内凹陷,包裹外源 DNA 形成转化小体,转化小体向染色体基因组移动,外源 DNA 整合入受体细胞染色体中。

革兰氏阳性细菌和革兰氏阴性细菌转化机制的主要区别是:①革兰氏阳性菌转化的 DNA 以单链形式进入受体细胞,而革兰氏阴性菌转化时 DNA 以双链形式进入受体细胞;②革兰氏阳性菌的感受态由感受态因子介导和启动,革兰氏阴性菌则形成转化小体;③转化过程中,革兰氏阳性菌摄取的 DNA 在细胞内以与蛋白质相结合的形式存在,革兰氏阴性菌摄取的 DNA 存在于转化小体中;④革兰氏阳性菌在转化中可接受任何来源的同源性 DNA,

革兰氏阴性菌则只接受来自相同物种或亲缘关系相近物种的同源性 DNA。

（二）转导

转导（transduction）是通过噬菌体为媒介，把一个细胞的 DNA 转移到另一个细胞的过程。噬菌体所包裹的染色体片段或质粒 DNA 可从供体菌转移到受体菌，且通过重组作用整合至受体菌的染色体上。转导在自然界遗传信息转移中起着显著作用。转导分普遍转导（generalized transduction）和局限性转导（specialized transduction）。前者是噬菌体在装配阶段，头部错误包装了任一段供体菌的 DNA 片段，这些转导噬菌体从供体菌释放后，再附着于供体菌将 DNA 注入受体，注入的那一段供体菌 DNA 本身不能复制，只有通过重组作用整合至供体菌的染色体后才能存活。普遍转导可以产生两种转导子：完全转导子（complete transductant）和流产转导子（abortive transductant）。完全转导子是指自身基因被供体基因取代的转导子，它们是单倍体，能稳定地复制。那些只含供体 DNA，既不能自我复制，也不能整合入细菌染色体基因组的转导子，称为流产转导子。局限性转导是温和噬菌体被诱导后，以非常精确方式从染色体上切离，形成一个完全的噬菌体基因从染色体上脱落下来。极其少数的原噬菌体发生不精确切离，邻近噬菌体位点的一小段宿主染色体被切离，不精确切离的噬菌体可被正常复制、包装、释放，再感染其他细胞。研究的最为透彻是大肠埃希菌 λ 噬菌体。

λ 噬菌体基因组中央为 *att* 位点，与细菌相对应位点是 *att*λ，两者是 λ 噬菌体和细菌染色体整合位点，异常切离上可选出 *gal* 基因或 *bio* 基因，形成 λgal（缺陷性半乳糖转导噬菌体）和 λbio（缺陷性生物素转导噬菌体）。由于噬菌体头部具有包装容量机制（headful machanism）即限制噬菌体 DNA 长度而不管其序列如何，每当噬菌体带走细菌染色体基因时，它几乎总是成为缺陷性噬菌体（defective phage），不再具有野生型噬菌体的某些功能。若制备大量带有相同 DNA 片段的局限性噬菌体时，该噬菌体能以特殊方式高频转移基因。

（三）接合

接合（conjugation）是通过质粒使遗传物质在两个细胞内移动的过程。质粒分为接合性质粒（conjugative plasmid）和非接合性质粒（non-conjugative plasmid），革兰氏阴性菌中接合性质粒很多，F 质粒和 R 质粒皆属之。F 质粒大小约 94.5kb，含 50~80 个基因，由 *tra* 基因编码与不含 F 质粒受体菌形成交配体所需的全部蛋白质，在 F 质粒上也含有多个插入序列。

含有 F 质粒的细胞（F+）由 *tra* 基因编码在它们的表面合成特异的 F 性菌毛，其为蛋白质丝状结构，附着于 F- 细菌表面形成一个接合桥，可能通过 F 特异性核酸酶识别 F 质粒的 *oriT* 基因位点，在该点 F 质粒一条单链 DNA 形成缺口，在缺口处，5′ 端单链 DNA 通过接合桥进入受体菌。在受体细胞内以此单股 DNA 为模板合成一条新的互补链，再进行环化。供体菌则以缺口 DNA 3′ 端为引物，开始合成一条新的 DNA 互补链。

革兰氏阳性菌质粒的接合不需要性菌毛存在，当供体菌与受体菌接触，受体菌产信息素基因启动、表达，产生信息素分泌到培养基中，进入供体菌，诱导供体菌质粒上的基因产生集聚性物质（aggregation substance）分泌到细胞膜表面。供体菌表面的集聚性物质与受体菌表面的结合物质（binding substance）相结合，启动质粒 DNA 转移。

细菌染色体上整合了 F 质粒菌株，可以诱导染色体 DNA 以较高频率向 F⁻ 受体转移，这种细菌称为高频重组株（high frequency recombination strain，Hfr）。Hfr 诱导染色体基因移动的过程如下：①Hfr 菌株 F 菌毛与 F⁻ 受体菌细胞表面特异性受体结合形成接合桥；②Hfr 菌株 F 菌毛向内延伸，受体和供体菌细胞膜相连，在 F 质粒整合位点，Hfr 染色体 DNA 解环，5′ 端单链 DNA 向受体菌开始转移；③Hfr 菌株的 DNA 聚合酶以剩余的一条环状单链 DNA 为模板，合成新的互补链；受体菌以新转入 5′ 端单链 DNA 为模板，合成新的互补链；④供体菌和受体菌同源性 DNA 片段发生基因重组。靠近 *oriT* 位点染色体基因第一个转移，随之依染色体上 F 质粒插入的方向以顺时针或逆时针方向转移染色体基因，理论上，转移一个完整的大肠埃希菌染色体需要 100min，大约为每分钟 10^4 个碱基，最后转移基因为质粒上的 *tra*。因此细菌染色体基因绘制图也是以分钟（min）为单位。实际上接合桥很脆弱，在接合过程中可自然断裂，或用剧烈振荡技术使之中断，所以绝大多数接合子只含供体菌的一部分基因。

F′ 因子是 Hfr 菌株 F 因子从染色体上切离时出现的偏差而携带有一段细菌染色体基因。F′ 因子可将染色体基因转移到受体细胞中称之为性导（sex transduction）。

（四）溶原性转换

溶原性转换（lysogenic conversion）指当噬菌体感染细菌时，宿主菌染色体中获得了噬菌体 DNA，使细菌成为溶原状态而获得了新性状。如 β- 棒状噬菌体感染白喉棒状杆菌，噬菌体携带编码毒素的基因，使白喉棒状杆菌产生了白喉毒素，此外 A 群链球菌、产气荚膜梭菌、肉毒梭菌等也因溶原性转换产生相应的致热外毒素、α 毒素和肉毒毒素。

（五）转座

转座（transposition）其实质是基因的重组，但它不是发生于两个同源序列之间，也不利用细胞的正常遗传重组系统（即重组所需的 RecA 蛋白），而是利用转位因子上特异的转座酶，发生于特异碱基序列的重组，因此又称位点特异性重组。

（六）整合子、基因盒的转移与表达

基因盒是可移动元件，但与转座子不同。基因盒的整合和切除是通过整合子位点特异重组机制发生的，在其整合过程中游离的环状基因盒首先线性化，然后结合于特异的交换位点 *attI* 和 *attC*（59be 位点），这种形式为特异性整合，特异性整合是可逆的。少数游离的基因盒也可由 IntI 催化，但它不结合于 *attI* 和 *attC* 特异位点上，而是结合于整合子的非 attI-attC 或 attC-attC 交换位点（第 2 位点）上，这种形式为非特异性整合。非特异性整合是不可逆的。细菌一旦非特异性地整合上基因盒，就使其永久性获得新基因，这对基因盒在细菌间的传播以及细菌质粒和基因组的进化有重要意义。

基因盒只有在整合子中才能被转录，但现已知的绝大多数基因盒都不含启动子，所以

基因盒的转录应该是从整合子的启动子开始的。基因盒按与编码区相同的方向插入整合子中，使得其中的基因从启动子开始转录。基因盒的表达水平不仅依赖于启动子的强弱，而且与启动子的距离有关。同时存在于质粒上的整合子的表达，还与质粒的拷贝数有关。Ⅰ类整合子的启动子有四种类型，其活性相差达20倍，最强的启动子与大肠埃希菌启动子活性相当或更强。在抗菌药物的选择压力下，位于3′端编码相应耐药性的基因盒能通过整合酶的作用进行重新排列，使其更接近启动子以提高表达效率。但当基因盒整合在非特异位点时，由于没有启动子的存在，基因盒内的基因将沉默而不被表达。

整合子－基因盒系统尤其是Ⅰ类整合子介导的耐药基因的水平转移，可导致耐药基因在细菌种内或种间传播，并引起临床致感染菌耐药率的增加。耐药基因成为基因盒的一部分后又进一步加速了耐药基因的水平传播，由其介导的水平传播可以跨越菌属的界限，甚至在真菌和细菌之间进行。

第二节 技术与进展

一、常用的细菌遗传技术

（一）转化技术

具有自然转化能力的细菌较少见。对大多数细菌需人工转化完成DNA转移，人工转化包括化学转化（chemical transformation）和电转化（electrotrasformation）。前者又有钙转化和PEG/DMSO转化。

1. 钙转化　Ca^{2+}低渗休克是制备感受态的一种常用方法。转化的简要步骤为：①受体菌接种于蛋白胨－酵母肉汤（Luria–Bertani，即LB）培养液中，振荡培养至对数生长期；②培养物离心，沉淀物用冰冷的$CaCl_2$溶液悬浮2次；③将细菌悬液置冰上20min至24h不等，使之成为感受态受体菌细胞；④加入外源性DNA，冰浴30~45min，DNA与钙形成钙－DNA复合物吸附在细胞表面；⑤37~42℃短暂加热（热休克），DNA被转入细胞内，再置冰浴中10min；⑥37℃培养30~45min；⑦涂布于选择平板上，选择转化子。

2. PEG/DMSO转化　用转化贮存液（2×TSS）代替$CaCl_2$制备感受态细胞。用含100mmol/L $MgCl_2$的LB培养液稀释制备20% PEG3350，加入DMSO至10%（V/V），调至pH6.5。PEG–DNA复合物能够吸附到细菌细胞表面，DMSO能促进DNA进入细菌细胞内。

钙处理可使对数生长期的细菌细胞膜发生改变，暴露出某种蛋白质成分，外源性DNA与感受态细胞表面结合，经过热休克使细胞膜的结构发生微细改变，允许外源性DNA进入细菌细胞。外源性DNA进入细胞后与受体染色体DNA整合，与受体染色体一起复制、表达，在选择培养基上可选出所需转化子。钙转化率常受下列因素影响：通气不良条件下培养的细菌或生长过度导致的高密度细菌细胞，以及冰冻等可降低转化率；不同菌株转化率明显不同。

3. 电转化 又称电穿孔（electroporation），是将细胞置于电场之中，在高电压（1~2.5kV 或更高）形成的强电场中，瞬时电击使细胞膜发生变化，形成孔状结构，允许外源性 DNA 进入受体细胞。

电转化须在特殊的电转化仪中进行，将电转化仪调到 1.5kV 电压、200Ω、25μF，将融化的冻存细菌和供体菌 DNA 混匀后转移至预冷的电转化池中进行脉冲电转化。电转化效率与细胞浓度和 DNA 量成正比关系，温度可显著影响转化率，0~4℃冷却的细菌悬液比室温处理高 100 倍左右。

尽管电转化需要特殊装置，但有以下几点优于化学转化方法：①细胞制备简单快速，只需将细菌培养物洗涤以去除培养基中的盐类，再悬浮于 10% 甘油去离子水中，预冷处理或 –70℃冻存；②转化率高于化学转化几个数量级；③由于高效转化率，质粒可在细菌细胞间直接转移，不必纯化 DNA；④可用于多种细菌，包括用化学转化法难以转化的细菌。

（二）转导技术

原则上而言，只要能够获得多种对某个给定的细菌具有活性的噬菌体，就有可能建立该种细菌的普遍性转导系统。常用的有 p22 噬菌体、p1 噬菌体和 λ 噬菌体。λ 噬菌体已被构建成很好的克隆载体，已被广泛应用于基因工程。p22 噬菌体和 LT₂ 菌株至今仍为有效的、出色的宿主 / 噬菌体系统。本节主要介绍 P22 噬菌体介导的普遍转导。

1. p22 噬菌体及其包装机制 p22 噬菌体属 λ 样噬菌体群，共享遗传结构，但有不同之处是 p22 噬菌体头部包装机制和高频转导突变体，这两个特征使 p22 噬菌体成为最有用的转导噬菌体。p22 噬菌体的 C2 抑制子编码阻遏蛋白结合到左右侧启动子，阻止了编码裂解功能的基因转录（包括噬菌体头部、尾部蛋白结构基因，DNA 合成噬菌体成熟有关的基因），使噬菌体基因整合在宿主细胞染色体稳定存在若干代。当对外界环境因子（尤其是 DNA 损伤）作出应答时，前噬菌体脱离宿主染色体以滚环机制进行复制，形成了一个长的基因组重复序列（串联体，concatemers）。噬菌体空壳头部和末端酶结合在串联体的 pac 位点，切割双链 DNA，并以 "headful"（满头包装，单个噬菌体头部所含的 DNA 的长度）的包装机制进行 DNA 包装，与此同时，该酶也能识别染色体 DNA 上类似 pac 的位点并进行切割，以 "headful" 的包装机制将其包装进 p22 噬菌体外壳，形成只含宿主 DNA 的转导噬菌体颗粒。因此 p22 噬菌体 DNA 具有不同分子组成，但具有以下几个特点：①两端基因组总是相同；②位于噬菌体基因组上的每一个基因都可能处于末端位置；③末端是双链 DNA。上述 3 点是普遍性转导噬菌体的 DNA 结构特征。

2. p22 噬菌体介导的普遍转导 p22 噬菌体终止溶原时，噬菌体偶尔错误包装细菌的染色体 DNA。头部空壳和末端酶结合到 DNA 上，逐步包装直至包装自发终止。这种包装有细菌部分的染色体 DNA 而不包含噬菌体遗传物质的假噬菌体称为转导颗粒。因此，转导颗粒除含感染所需的噬菌体蛋白外，核心全由细菌 DNA 组成，一个 p22 头部的 DNA 大约为 44kb,每个转导颗粒大约有 1% 的细菌 DNA,该段位置是随机包装而致。当转导颗粒感染宿主菌后,它会将其携带的细菌染色体 DNA 整合入受体菌染色体上,由此形成的具有重组遗传结构的细菌细胞称转导体(transductant)。在 *his*⁺ 鼠伤寒沙门氏菌内生长的 p22 噬菌体所导致细菌裂解的滤液再感染 *his*⁻ 的鼠伤寒沙门氏菌,把转导混合物涂于不含组氨酸的琼脂培养基上,生长的菌落即为重组的 *his*⁺ 菌株,通过计算所加入噬菌体每个噬斑形成单位(pfu)中的 *his*⁺ 菌落比例,可计算出转导频率。

3. 共转导(cotransduction) 是两个基因在一起转导的现象。共转导的频率越高,表明两个基因在染色体上的距离越近,连锁越密切;反之,则两基因距离越远,连锁越不紧密。通过测定共转导概率可以确定两基因位于染色体上的顺序与距离。计算方法是用外基因子同时整合的菌落数比上菌落总数。计算并比较两基因共转导的频率,就可以确定三个或三个以上基因在染色体上排列的顺序,如 a 基因与 b 基因共转导的频率高,与 c 基因共转导的频率也高;而 b 基因与 c 基因共转导的频率极低,那么这三个基因顺序应该是 b-a-c。

如果把三个基因每两个基因的共转导频率计算出来,根据公式 $d = L(1 - \sqrt[3]{X})$(X:两个基因共转导频率;L:转导 DNA 长度)还可推断出三个基因之间的相互物理距离。

4. p22HT(高频转导)突变体 是细菌 DNA 和噬菌体 DNA 以几乎相等的频率被包装的 p22 噬菌体。该突变体转导频率增高是编码末端酶的基因发生了突变,如突变体 HT12/4 能够识别 p22 自身的两个隐蔽性 pac 位点。不论机制如何,HT 的使用对所有标记来说都能够实现非常高的转导频率,可确保转导成功。

5. p22 溶原菌的分离和鉴定 期望的溶原性细菌应不是持续释放噬菌体假溶原性细菌,而是真正溶原菌。溶原菌获取的方法:在鉴别培养基 EBU(Evans Blue-Uranine,EBU 平板)上划线分离杂交获得的转导体,过滤培养后,假溶原菌摄入培养基的伊文斯蓝染料,被染成蓝色(可能是因为噬菌体感染造成细胞膜结构和通透性改变),而非溶原性细菌和溶原性细菌不被染色呈浅色菌落。再将 p22H5(为 p22C2 突变体)在 EBU 平板上划一直线,将浅色菌落横穿该直线,非溶原菌对 p22H5 完全敏感,因为后者不具编码主要抑制的 *C2* 基因,在非溶原菌中呈裂解生长,因此通过 p22H5 的非溶原菌则被裂解;相反溶原菌的前噬菌体可产生 C2 蛋白,对 p22H5 有免疫性,可阻止裂解性生长,故而通过 p22H5 划线后仍可生长的细菌即为溶原菌。

6. p1 噬菌体 普遍性转导噬菌体,转导从表面而言和 p22 相似,但 p1 不属于 λ 样噬菌体,具有和 p22 不同之处是:①基因组约为 100kb,是 p22 基因组的大约 2 倍多,可对间隔较大的标记进行连锁分析;②转导颗粒形成不是识别宿主染色体的 pac 位点,结果似乎是随机包装;③尚未分离到稳定的 HT 突变体;④溶原菌携带的 *P1* 基因组是以质粒形式独立存在。p1 噬菌体最有益的特点是潜在的宿主范围广泛,如产酸克雷伯菌、沙门氏菌、黄色黏球菌等细菌。

（三）接合技术

具有 *tra* 基因（编码与质粒转移有关蛋白）的质粒可以接合方式进行 DNA 的转移。大肠埃希菌 F 质粒和 R 质粒研究最透彻，故以其为代表介绍接合。较新的人工构建的质粒载体如 pBR322 及其衍生质粒和 pUC 质粒等无转移基因，故不能以接合方式传递，它们往往通过转化方式被导入细菌中。

1. F 质粒遗传学图谱　F 质粒遗传转移基因 *tra* 约为 33kb，位于由 37 个基因构成的 *tra* 大操纵子内。*tra* 操纵子第一个基因 *traJ* 的产物在转录水平上起正调节作用。*finP* 基因编码的 RNA 是 *traJ* 基因非翻译性的 mRNA 引导区域的反义链，通过掩蔽（occluding）*traJ* 核糖体结合位点起负调节作用。finO 蛋白产物对 finp 信使有稳定性作用，它具有一个 IS$_3$ 序列，故 F 质粒去抑制而接合。一旦 *tra* 操纵子表达，F 菌毛就开始介导质粒接合所必需的菌体接触起始步骤。由 *traA* 编码的菌毛蛋白亚单位从起初合成的 121 个氨基酸的前体成分加工成熟为 70 个氨基酸的菌毛蛋白，期间需 *traQ* 参与。成熟菌毛蛋白的氨基酸残端整合入菌毛结构前，还必须在 *traX* 基因产物作用下进行乙酰化。成熟菌毛蛋白的运输和菌毛装配还需要位于细菌内膜、周浆间隙和外膜上许多基因产物协同作用。*traN*、*traG* 能对供体菌和受体菌之间集聚起稳定作用。

2. F 质粒转移和复制　供体菌和受体菌形成稳定复合物或集聚体，DNA 转移开始，转移起始区称 OriT。DNA 先在一条链上发生缺口，再由质粒编码的解旋酶解旋。随着供体菌以滚环方式合成新的 DNA 替代链。供体菌提供了一条 DNA 单链，以 5′→3′ 方向转移。DNA 转移过程还需要许多分布于细菌细胞不同部位的蛋白质参与。

F 质粒的复制基因有两个：①OriV 为双向复制点，复制起始蛋白 RepD 和 RepE 一起参与 OriV 的复制；②OriS 与 OriV 无明显同源性，为单向复制起点。另有复制起始因子 *repE*、调控基因 *copA*（位于 repE 序列内）、*copB*（位于 IncC 序列内）。IncC 有双重功能，能与 RepE 蛋白结合发挥负调控作用，同时兼有 OriS 功能。在 *repE* 的两侧有两组共 9 个 DR（同向重复序列），IncB 内有 4 个 19bpDR，IncC 区内有 5 个 19bpDR 组成。当质粒为高浓度时，RepE 蛋白将二个 F 质粒的 DR 序列结合（重复子偶联成手铐模式）抑制了 F 质粒的复制。

在研究抗生素耐药性时发现，这种接合现象也同时存在于耐药性的转移，常用接合试验来证实耐药性产生的机制是否类似于 F 质粒的可转移性耐药质粒的机制。试验时将供体菌和受体菌（带有耐药性标记的大肠埃希菌）先分别接种于 LB 肉汤培养 6h（对数生长期），再各取受体菌、供体菌混合接种于 LB 肉汤中，振荡培养，然后分别将供体菌、受体菌和接合菌涂布于同一筛选平板上，根据生长的特性，观察受体菌是否通过接合接受了供体菌 R 质粒的转移造成遗传性状的改变。

细菌接合检测通常选用针对亲本菌株的特性而仅允许重组子生长的选择培养基。如供体菌对链霉素敏感（Str^s），有苏氨酸和亮氨酸合成酶（Thr$^+$、Leu$^+$）并能利用乳糖作为能源（Lac$^+$）；受体菌为 Str^r、Leu$^-$、Thr$^-$、Lac$^-$。选择重组子培养基可为：①含链霉素及葡萄糖的基本培养,选择标记为 Thr⁺、Leu⁺;②含链霉素、乳糖、苏氨酸和亮氨酸的基本培养基,选择标记为 Lac⁺,任何一个亲本在所用选择培养基上都不应该生长。若在①选择培养基上生长即为 Thr⁺、Leu⁺ 重组子,而在②上生长为 Lac⁺ 重组子。

3. Hfr 菌株的形成与性能 Hfr 菌株是 F 质粒整合进入染色体的细菌。染色体上有许多特异位点即 IS 可供 F 质粒整合。因此不同的整合位点就可能产生许多种不同的 Hfr 菌株。如前所述,F 质粒的 OriT 为转移起始区,接合时,这一位点首先转移,紧接着的是邻近该点的染色体的转移。不同的 Hfr 菌株在转移基因时总是以同一顺序、从同一位点开始,但是每个不同的 Hfr 菌株起始转移基因却是不同的。Hfr 菌株以高频率将染色体基因转移至受体菌,利用各种 Hfr 菌株,通过转移方式,可确定染色体上大量基因的排列顺序和方向。

(四)突变株的选择和筛选

1. 突变株的选择分离试验 设计一定的生长条件,使突变体容易生长而野生型细菌细胞被抑制或杀灭(正选择法);或者设计一定的环境杀死野生型菌株而相对提高突变子在种群中的比例(负选择法)。

正选择用于抗生素耐药突变体、噬菌体抗性突变体的选择。将细菌细胞涂布在含抗生素的琼脂平板上,敏感菌被杀死或被抑制,只要细菌细胞的数量和抗生素浓度很好的控制,凡在含抗生素琼脂上生长的菌落则可能是突变子。由于导入耐药基因表现出对抗生素耐药的作用,是基因编码产生的酶降解、修饰或排出某种抗生素,其间尚需有一段时间进行酶蛋白的合成。在涂布到含抗生素平板上之前,若对突变株进行培养,这一延迟容许了耐药性的表达。大多数细菌若获得对氨基糖苷类和 β- 内酰胺类抗生素充足耐药性,首先实现表型表达;肠道细菌涂布于含氯霉素和四环素的平板之前,并不一定需要表型的表达,若有一定的表型表达时间,就可增加获得耐药性菌落的机会。

负选择作用常需在培养基中加入下述一些反选择试剂:①青霉素:通过抑制糖肽中交联键的形成而杀死生长细胞;②氮杂鸟嘌呤:可整合于生长细胞的 DNA 中,使 DNA 不能正常行使功能;③放射性营养物:由生长细胞利用,整合入细胞成分,当放射性衰败时,则细胞缓慢死亡。这些反选择试剂使野生型的生长细胞不能生长而被杀死,但对突变体无作用使其得以存活,突变子在细菌群体中比例大大提高,较易获得突变体。

2. 突变株的筛选分离试验 是指用肉眼识别野生型和突变型菌落。该两型菌落的生长无优劣之分。唯一方法是从大量菌落中发现不同表型的菌落。如产色素亲本突变后失去了产色素的能力。

一般来讲,选择比筛选更受青睐,原因是前者用少得多的平板就可检查出多得多的个体细胞。而筛选方法,假如每个平板筛选 10^3 菌落,需要 10^5 平板才能发现一个耐药性突变体;而正选择法只需用一个平板就可从 10^8 个敏感个体中得到一个抗性突变体。

(五)转座子诱变

如果转座子插入位点在一个基因内,插入会破坏基因的线性关系而引起突变,因此转座子是引起诱发突变的实验手段。

实验者常利用带有抗生素耐药基因的转座子,通过抗生素抗性很容易在含有抗生素的平板上筛选到有转座子的细菌。也可利用转座子将某个营养缺陷型基因标记引进的野生菌。正常情况下营养缺陷型是不能利用阳性选择方法筛选的,但是如果将这一基因引入带有抗性标记的转座子,那么就可以选择抗性菌落,自然筛选出含有被转座的缺陷基因。我们把上述诱变称为转座诱变。用于转座诱变的转座子是含新霉素和卡那霉素抗性基因的 Tn5 和带有四环素抗性的 Tn10。

与转座有关的实验有:①在目的基因中分离转座子;②将转座子插入到目的基因邻近序列;③转座子诱变后分离调节突变。

当使用转座子突变技术去鉴定与细菌致病性有关的基因时,会出现很大的局限性,因为转座子插入突变会导致突变体在体内环境中生命力的丧失,而需要使用大量的动物。若设计一种携带一个"盒",盒内含有可变的 DNA 序列"标识"的特殊 mini-Tn5,那么突变库中每一个突变株都携带着自己特有的 DNA 序列,使用 DNA 杂交技术就可从接种物中筛选出那些不能够从感染试验动物体内分离的突变克隆株。这种技术称为"笔迹标识"突变(signature-tagged mutagenesis)。Mu 噬菌体为双链 DNA 温和噬菌体。它们高频率整合于溶原敏感宿主菌中。Mu 整合的位置范围广泛,可用于任一基因的诱变,也可将供体基因带至其他宿主细胞,是一种体外基因载体。Mu 转座酶是由位于遗传图谱左侧端的 A 和 B 基因编码,AB 操纵子的表达由位于 Mu 最左端的抑制基因 C 的产物调节,噬菌体的其他基因则编码头部、尾部、组装蛋白,宿主的杀死和裂解等功能。人为对 Mu 进行修饰、去除与裂解功能有关基因,这种噬菌体称小 Mu(mini-Mu),它仍然保持正常的起始端。构建一个含 β- 半乳糖苷酶的 Mu(Mud∷Lac),lac 基因与寄主的启动子是协调的,那么 Mu 整合后,受体菌所编码的 β- 半乳糖苷酶可通过特殊颜色指示剂检测出来,受体菌从不产 β- 半乳糖苷酶到产这种酶即说明 Mud∷Lac 被转座到受体菌。

二、细菌遗传技术的进展和展望

(一)进展综述

细菌遗传技术起源于利用噬菌体作为一个简单的模式系统,研究生物学的基本问题;随着对噬菌体分子遗传学的不断了解、新的遗传学工具的发展,我们开始研究比较复杂的细菌分子遗传学;到 20 世纪 70 年代中期,两种新发现的工具(分子克隆和转座子)开始了遗传学上的一次方法学革命,高级细菌遗传学由此诞生;20 世纪 80~90 年代,又引入基因融合技术、脉冲场电泳等新技术和方法;近年来,整合子、基因盒的转移和表达一定程度上解释了耐药基因的播散现象,为阐明细菌耐药性的分子机制提供了新思路。

从噬菌体到细菌遗传学,再到后来的高级细菌遗传学,始终秉承一个初衷:教授科研工作者们如何使用一整套精细的、高水平的遗传学工具,强调对实验结果的正确解释,传播正确的遗传学思维。

（二）未来展望

现在，直接对一些更复杂的真核系统进行研究是可能的，但是许多指标显示，噬菌体和细菌遗传学依然会对科学产生重大影响。遗传学研究需要确立一种直接的因果关系，噬菌体和细菌结构简单、繁殖力强、世代时间短、易于人工培养，便于研究基因突变、基因结构功能、基因调控机制、基因重组等，是非常有用的模式系统，在未来的许多年里对研究高等生物都有重要价值。

<h2 style="text-align:center">第三节　临床应用</h2>

一、染色体上基因位点图谱的建立

通过转化、转导及接合三种遗传交换机制，均可用于各基因位点在染色休上作图。

1. 利用接合技术绘制遗传图谱　Hfr 供体菌株携带一个接合元件（如 F 质粒），该元件整合在染色体上的某一特定位置，首先从该特定位置的邻近基因开始转移，以一个特定的方向逐步将 DNA 转移到受体菌。选择合适的受体菌可筛选出获得供体基因的重组体。利用各种 Hfr 菌株可绘制出完整的细菌基因图。图距单位为染色体基因转移时间，用 100min 表示整个染色体。只要杂交和选择方法适当，就可将新发现的基因定位在遗传学图谱中几分钟的范围内。

2. 利用普遍性转导技术进行遗传作图　接合实验不能为紧密连锁的基因排序，使用接合技术对基因定位后，就可利用普遍性转导技术，在邻近的位置进行转座子插入，对靶基因进行精确定位，可用于大肠埃希菌、鼠伤寒沙门氏菌、枯草杆菌等。p1 噬菌体可以携带相当于遗传图 2min 大小的片段，是遗传作图的良好工具。在转导杂交试验中，两个标记共转导的频率取决于它们之间的距离。因此，对共转导频率的测定就是测定表达遗传学距离最简单的方法。

3. 物理图谱及其与遗传图谱的关系　通过基因组顺序克隆子进行限制性内切酶作图绘制的为高分辨率物理图谱。使用切点稀有的显著性内切酶消化染色休 DNA，用脉冲场凝胶电泳（pulsed-field gel electrophoreses，PFGE）分离 DNA 片段，可制作低分辨率的物理图谱。通过对携带确定插入的不同菌株进行限制性内切酶的酶切图谱比较，或者使用多个克隆的 DNA 探针进行 DNA 印迹试验，可以确定某个特定基因在物理图谱中的位置。物理作图的优点是不需要复杂的遗传学技术至少可构建一个粗略的物理图谱。然而利用一些遗传学技术，如 Tn10 插入，可大大提高图谱的精确度，也可对一个特定的基因进行精确定位。利用转座子插入的遗传图位，可以把遗传图谱和物理图谱相对应起来。

二、细菌耐药性的监测

我国是世界上使用抗生素较多的国家之一,耐药菌引起的医院感染人数已占到住院感染患者总人数的 30% 左右。耐药菌可以在不同地区、国家间的人群之间传播,引发更大的危害。因此,只有建立地区、国家乃至国际间细菌耐药性监测网络,才能及时发现并控制耐药菌的传播。尽管细菌培养和药敏试验仍然是目前临床微生物室检测耐药细菌的主要方法,但这一传统方法培养周期长,通常需要 3~5d,远远不能满足临床快速诊断、早期治疗、早期控制耐药细菌传播的需要。21 世纪以来,一些基于细菌遗传学的快速检测耐药细菌的新技术不断涌现,对耐药基因检测起着重要作用。例如:耐甲氧西林金黄色葡萄球菌(MRSA)快速检测 *mecA*;实时定量 PCR 可以 2h 直接检测标本中的 MRSA 等;针对临床常见革兰氏阴性菌的耐药机制,可以利用多重 PCR 同时检测 5 组 CTX-M 型酶、5 种金属酶(IMP、VIM、SPM、GIM 和 SIM)、4 组 OXA 类碳青霉烯酶(OXA-23-like、OXA-40-like、OXA-51-like 和 OXA-58-like 酶)基因等。

利用基于酶切的 DNA 指纹图谱技术(RFLP、PFGE、质粒酶指纹图谱分析)、基于 PCR 分子型技术[扩增片段长度多态性(AFLP)、随机扩增多态脱氧核糖核酸(RAPD)、可变数目串联重复(VNTR)]与基于测序分子型技术[单位点序列分型(SLST)、多位点序列分型(MLST)]在耐药菌分子流行病学研究与克隆特征、耐药基因检测与定位以及耐药基因转录水平研究等方面日益广泛,对揭示细菌耐药性的产生及流行的分子机制以及控制耐药菌播散发挥着重要作用。

三、指导临床感染性疾病的预防和治疗

1. 指导临床感染性疾病的预防 感染性疾病在预防阶段的成本只是治疗成本的1/100。对于很多感染性疾病,疫苗是最有效、安全的预防手段。目前我国已广泛应用的细菌性疫苗有卡介苗、百日咳疫苗、脑膜炎球菌疫苗、伤寒疫苗、破伤风疫苗等。近年来兴起的细菌活载体疫苗具有免疫效果好、效率高、易控制、成本低、相对稳定、诱导位点专一、免疫方式简单等诸多优点,常见的类型有减毒沙门氏杆菌活载体疫苗、李氏杆菌活载体疫苗、乳酸菌活载体疫苗。

2. 指导临床感染性疾病的治疗 细菌的获得性耐药是指细菌借助于整合子、转座子和接合性质粒等可移动遗传元件,从其他菌株甚至环境中获得抗菌药物水解酶或钝化酶基因、抗菌药物作用靶位保护酶基因、抗菌药物外排泵基因、抗菌药物作用靶位替代酶基因。因获得性耐药由可移动遗传元件介导,故细菌的获得性耐药扩散迅速,临床上尽快掌握患者感染细菌的耐药基因和药敏情况对于指导治疗尤为重要。例如,对于产超广谱 β 内酰胺酶(ESBLs)大肠埃希菌,检测其 β- 内酰胺酶基因、氨基糖苷类修饰酶基因、16SrRNA 甲基化酶基因以及多种可移动遗传元件遗传标记,结果发现,β- 内酰胺酶基因、氨基糖苷类修饰酶基

因的检出率与抗菌药物的敏感性及敏感程度相符；多重耐药铜绿假单胞菌中检测出Ⅰ类整合子概率高，整合子可变区携带多种耐药基因盒，且耐药基因盒的种类与其耐药表型相关，临床上根据分子生物学技术快速检测出耐药基因盒的种类就可以分析出其耐药表型，从而可以指导临床用药。

（项明洁　洪秀华）

第八章 细菌序列的同源比较和进化树的构建技术

同源性（homology）是指由于进化上或个体发育上的共同来源而呈现的本质上的相似性，但其功能不一定相同；从分子水平讲则是指两个核酸分子的核苷酸序列或两个蛋白质分子的氨基酸序列间的相似程度。系统发育树（phylogenetic tree，进化树）是描述一群有机体发生或进化顺序的拓扑结构，它可以用来研究不同物种间的进化关系。由于技术的限制，起初只能依靠生物的表型特征来推断物种间的亲缘关系。

近年来，分子生物学研究和不同分子测序技术的迅猛发展使得大量的核酸序列、氨基酸序列不断涌现，以计算机为工具对生物信息进行储存、检索和分析的生物信息学已成为当今生命科学和自然科学的重大前沿领域之一，其研究重点主要体现在基因组学（genomics）和蛋白质组学（proteomics）两方面，具体说就是从核酸和蛋白质序列出发，分析序列中表达的结构功能的生物信息。进化树的构建与分析是生物信息学中的一个重要分支，它的主要研究手段是从一组同源的 DNA 或蛋白质序列出发，计算各个序列之间的进化距离，从而得到反映进化关系的进化树。对不同细菌序列进行同源性比较分析，进而绘制进化树是推断细菌的系统发育及进化关系的一个重要方法，它具有传统方法不可比拟的优势，可从核酸和氨基酸序列差异程度来精确判断物种进化的时期和速度，确定亲缘关系极远的生物体间的进化关系，同时能对细菌等体型较小的微生物间的进化关系进行深入研究。本章就细菌序列的同源比较和进化树构建技术作简要介绍。

第一节 基 本 理 论

通过细菌 DNA 序列分析研究生物的进化历程、确定菌种间的进化关系具有许多优越性，源于：①DNA 仅由 4 种基本结构单位（A、T、G、C）组成；②DNA 序列含有无比丰富的进化信息；③DNA 序列相对容易获取。

以 DNA 序列研究物种的进化关系，大致分两大步骤：①根据研究对象与目的，选择适当的基因或 DNA 区域，并测定目标 DNA 片段的序列。对于近缘物种的研究，应选用进化较快的区域；对于远缘的物种，则应选用相对保守的区域。②通过 DNA 同源序列的比较，采用一定的系统重建途径与方法，确定进化树。

进化树分基因系统树和物种树。以某一基因的数据构建的进化树称为基因树；由一组代表物种进化过程的基因构建的进化树称为物种树。

一、构建进化树的一般过程

一个完整的进化树分析包括选择同源序列、序列比对、计算推断进化树、评估进化树四个步骤。

1. 选择同源序列 构建进化树的第一步是选择同源序列作为计算数据。这一步实际上包含两个过程：①收集序列数据；②确定数据的同源性。序列数据可以通过实验或通过公共数据库下载获得。目前公共数据库主要有美国的 GenBank、欧洲的 EMBL、日本的 DDBJ 等。

2. 序列比对 序列比对提供一种衡量核酸或蛋白质序列之间相关性的度量方法。将两条或多条序列写成两行或多行，使尽可能多的相同字符出现在同一列中，将不同序列中的每一位点进行逐一比对，构建一个打分矩阵来表示序列间的相似性或同源性。DNA 序列在进化中由于替换、插入/删除、突变事件使其发生改变，所以在比对中，错配与突变相应，而空位与插入或缺失对应。最常用的比对工具有 Blast、Clustal、Muscle 和 FASTA 等。

3. 计算推断进化树 计算推断进化树的主要任务是求出最优树的拓扑结构和估计分支长度。这部分算法及常用软件在后面详细介绍。

4. 评估进化树 评估进化树的目的是对已经得出的进化树的置信度进行评估，常用的方法有自举检验法（bootstrap methods）及刀切法（jackknife methods）。

二、构建进化树常用算法原理

基于分子水平的进化树推断方法可以分为两大类，即基于离散特征的方法和基于距离的方法。

（一）基于离散特征的进化树重构算法

基于离散特征的进化树重构算法通过搜索各种可能的树，从中选出最能够解释物种之间进化关系的进化树。这类方法是利用统计技术，定义一个最优化标准，对树的优劣进行评价，包括最大简约法（maximum parsimony methods）、最大似然法（maximum likelihood methods）和贝叶斯法（Bayesian methods）。

（二）距离法

距离法的理论基础是最小进化原理（minimum evolution, ME）。这类方法首先构造一个距离矩阵来表示每两个物种之间的进化距离，然后基于这个距离矩阵，采用聚类算法对研究的物种进行分类。通过不断的合并距离最小的两个节点和构建新的距离矩阵，最终得出进化树。距离法包括非加权组平均（unweighted pair-group method with arithmetic mean, UPGMA）、邻接法（neighbor-joining, NJ）、距离变换法（transformed distance method）和邻接关系法（neighbors relation method）等。非加权组平均法比较简单，得出的进化树不可加和，现在很少使用，常用邻接法来构建进化树。

（三）常用几种进化树重构算法

常用于构建进化树的算法及支持软件见表 8-1。

表8-1　进化树常用算法及支持软件

方法	简介	特点	支持软件
距离法 distance methods	首先计算两两序列之间的距离矩阵,不断重复合并距离最短的两个序列,最终构出最优树	属于距离矩阵法;算法简单易懂,计算速度较快	PHYLIP; PAUP*; MEGA; MacT; ODEN; MVSP; PAL; gmaes DISPAN; GDA; TREECON; RESTSITE; TCS; NTSYSpc; METREE; SeqPup; PTP; PHYLTEST; Lintre; Phylo_win; DAMBE; Bionumerics; qclust; ARB; POPTREE2; Gambit; DENDRON; BIONJ; TFPGA; APE; Darwin; sendbs; nneighbor; weighbor; DNASIS; MINSPNET; Arlequin; PEBBLE; HY-PHY; Vanilla; GelCompar; Populations; Winboot; SYN-TAX; SplitsTree; FastME; MacVector; QuickTree
最大简约法 maximum parsimony methods	此方法关键是找信息位点,由最多信息位点支持的那个树就是最大简约树	不用计算序列之间的距离,大多数简约法的算法及程序比较成熟,要求对比序列相似性很大,否则推断出的进化树可信度低于 NJ 法和 ML 法。存在 NP-complete 问题	PHYLIP; Paup*; MEGA; PaupUp; Hennig86; RA; TCS; NONA; CAFCA; Phylo_win; sog; gmaes; LVB; GeneTree ARB; DAMBE; MALIGN POY; Gambit; TNT GelCompar Ⅱ; Bionumerics Network; GAPars; CRANN
最大似然法 maximum likelihood methods	完全基于统计的进化树重建方法。该法在每组序列比对中考虑了每个核苷酸替换的概率。概率总和最大的那棵树最有可能是最真实的进化树	计算复杂,当数据量大时被认为是 NP complete 问题。另外由于对进化了解不全加上计算复杂使得所用的进化模型不能反映序列真实进化情况	PHYLIP; PAUP* (rat), fastDNAml; MOLPHY; PAML; Spectrum; SplitsTree; TREE-PUZZLE; SeqPup; Phylo_win; PASSML; ARB; Darwin; Modeltest; DAMBE; PAL; dnarates; HY-PHY; Vanilla; p4; Mac5; DT-ModSel; Bionumerics; fastDNAmlRev; RevDNArates; rate-evolution; CONSEL; EDIBLE; PLATO; Mesquite; PTP; Treefinder; MetaPIGA; RAxML; PHYML; r8s-bootstrap; MrMTgui; MrModeltest; BootPHYML; PARBOOT; Porn*; SIMMAP

续表

方法	简介	特点	支持软件
			Spectronet; Rhino; TipDate; ProtTest; ModelGenerator; Simplot; MrAIC; Modelfit; IQPNNI; PARAT; ALIFRITZ; PhyNav; DPRML; MultiPhyl; NimbleTree; PaupUp; SSA; CoMET; BIRCH; Kakusan4; GARLI; PHYSIG; SEMPHY; FASTML; Rate4Site; aLRT; McRate; EREM; PROCOV; DART; PhyloCoCo; PRAP; SeqState; Leaphy; NHML; SLR; rRNA phylogeny; Bosque; Concaterpillar; PHYLLAB; NEPAL; EMBOSS; CodeAxe; phangorn; Bio++; FastTree; nhPhyML; PhyML-Multi; Segminator; raxmlGUI; MixtureTree; SeaView; GZ-Gamma; Crux
贝叶斯法 Bayesian methods	和极大似然法相反,此方法在给定序列组成的条件下,计算进化树和进化模型的概率,常采用 MCMC 方法	基于后验概率进行进化分析,建立在比对序列的条件下,进化树结构构发生的条件概率。存在 NP-complete 问题	BAMBE; PAL; Vanilla; MrBayes; Mesquite; PHASE; BEAST; MrBayes tree scanners; p4; SIMMAP; IMa2; BAli-Phy; BayesPhylogenies; MrBayesPlugin; PhyloBayes; PHASE; Cadence; Multidivtime; BEST; AMBIORE; PHYLLAB; bms_runner; tracer; burntrees Bio++; Crux; ANC-GENE

*代表商业软件。

1. 邻接法 Kidd 和 Sgaramelh Zonta（1971）最早提出基于距离数据的进化树重构算法，从所有可能的进化树中选择进化分支长度总和最小的那棵树，距离法通常不能找到精确的最小进化树，只能找到近似的最小进化树，但是它的计算速度非常快，而且准确率较高，因此被广泛应用于系统发育分析。当可操作单元数量较多时，这种方法的计算量会大增。因此，又提出了启发式搜索算法：从一个距离矩阵开始，采用一定的准则，递归地合并矩阵中距离最短（即分歧度最小）的节点，并重构新的距离矩阵，直到只剩下最后一个分类单元为止。其中最常用的是邻接法。下面举例说明邻接法重建进化树的过程。

假设有以下 5 组同源序列：

S_1: GTGCTGCACGGCTCAGTATAGCATTTACCCTTCCATCTTCAGATCCTGAA

S_2: ACGCTGCACGGCTCAGTGCGGTGCTTACCCTCCCATCTTCAGATCCTGAA

S_3: GTGCTGCACGGCTCGGCGCAGCATTTACCCTCCCATCTTCAGATCCTATC

S_4: GTATCACACGACTCAGCGCAGCATTTGCCCTCCCGTCTTCAGATCCTAAA

S_5: GTATCACATAGCTCAGCGCAGCATTTGCCCTCCCGTCTTCAGATCTAAAA

以上 5 个序列中每个序列都含有 50 个碱基，每两个序列之间的距离定义为失配碱基的个数（这里忽略删除和插入事件）。则每次聚类可得出距离矩阵如表 8-2、表 8-3、表 8-4 所示。根据式（8-1）求出 Q 值。

$$Q_{ij} = (n-2)d_{ij} - \sum_{k=1}^{n} d_{1k} - \sum_{k=1}^{n} d_{2k} \qquad (8-1)$$

式（8-1）中 n 为物种个数或序列个数，Q_{ij} 表示两两序列间的分歧度，在 n 个序列组成的所有可能的无根树中找出 Q 值最小的两个序列组成邻近关系，将其合并重新构建距离矩阵，根据新的距离矩阵再找最小的 Q 值组成一组，反复上面的过程直到所有的序列都找到了自己的邻居（表 8-2~表 8-4）。

表 8-2 序列间距离矩阵

序列 sequence	S_1	S_2	S_3	S_4
S_2	9			
S_3	8	11		
S_4	12	15	10	
S_5	15	18	13	5

注：S_1、S_2、S_3、S_4、S_5 为核苷酸或氨基酸序列。

表 8-3 第一次聚类得到的举例矩阵

序列 sequence	S_1	S_2	S_3
S_2	9		
S_3	8	11	
S_{45}	13.5	16.5	11.5

注：S_1、S_2、S_3、S_{45} 为核苷酸或氨基酸序列。

表 8-4 第二次聚类得到的举例矩阵

序列 sequence	S_{12}	S_3
S_3	9.5	
S_{45}	15	11.5

注：S_{12}、S_3、S_{45} 为建树核苷酸或氨基酸序列。

根据表 8-2~表 8-4 求出所有的 Q 值，见表 8-5。

表 8-5 根据式（8-1）得到的 Q 值表

第一轮	第二轮	第三轮
$Q_{12}=-70$	$Q_{12}=-40$	$Q_{(12)3}=-37$
$Q_{13}=-59$	$Q_{13}=-37$	$Q_{(12)(45)}=-6$
$Q_{14}=-50$	$Q_{1(45)}=-31.5$	$Q_{3(45)}=-16.5$
$Q_{15}=-46$	$Q_{23}=-34$	
$Q_{23}=-62$	$Q_{2(45)}=-28.5$	
$Q_{24}=-50$	$Q_{3(45)}=-37.5$	
$Q_{25}=-50$		
$Q_{34}=-56$		
$Q_{35}=-56$		
$Q_{45}=-78$		
最小 Q_{45}	最小 Q_{12}	最小 $Q_{(12)3}$

由表 8-5 可推断出 5 条序列的进化树拓扑图和各分支长度分别如图 8-1 和图 8-2 所示。

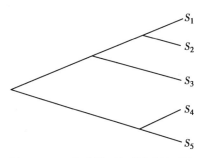

图 8-1 NJ 算法得到的进化树拓扑图

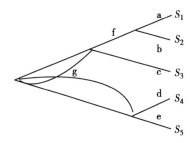

图 8-2 估计各分支长度

随后的研究在邻接法基础上又提出了很多改进算法：引入了线性数组的概念，大幅降低了计算的时间复杂度；提出了加权邻接法（weighted neighbor-joining）算法、BIONJ 算法、FASTME 算法和快速邻接法算法等，均缩短了建立进化树的时间。距离法速度快，适合于大型数据集和自举分析，允许不同序列间有不同的分支长度，允许多重替换，但当序列差异很大时,转换成距离矩阵会使序列信息减少,而且距离法只提供一棵可能的树,并对模型的依赖比较强烈。

2. 最大简约法 最大简约法是基于奥卡姆剃刀原则(Occam's razor)而发展起来的一种进化树重构的方法,即突变越少的进化关系就越有可能是物种之间的真实的进化关系,系统发生突变越少得到的系统发生结论就越可信。最大简约法首先是由 Camin 和 Sokal (1965)提出来的,经过 Hein(1990,1993)的研究发展使最大简约法建立进化树得到极大的发展及应用。

最大简约法采用5个假设:①序列中的每个位点独立进化;②不同世系(lineage)独立进化;③序列上的位点(碱基或氨基酸)的替换概率小于该分支系统发生时间的长度;④系统发生的不同分支改变有不同,但高变化率的分支和低变化率的分支间的变化大小不会相差很大;⑤位点间变化不会相差太大。一个位点的删除和插入各算一个变化,当然连续的删除 N 个位点,应该算作独立的 N 个事件。

用简约法推断系统发生关系,首先判断信息位点。信息位点是那些产生突变又能把其中的一棵树同其他树区别开来的位点。如果一个位点是信息位点,那么该位点至少有2种以上的核苷酸,并且每种核苷酸至少出现2次(表8-6)。简约法中只考虑信息位点而不考虑非信息位点。

表 8-6 以 4 条同源序列为例作比对

序列	位置 site					
sequence	1	2	3	4	5*	6*
1	C	G	A	C	G	A
2	C	G	A	C	G	T
3	C	G	A	C	A	A
4	C	T	G	A	A	T

注:* 为信息位点,其余4个位点为非信息位点。

其次确定每棵树的替换数目。这里以3棵树为例来说明构建过程(图8-3)。要确定每棵树的替换数目,就要从5个已知的外部节点上的核苷酸推断出4个内部节点上最可能的核苷酸。寻找内部节点的算法如下:如果一个内部节点的两个直接后代节点上的核苷酸的交集为非空,那么这个节点的最可能的候选核苷酸就是这个交集;否则为它的两个后代节点上核苷酸的并集。当一个并集成为一个节点的核苷酸集时,通向该节点的分支的某个位置必定发生一个核苷酸替换。故而并集中核苷酸的数目也是生成外部节点上的核苷酸的最小替换数,外部节点从它们的共同祖先出发,通过这些替换,形成当前的核苷酸状态。找好内部节点后,即可计算该内部节点后代的替换数。计算信息位点的替换数,是通过计算外部节点上不同核苷酸的数目减去1得到的。考虑所有可能的树,分别对每棵树中的变化打分,统计每个位点的核苷酸最小替换数目,所有信息位点替换数的总和最小的树即为最简约树。

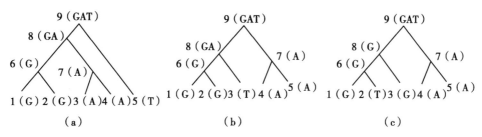

图 8-3　3 棵有根树及内部节点

随着序列数量的增加,可能的树的拓扑结构呈现爆炸性增加。如 10 个物种,根据 $\left[(2n-5)!!=\dfrac{(2n-4)!}{(n-2)!\ 2^{n-2}}\right]$ 计算,存在 34 459 425 棵可能的无根树,遍历这些可能的树的拓扑结构,计算出最小替换数而找到最简约树,无疑计算量是相当庞大的。对序列数据集较多的建树,一般选用分支约束算法(branch and bound algorithm)和启发式算法(heuristic algorithm)进行树的拓扑结构查找。

分支约束算法查找的树,首先是从只有两个物种组成的树开始(如果是无根树,从 3 个物种的树开始);其次程序试着在合适的位置增加下一个物种,并对增加物种后的树进行替换数目的评价,迭代直到将所有的物种都加到树上。它是一个深度优先搜寻的过程(depth-first search)。首先把第三个物种加在第一个可能的位置,这时第四个物种加在它的第一个可能的位置,再次是第五个物种,依次遍历直到树的第一个可能的树产生。对树的步数进行衡量。改变物种的位置,直到遍历所有的位置。四棵树的深度优先搜寻的过程如下:

首先建立两个物种的树:(A,B);

把 C 加到第一个可能的位置:((A,B),C);

把 D 加到第一个可能的位置:(((A,D),B),C);

把 D 加到第二个可能的位置:((A,(B,D)),C);

把 D 加到第三个可能的位置:(((A,B),D),C);

把 D 加到第四个可能的位置:((A,B),(C,D));

把 D 加到第五个可能的位置:(((A,B),C),D);

把 C 加到第二个可能的位置:((A,C),B);

把 D 加到第一个可能的位置:(((A,D),C),B);

把 D 加到第二个可能的位置:((A,(C,D)),B);

把 D 加到第三个可能的位置:(((A,C),D),B);

把 D 加到第四个可能的位置:((A,C),(B,D));

把 D 加到第五个位置:(((A,C),B),D);

把 C 加到第三个可能的位置:(A,(B,C));

把 D 加到第一个可能的位置:((A,D),(B,C));

把 D 加到第二个可能的位置:(A,((B,D),C));

把 D 加到第三个可能的位置:(A,(B,(C,D)));

把 D 加到第四个可能的位置:(A,((B,C),D));

把 D 加到第五个可能的位置:((A,(B,C)),D)。

如上所示,深度优先搜寻也只不过是另外一种一次产生所有可能的树的算法。即使物种数量中等,生成的可能树的数量也是非常大的。当然这种情况实际中是不会发生的,因为树会以一个特定的顺序生成,一些可能树的拓扑结构是不会产生的。分支约束算法也是由这些深度优先搜索步骤组成,只不过有一点改变,在树的构建过程中,部分树如(A,(B,C))的步数也被衡量。增加物种,预测会增加的步数,取增加步数的位置为增加的物种所在位置。分支约束算法会计算增加物种后不变的位点数量和变化的位点数量。因而如果 A、B 和 C 及根有 20 个可变的位点,且如果树((A,C),B)要求 24 步,当 D 增加有 8 个可变位点,那么,无论 D 加到哪个位置,最终的树都不会少于 32 步。如果发现树((A,B),(C,D))仅仅只有 30 步,那么我们就可以确定((A,C),B)上没有位置可以让 D 加上。分支约束算法会保留一个最简约树列表,这样就可以砍掉一部分,从而避免一些可能的特定的树的分支生成。因而分支约束算法能让我们不必生成所有可能的树而又能得到最简约的树,从而减少计算时间。

启发式搜索算法通过子树分支交换(branch swapping),把分支嫁接到此步分析中找到的最好的那棵树的其他位置,而产生一棵拓扑结构和初始树相似的树(图 8-4)。

对于有 7 条序列的启发式搜索在第一轮会产生上百棵新树,计算突变数总和,其中比初始树突变数更少的新树被保留并在第二轮分析中被剪除和嫁接。重复这个过程,直到无法再产生比前一轮总突变数更少的树,则此树为最简约树。启发式搜索能大大减少查找的可能树的数量,从而解决对大量数据搜索树的数量过大的问题。最大简约法可能会产生多棵简约树,此时通常选取一棵能概括这些简约树的一致树(consensus tree)作为代表。这种做法是将所有树中都一致的分支点作为二叉分支点,不一致的分支点变为连接多个分支的内部节点(图 8-5)。

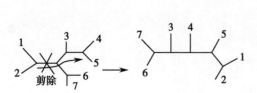

图 8-4　启发式搜索剪除与嫁接

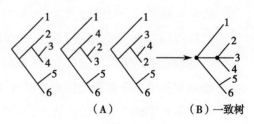

图 8-5　三个简约树对应的一致树

3. 最大似然估算法　一般来讲,如果模型合适,最大似然法的效果较好。最大似然法根据特定的"替代模型"(substitution model)分析既定的一组序列数据,使所获得的每一个拓扑结构的似然值最大。选出最大似然值最大的拓扑结构作为最优进化树。其分析的核心在于替代模型,常用的有 Jukes-Cantor 模型、Kimura 双参数模型等。算法要求所有分类单元有完整的 DNA 序列数据(如果有缺失则不计算),在运算过程中仅考虑碱基取代而忽略缺失／插入,算法相对费时。

在最大似然算法中,考虑拓扑结构和枝长两个参数,并对似然率求最大值来估计枝长。算法基于统计特性,有很好的数学理论支持。在进化速率可变的假设下,最大简约法略差于转换距离法和邻接法的结果,最大似然法的结果最优。也就是说最大似然算法允许各分支进化速率不同。最大似然算法原理主要为似然函数:给定进化模型 M、模型的 K 个参数、进化树拓扑结构、枝长,以及当前序列出现的可能性为 $L=P(D|M,\theta,\tau,v)$,如何取这些参数,使得该序列出现的可能性最大。有 4 个 DNA 序列 w、x、y、z,如图 8-6 所示;4 个序列可能的拓扑结构如图 8-7 所示,其拓扑共有 3 种[以图 8-6 中椭圆包含的碱基序列(第 6 列)为例],TTAG 序列可能的进化通路如图 8-8 所示,图形为有根树。

Sequence W: A C G C G T T G G G
Sequence X: A C G C G T T G G C
Sequence Y: A C G C A A T G A A
Sequence Z: A C A C G G T G A A

图 8-6　4 个 DNA 序列

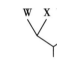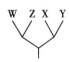

图 8-7　4 个 DNA 序列可能的拓扑结构

因为有 3 个节点,每个节点可能的值是 ATGC,所以有 $4^3=64$ 个通路。

L(第 6 列)=SUM L(所有可能的进化路径)

　　=L(路径 1)+L(路径 2)+L(路径 3)+⋯+

　　L(路径 64)

图 8-9 中节点 1、2、3、4 为叶子节点,5、6 为内部节点,0 为根节点,vi 为枝长,是进化树的参数,参数的值由似然函数通过观察到的序列来估计。节点 K 的似然函数:

图 8-8　TTAG 可能的进化通路图

$$L_k = g_{x0} P_{x0x5}(v_5) P_{x5x1}(v_1) P_{x5x2}(v_2) P_{x0x6}(v_6) P_{x6x3}(v_3) P_{x6x4}(v_4) \tag{8-2}$$

其中 g_{x_0} 表示节点 0 为核苷酸 x_0 时的先验概率,常常等于核苷酸在整个序列中的相对频率,它可以用 ML 法来估计。$P_{ij}(v)$ 为给定位点在时间 0 时的核苷酸 i 到时间 t 变为核苷酸 j 的概率,i、j 指 A、T、G、C 的任一种,在 ML 算法中允许各分支的替代速率 r 不同,用 $v_i = r_i t_i$ 来表示第 i 个分支的预期替代数。计算 $P_{ij}(v)$ 需要使用特定的替换模型。Felsenstein 使用了等输入模型。在此模型中 $P_{ii}(v)$ 和 $P_{ij}(v)$ 为:

$$P_{ij}(v) = g_i + (1-g_i)e^{-v}, (i=j) \tag{8-3}$$

$$P_{ij}(v) = g_j(1-e^{-v}) , (i=j) \tag{8-4}$$

当 g_i=1/4，v=4rt 时，上述模型演变为 Jukes–Cantor 模型。针对不同类型的数据选择合适的模型可以增加准确度。以上过程分析了有根树的算法，如果使用一个可逆模型，即不论向前还是向后进化核苷酸的替代过程不变。用数学表述为：

$$g_i P_{ij}(v) = g_j P_{ji}(v) \tag{8-5}$$

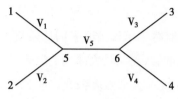

图 8-9 有根树转为无根树

这样节点 5 和 6 之间的核苷酸替代数（v_5+v_6）恒定而与根节点 0 的位置无关。计算 L_k 时，指定 v_5+v_6 为 v_5（见图 8-8），并假设进化开始于该树的某一点，为方便起见，假定从节点 5 开始，大大简化了树的复杂度，具体如图 8-9 所示。这样式（8-2）就可以简化为：

$$L_k = g_{x5} P_{x5x1}(v_1) P_{x5x2}(v_2) P_{x5x6}(v_5) P_{x6x3}(v_3) P_{x6x4}(v_4) \tag{8-6}$$

到此我们只考虑了一个核苷酸位点，在整个建树过程中我们必须考虑包括不变位点在内的所有核苷酸位点。整个序列的似然率 L 是对所有位点的 L_k 求积，整个树的似然率对数为：

$$\ln L = \sum_{k=1}^{n} \ln L_k \tag{8-7}$$

通过改变参数 V_i，使 ln$L$ 最大化，计算方法可以使用 Newton 方法或其他数值计算方法实现。最后选出似然值最大的拓扑结构作为最优进化树。

4. 贝叶斯算法 基于统计学规律运作的算法还有贝叶斯算法，与最大似然估计算法不同的是，后者指定树的结构和进化模型，计算序列组成的概率，从而推断出对应的进化树。前者正好相反，是由给定的序列组成，计算进化树和进化模型的概率。

$$P(T,\theta \mid D) = \frac{P(T,\theta) \times P(D \mid T,\theta)}{P(D)} \tag{8-8}$$

其中，$P(T,\theta)$ 为给定的树 T 和参数 θ 的先验概率／边缘概率，是不考虑序列时的概率。$P(T,\theta|D)$ 为给定序列下的后验概率，$P(D|T,\theta)$ 为给定的树 T 和参数 θ 的似然值，分母 $P(D)$ 是一正则化常数。该定理表明后验信息可由前验信息和碱基序列信息所得。

开始不知道树的概率，先假设每棵树的可能性都是相等的，将 DNA 序列信息和进化模型代入贝叶斯公式计算每棵树的可能性，取概率最大者为最后的进化树。每个进化树的拓扑结构分布在不同区间；每棵树的位置受到拓扑结构及枝长的影响。对系统发生问题，难以得到各概率的解析解，现有的解决办法主要是 MCMC（Markov chain monte carlo sampling）方法。将进化树（拓扑结构与进化模型参数）转换为马尔科夫链，待马尔科夫链收敛于后验概率分布即可。

三、进化树的评估

进化树的构建是一个统计学问题。我们所构建出来的进化树只是对真实的进化关系的评估或者模拟。如果我们采用了一个适当的方法,那么所构建的进化树就会接近真实的"进化树"。模拟的进化树需要一种数学方法来对其进行评估,常用的方法有自举检验法(bootstrap methods)及刀切法(jackknife methods)。自举检验法是从原始序列中随机选取碱基组成和原始序列相同长度的新序列,这样在每个序列中有些碱基被重复选择,而有些碱基未被选择,按这样的方法取出和原始数据序列数相同的新序列组成新的组。将所有的新序列组用某种算法生成多个新的进化树。将生成的许多进化树进行比较,把所有新的树中相同拓扑结构最多的树认为是最真实的树,树中分支位置的数值表示该种结构占所有树中的百分比值,该值小于 75 通常都认为是置信度较低的分支。刀切法是对原始数据进行"不放回式"随机抽取,从数据集里去除一部分序列数据或每次去掉一个分类群对象,然后对剩下的数据进行系统发育分析。刀切法产生的数据小于原始数据(delete-half-jackknifing)。两类检测方法的差别在于,前者是对全部数据进行"重置式"随机抽取,数据抽到的概率是相等的,且建立的数据和原始数据大小相等;后者是"不放回式"抽取,产生的数据小于原始数据。

第二节　技术与进展

一、构建进化树常用软件

(一)PHYLIP

PHYLIP 软件是目前使用较为广泛的系统发育程序,是多个软件的压缩包,下载后双击则自动解压。主要包括六个方面的功能软件:①DNA 和蛋白质序列数据的分析软件;②序列数据转变成距离数据后,对距离数据分析的软件;③对基因频率和连续的元素分析的软件;④把序列的每个碱基/氨基酸独立看待(碱基/氨基酸只有 0 和 1 的状态)时,对序列进行分析的软件;⑤按照 DOLLO 简约算法对序列进行分析的软件;⑥绘制和修改进化树的软件。在此主要对前两种功能软件进行说明。

现以下列几个序列为例,介绍 PHYLIP 软件的使用方法:

Mo3	ATGTATTTCGTACATTACTGCCAGCCACCATGAATATTGCACGGTACCAT
Mo5	ATGTATTTCGTACATTACTGCCAGCCACCATGAATATTGTACGGTACCAT
Mo6	ATGTATTTCGTACATTACTGCCAGCCACCATGAATATTGTACGGTACCAT
Mo7	ATGTATTTCGTACATTACTGCCAGCCACCATGAATATTGTACAGTACCAT
Mo8	ATGTATTTCGTACATTACTGCCAGCCACCATGAATATTGTACAGTACCAT
Mo9	ATGTATCTCGTACATTACTGCCAGCCACCATGAATATTGTACGGTACCAT
Mo12	ATGTATTTCGTACATTACTG CCAGCCACCATGAATATTGTACGGTACCAT
Mo13	ATGTATCTCGTACATTACTGCCAGCCACCATGAATATTGTACGGTACCAT

要对这 8 个序列进行进化树分析,按照上面的步骤,如下操作:

①用 CLUSTALX 排列序列,输出格式为 *.PHY。

②打开软件 SEQBOOT。

③按路径输入刚才生成的 *.PHY 文件,并在 Random number seed(must be odd)? 的下面输入一个 4N+1 的数字。

程序提供 D、J、R、I、O、1、2 作为可选择的选项,键入这些字母,程序的条件就会发生改变。D 选项无需改变。J 选项有三种条件可以选择,分别是 bootstrap、jackknife 和 permute。文章上面提到用 bootstrap 法对进化树进行评估,所谓 bootstrap 法就是从整个序列的碱基(氨基酸)中任意选取一半,剩下的一半序列随机补齐组成一个新的序列。这样,一个序列就可以变成许多序列。一个多序列组也就可以变成许多个多序列组。根据某种算法(最大简约性法、最大似然法、除权配对法或邻接法)每个多序列组都可以生成一个进化树。将生成的许多进化树进行比较,按照多数规则(majority-rule)我们就会得到一个最"逼真"的进化树。jackknife 则是另外一种随机选取序列的方法。它与 bootstrap 法的区别是不将剩下的一半序列补齐,只生成一个缩短了一半的新序列。permute 是另外一种取样方法,其目的与 bootstrap 和 jackknife 法不同,这里不再介绍。R 选项让使用者输入 republicate 的数目。所谓 republicate 就是用 bootstrap 法生成的一个多序列组。根据多序列中所含的序列的数目的不同可以选取不同的 republicate。

④设置好条件后,键入 Y 按回车。得到一个 outfile。用记事本打开。

⑤打开 DNAPARS(最大简约性法)或 DNAML(最大似然法)软件。将刚才生成的 outfile 文件更名后输入。此时,选项 O 是让使用者设定一个序列作为 outgroup。一般选择一个亲缘关系与所分析序列组很接近的序列作为 outgroup, outgroup 的选择将直接影响到最后的进化树。选项 M 是输入刚才设置的 republicate 的数目。设置好条件后,键入 Y 按回车。生成两个文件(outfile 和 treefile)。

⑥打开 CONSENSE 软件,将刚才生成的 treefile 文件更名后输入。

⑦键入 Y 按回车。生成两个文件(outfile 和 treefile)。在 outfile 的树上的数字表示该枝条的 bootstrap 支持率(除以 100.6)。到现在,8 个序列的进化树分析(最大简约法)已经完成。

如果要用邻接法对这 8 个序列进行分析的话,也首先执行 SEQBOOT 软件将这 8 个序列变成 100 个 republicate。

⑧打开 DNADIST 软件,把 SEQBOOT 生成的文件输入。此时,选项 D 有四种距离模式可以选择,分别是 Kimura 2-parameter、Jin/Nei、maximum-likelihood 和 Jukes-Cantor。选项 T 一般键入一个 15~30 之间的数字。

⑨选项 M 键入 100。运行后生成文件。该文件包含了与输入文件相同的 100 个 republicate,只不过每个 republicate 是以两两序列的进化距离来表示。

以该输出文件为输入文件,执行 NEIGHBOR 软件。选项 M 键入 100。生成两个文件(outfile 和 treefile),用记事本和 TREEVIEW 打开后,发现这两个文件都含有 100 个进化树。再将 treefile 文件更名后输入 CONSENSE 软件,又得到两个文件(outfile 和 treefile)。如果要对蛋白质序列进行分析,则使用 PROTDIST、PROTPARS 等软件。其他软件的用法可以参照 PHYLIP 的 documents。

(二) MEGA

1. 准备序列文件 准备 fasta 格式序列文件(fasta 格式:大于号 ">" 后紧跟序列名,换行后是序列。举例如下)。每条序列可以单独为一个文件,也可以把所有序列放在同一文件内。

核酸序列:

>sequence1_name

CCTGGCTCAGGATGAACGCT

氨基酸序列:

>sequence2_name

MQSPINSFKKALAEGRTQIGF

2. 多序列比对 打开 MEGA 5,点击 Align,选择 Edit/Build Alignment,选择 Create a new alignment,点击 OK。

这时需要选择序列类型,核酸(DNA)或蛋白质(protein)。

选择之后,在弹出的窗口中直接 Ctrl+V 粘贴序列(如果所有序列在同一个文件中,即可全选序列,复制)。也可以:点击 Edit,选择 Insert Sequence From File,选择序列文件。

序列文件加载之后,呈蓝色背景(为选中状态)。点击按钮,选择 Align DNA(如果是氨基酸序列,则会出现 Align Protein)。弹出的窗口中设置比对参数,一般都是采用默认参数即可。点击 OK,开始多序列比对。

这时需要截齐两端含有 "---" 的序列:选中含有 "---" 的序列,按键 Delete 删除(注意:两端都需要截齐)。截齐之后,保存文件为:filename.mas。

3. 构建系统进化树 多序列比对窗口,点击 Data,选择 Phylogenetic Analysis,弹出窗口询问:所用序列是否编码蛋白质,根据实际情况选择 Yes 或 No。此时,多序列比对文件就激活了,可以返回 MEGA 5 主界面建树了。

在 MEGA 5 主界面点击 Phylogeny,选择 Construct/Test Neighbor–Joining Tree... 弹出的对话框询问:是否使用当前激活的数据,选择 Yes。这时弹出建树参数设置对话框,更改 No. of Bootstrap Replications 为 1 000,其他参数默认即可,点击 Compute。

这里解释一下,Construct/Test Maximum Likelihood Tree...(ML)或 Construct/Test Neighbor–Joining Tree...(NJ)或 Construct/Test Minimum–Evolution Tree...(ME)为三种不同的建树方法,NJ 方法最常用。

建树完成。此时要点击 Bootstrap consensus tree 查看树形。保存文件为 filename.mts（可以用 MEGA 5 打开）。

4. 后期修改 为了美观，也是为了满足发表文章的要求，需要对进化树进行树形、字体、字号的修改。点击 View，选择 Options。弹出窗口中，在 Tree 标签中可以修改枝与枝之间的距离（Taxon Separation）、枝长（Branch Length）和树宽（Tree Width），调整至美观即可。Branch 标签中，可以选择勾选 "Hide values lower than %"，一般隐藏 50% 以下的数值。其他的参数可以自行研究，一般默认即可。

5. 文字字体、字号的修改

（1）方法 1：点击 Image，选择 Save as PDF file，保存至 filename.pdf。打开软件 Adobe Illustrator CS6，文件—打开—选择刚刚保存的 PDF 文件。修改好之后，文件—导出—可以导出很多种类型的文件。一般选择保存成 TIFF（.tif）文件，颜色模式选择 RGB，勾选 LZW 压缩，其他默认。

（2）方法 2：点击 Image，选择 Copy to Clipboard。粘贴到 Word 中，右击进化树图片，编辑图片，即可更改字体字号。或者进一步导出图片格式：先将该 word 文件打印生成 PDF 文件，再用 Adobe Illustrator CS6 或 Adobe Photoshop CS6 导出图片格式。

（三）Clustal W 在线分析

Clustal W 是一个在线综合分析多 DNA 或蛋白质序列的常用软件。通过分析计算，Clustal W 将比对序列以线状排列，使用者可清晰看到多序列间的一致性、相似性和差异，还可通过进化树和 phylogram 观察序列间的进化关系。下面以多蛋白质序列的分析为例简要介绍 Clustal W 的使用方法。

例如我们要分析下面序列号的蛋白质序列：Q9Y623　P02562　Q28641　Q9Y622　Q9UKX2　P13535　P02565　P13538　P12847　P11055　Q90339　P12883　P13540　P79293　P02564　P02563　Q02566　P13539　P13533　Q9UKX3　P29616　P05661　P24733　P02566　P04462　P12844　P02567　P11778　P12845　Q05000　P10567　Q02171　P13392　Q01202　P35418　P35417　Q05870　P35415　P06198　P13541　O08638　P35749　P10587　P35748　P35579　Q62812　Q9JLT0　P35580

Clustal W 支持 7 种序列格式：NBRF/PIR　EMBL/SwissProt　Pearson（fasta）　GDE　Clustal W　GCG/MSF　RSF。fasta 序列格式以 ">" 符起头，后为序列名称及序列简介，序列另起一行。下面以 Pearson（fasta）格式为例进行介绍。将要比对的序列按下列方式排列。

>sequence 1

NRALSAELQSVTEQLSDGGKNSAEVEKLRRKLGMENEELQIALEEAEAALEQEEGKLLKVQLE
YTQLRQSSDRKLSEKDEELEGLRKNHQRQMESLQNTIDSESRSKAEQQKLRKKYDAD

>sequence 2

MMELESQLESSNRVAAESQKQMKKLQAQIKELQSMIDDESRGRDDMRDSASRSERRANDLAV

QLDEARVALEQAERARKLAENEKSENSDRVAELQALYNNVANAKAEGDYHSLQEEIED

>sequence 3

LENEAKASEDKAQRAMAEVARLMSELNSAQEATSTAEKSRQLVSKQVADLQSRLEDAEAQGG
KGLKNQLRKLEQRIMELESDVDTEARKGADAIKAARKSEKKVKELAFTIEDEHKRREP

将序列输入或粘贴到序列框内，alignment title 选项输入 mhc，Colour alignment 选项选择"yes"，其余选项为"default"。点击"Run"运行 Clustal W。文本格式的比对结果将以 .aln 文件保存。

多序列比对结果的下面是 Clustal W guide tree，该树是构建进化树和 phylogram 的基础。进化树和 phylogram 通过 Jalview 程序观看。Aphylogram 是用于评估多序列间进化关系的树状图，分枝长度与进化时间差成比例。Cladogram 中的分枝长度相等，仅表示序列间的同源关系，不表示序列间进化时间差。

二、细菌序列的同源比较和进化树的构建技术的进展和展望

近年来，人们在构建进化树方面已经取得了很大进展，构建进化树的算法和软件也一直在不断完善。

目前，细菌序列的同源比较和许多进化树构建算法都是从解决最优化问题出发，如最大简约法、最大似然法等，但是这些方法受物种数量严格限制，当物种数量较多时，构建进化树成为一个难题。这意味着在多项式时间内不能被计算机求解，只能被非确定机求解；不能得到绝对数值解，只能通过比较相对解来确定最合适的答案。然而庆幸的是，人们后来发明了改进算法：启发式搜索算法，通过分割数据集（操作单元）变成小的子集，再对小的子集使用最优化算法（最大似然或最大简约算法等）求出每个子集对应的最优树，然后合并每个子集得到的最优树，最终形成整个数据集的最优树。

随着生物信息学的发展，使用计算机技术处理进化树成为不可或缺的理论，构建进化树的软件包相继出现，并得到了广泛的应用。对构建进化树程序包的算法、运用限制条件及其优缺点的了解，有助于我们选用合适的建树方法和分析软件，更进一步说，为我们对现有方法的改进和编写性能更完善的软件提供思想源泉和帮助。

利用一些必要的计算机分析软件对细菌序列进行同源分析，进而绘制进化树，使人们更进一步了解细菌的进化历史，不仅可以对细菌进行鉴别和分类，还有助于发现一些新的致病微生物，探索其播散途径和方式，了解细菌进化关系，在细菌遗传研究中有重要价值。

第三节 临床应用

生物学研究中一个常用的方法是通过比较分析获取有用的信息。达尔文的自然选择学说是在比较加拉帕戈斯群岛中不同岛屿的地质形态学特征后受到启发才提出的。至今分子

生物学技术的发展,大量的核苷酸序列或蛋白质序列让我们无需考虑不同物种间的巨大形态学差异,而是通过序列间碱基或氨基酸残基差异的多少,了解序列间是否存在亲缘关系及关系的密切程度。微生物与动植物不同,因其具有鉴定和甄别意义的形态和行为特征不足以将数量众多的细菌鉴定到种或属的水平。尽管传统细菌学分类中根据众多代谢特征、形态特征、抗原特征等可将细菌分到属和种,但是在某些难以培养的微生物(标本中存在的微生物数量少,或处于非可培养状态,或现有的培养基不合适)传统分类学使用特征,基本上不够有效反映细菌的种系发生学关系。

通过序列同源比较及分子系统学和分子进化分析确立的细菌种系发生关系,就可以根据已知的生物学特征,推测一个未知的生物学特征。这种预测性的方法,对一些新的致病性微生物的发现和了解具有重要意义。

基于大分子序列比较,可以进行生物体鉴别和种系发生学分类,大分子的选择非常重要,理想的大分子应该是:①在所研究的每个机体中都能表达;②同源性;③严格限制性;④大小适度,能满足进化树比较要求。

细菌 16S rRNA 可以满足上述要求。我们使用 PCR 技术扩增产物,rDNA 克隆或进行序列分析并和已知的序列进行比较,可以对未知的细菌进行基本的鉴定和分类。另外在耐药基因的分析中当用 PCR 技术扩增出耐药基因 DNA 产物,经克隆、测序,通过和已知耐药基因序列比对,构建进化树,不仅能明确新基因的分类,而且能了解进化过程和突变位点,在耐药的遗传学研究中有很大价值。但是 16S rRNA 序列分析也有其局限性,由于基因水平转移及同一基因在不同进化分支中进化的速度不同,从单一分子序列来推测生物的系统进化容易产生偏见;此外,16S rRNA 序列同源分析较适合属以上的亲缘关系的研究,而对属以下的种间分类单位,其分辨率不足。

近年来,越来越多的生物大分子被用作研究系统发育、生命进化及分类的工具,这些大分子是执行生命必需功能的酶、辅酶或关键性的基因调控蛋白,由于其功能保守,他们的基因多被称为管家基因(house-keeping gene)。从进化的角度看,他们又被称为定向进化同源基因(orthologues),即从同一祖先垂直进化而来的基因,他们在不同的物种中执行相同的、生命活动所必需的功能,如应用较广的热激蛋白(heat shock protein)基因,根据分子量可分为 HSP60、HSP70 等家族。他们作为 16S rRNA 分析的印证及补充,用于多种微生物系统发育、进化及分类的研究,使得细菌系统进化和耐药的遗传学研究更加客观、准确。

(蒋晓飞　洪秀华)

第九章 感染性疾病实验诊断技术

感染性疾病实验诊断（clinical laboratory diagnostics of pathogen）主要阐述对临床怀疑为感染性疾病（简称感染病）患者所采集检验标本进行病原生物学检验而确定感染病发生与性质的过程。主要通过形态学检查、分离培养鉴定、抗原抗体检测、核酸检测和蛋白质谱分析等技术确认病原生物的存在；通过抗病原体药物敏感试验为临床治疗用药提供依据。本章主要介绍上述病原生物（细菌、病毒与寄生虫）检验技术，药物敏感试验与传统技术不作详细介绍。

第一节 基 本 理 论

一、光学显微镜

光学显微镜包括明视野显微镜、暗视野显微镜、荧光显微镜和相差显微镜。微生物个体微小，只有借助显微镜才能观察到它的个体形态，若观察其内部结构，还要经过染色或用电子显微镜。

（一）光学显微镜原理

光学显微镜是利用光学原理，把人眼所不能分辨的微小物体放大成像，供人们提取物质微细结构信息的光学仪器。一般常用显微镜的放大作用由目镜和物镜两组透镜来合成，其总放大率是目镜和物镜放大率乘积，1 500 倍是光学显微镜的最高极限。标本经过透镜在人眼的视网膜上成像是放大了的虚像，与原样本方向相反。

分辨物像细微结构能力称分辨率，它常以可分辨出的物像两点间最短距离（D）表示，而 D 又与波长（λ）和物镜数值孔径（NA）有关，$D=λ（αNA）$，而 $NA=nsin（α/2）$，因此入射光线波长、物镜与标本之间介质的折射率、物镜的镜口角是影响分辨率的因素。在物体与物镜之间使用香柏油（n=1.52），则数值孔径可接近 1.5，可大大提高分辨率。

物镜的焦深（depth of field）（焦平面上下能见物像面之间的距离）与孔径值和放大率成反比，因此调节油镜要比调节低倍镜更仔细，否则易使物像滑过而不易找到。

（二）光学显微镜类型

1. 暗视野显微镜 安置了可阻止光线直接照射标本的聚光系统，根据光线的丁铎尔（Tyndall）现象，可以分辨在明视野显微镜或相差显微镜不能分辨的标本细微部分，也能观察细菌的鞭毛运动。

2. 相差显微镜　是一种能将光线通过标本而产生的光程差(相位差)转化为光强差的特殊显微镜。由于细胞各部分的折射率和厚度不同,光线通过后,直射光和衍射光的相位发生差别,通过特殊装置——环状光阑和相板,利用干涉现象,将它的相位差转变成为人眼可以察觉的振幅差,使物体表现出明显的明暗差异,可以清楚观察到细胞及细胞内的细微结构。

3. 荧光显微镜　多利用紫外光和短波光做光源,照射被检物后,细胞内本身存在的荧光物质或是因受荧光染料处理的细胞受激发后产生荧光,使之在暗色的背景下可见发射荧光的细菌。由于紫外光等短波光的波长短,故分辨率得到进一步提高。

二、染色

为提高细胞的对比效果,使之在明视野显微镜更易观察,可用染料对细菌进行染色。

(一)染料

染料是有机化合物,基本化学结构为苯环,2 个或 2 个以上苯环通过特定的发色基团相连,它们吸收光谱中不同波长的光而发出不同颜色。常见的发色基有:C=C、C=O、C=S、C=N、N=N、N=O 等。这些发色基团在化合物中所占比例和颜色深浅有关。每种染料具有与特定细胞物质的亲和性。细菌蛋白质等电点较低(pI 2~5),生长于中性、碱性或弱酸性溶液中带负电荷,通常采用碱性染料(如亚甲蓝、结晶紫、碱性复红等)使其着色。

染色有简单染色法和复合染色法,前者使用一种染料使细菌着色,显示其形态;后者使用 2 种以上的染料染色,以区分细菌,故又称鉴别染色法。

(二)常用的染色方法

1. 革兰氏染色(Gram stain)　该染色法能将细菌区分为革兰氏阳性菌(G⁺)和革兰氏阴性菌(G⁻),G⁻菌的细胞壁中肽聚糖层次较薄,交联度低,且含有较多易被乙醇溶解的类脂质,当用乙醇脱色时溶解了类脂质,增加了细胞壁的通透性,使初染的结晶紫和碘复合物渗出,结果细菌被脱色,再经复红复染成红色。G⁺菌的细胞壁中肽聚糖层厚且交联度高,类脂质含量少,脱色剂处理后细菌仍保留结晶紫初染时的颜色,呈现为蓝紫色。

2. 抗酸染色(acid-fast stain)　分枝杆菌表面是一层较厚的蜡样物质,不易着色,但通过加热、延长染色时间或阳离子去垢剂处理,可被染色;一旦着色后,对那些强的有机溶剂(如盐酸乙醇)都不被脱色。经抗酸染色将细菌被分成抗酸染色阳性和抗酸染色阴性细菌。

3. 荧光染色(fluorescent stain)

(1)免疫荧光染色法:异硫氰酸荧光色素(FITC)或四甲基异硫氰罗丹明(TMRT)是两种常用的荧光色素,它们经短波长光照射后,可吸收激发光的光能,并发射出波长较照射光长的荧光。该两种荧光色素的最大吸收光波长分别为 490nm 和 550nm,而最大发射光波长分别为 520nm(明亮黄绿色荧光)和 620nm(橙红色荧光)。借助于化学方法,将荧光色素标志在蛋白质上(如抗原、抗体等),滴加在体液、分泌液的涂片上或组织切片上,通过免疫反应于荧光显微镜下可观察明亮的特异荧光。临床上常用标记的单克隆特异抗体,直接检测标本中的沙眼衣原体、军团菌、梅毒螺旋体、弓形体和多种病毒抗原。

(2)金胺"O"(auramine)染色:专用于检查分枝杆菌属细菌。涂片滴加染料后,在高锰酸钾为背景的暗视野上可见明亮黄色荧光菌体。

(3)吖啶橙染色(acridine orange stain):用于含菌量较少的(在 $10^3 \sim 10^4$ CFU/ml)体液和分泌液标本染色检查或背景有严重碎片聚集的涂片。上述涂片用常规染色法难以检出,用吖啶橙染色在荧光显微镜下可迅速检出,然后再用革兰氏染色鉴定其染色特性。

(4)钙荧光白(calcofluor white)染色:钙荧光白是非特异性结合多糖的荧光染料,尤其是与真菌细胞壁的纤维素和几丁质结合。用荧光素进行染色,在荧光显微镜下观察,真菌菌体在暗色背景中呈现清晰可辨明亮荧光。该法已成为真菌检测普遍采用的染色方法。

4. 荚膜染色(capsule stain)　是围绕于菌体外的一层黏液性物质,大多为多糖类物质,与染料的亲和力弱,不易着色。通常采用负染色法,即菌体和背景着色而荚膜不着色,在菌体周围呈现一透明圈。

5. 芽孢染色(spore stain)　细菌芽孢具有厚而致密的壁,通透性低不易着色,若用一般染色只能使菌体着色而芽孢不着色呈透明状。当用着色力强的染料时,加热促进芽孢着色,一旦着色后芽孢又难以脱色;若再用对比强的染料复染,菌体和芽孢可呈现出明显对比的不同颜色,易于观察。

6. 镀银染色(silver stain)　细菌鞭毛极细,直径 10~20nm,只有用电子显微镜才能观察到。若染色首先用媒染剂处理,使其沉积在鞭毛上增粗鞭毛,然后再用银染剂染色,在光学显微镜下明显可见鞭毛。

三、病原体形态学检查

细菌显微镜直接检查是将细菌检验标本涂片后置光学显微镜下观察细菌的染色反应性、形态、大小、排列方式,或生活状态下细菌的动力及运动状况。细菌在适宜的外环境中具有相对恒定的形态与结构,从而在染色标本中,借助显微镜直接检查常可得到初步诊断,即可作为开始抗感染治疗的依据;但大多细菌需做分离培养和鉴定才能确诊。

真菌形态学检查是真菌感染病病原学检验的主要方法,镜下观察菌丝形态、孢子和子实体是鉴别真菌的重要依据,其菌丝体在生长中组成不同性状的菌落也有助于鉴别。

通过电子显微镜直接检查病毒颗粒,或临床标本经染色后用光学显微镜观察体内受病毒感染的细胞或组织所呈现的、特征性的细胞学改变,提示有病毒感染存在。

寄生虫病原形态学检查在其诊断中具重要意义。可检查粪便、肛周、血液、体液和其他分泌物及活组织中寄生虫虫体或其某一发育阶段(虫卵、原虫的滋养体或包囊)。

四、病原体培养与鉴定

病原生物的分离培养和鉴定是诊断感染病的"金标准",也是进行药物敏感性试验的必要条件。分离培养细菌与真菌,应根据可疑菌生长培养特性,选择合适的培养基,提供合适的生长条件,根据细菌的生理生化特性或遗传学特征对分离菌作出鉴定。对于不能人工培养的病原体可接种于易感动物、鸡胚,或行细胞培养,根据动物感染范围、发病情况、潜伏期、鸡胚形成的特殊病灶或观察细胞增殖指标等作出鉴定。

(一)细菌培养与鉴定

1. 细菌生长条件　在提供水、碳源、氮源、无机盐和生长因子等物质的环境内,在合适的 pH、温度和气体条件下,细菌体积增加,然后分裂形成两个细胞。细菌的生长需要本身的酶系合成大分子物质和提供能量,同时也精确复制了自身 DNA。

各种细菌的生长条件各不一样,就营养条件而言,某些细菌营养要求不高,只要提供水、碳源、氮源和无机盐就能生长,这些提供细菌生长繁殖最基本营养的基质称基础培养基;有些细菌营养要求较高,在基础培养基中,需加入血液、血清、腹腔积液和生长因子等。大多数细菌生长的 pH 为 7.2~7.6,但少数细菌则在碱性环境(如霍乱弧菌的最适 pH 为 7.4~9.6)或酸性环境(如结核分枝杆菌的最适 pH 为 6.5~6.8)中生长。不同种细菌对生长温度要求不同,细菌分为嗜温菌、嗜热菌和嗜冷菌。大多数细菌在有氧和无氧的环境中均能生长,称之为兼性厌氧菌,而那些对氧极端敏感,只能在无氧条件下生长的称专性厌氧菌,另还有微需氧菌和需氧菌。

2. 细菌的分离培养和鉴定　临床检测的标本,在无感染发生时,除血液、脑脊液、心包液、前列腺液之外,大多都有正常菌群的寄居。划线接种分离单个菌落的纯培养技术是分离培养的基础,借助分离接种技术将标本接种于选择鉴别培养基上,通过培养基中的抑制剂,抑制了某些正常菌群细菌的生长;利用培养基中加入的特定作用底物和指示剂,观察细菌生长过程中分解底物所释放产物的差异,可鉴别出所需菌。根据平板上生长菌落的特征,革兰氏染色、显微镜检查,可作出初步鉴定。细菌的进一步鉴定,常常根据细菌对营养物质的分解能力不同及代谢产物的差异,即反映纯培养的细菌群体的代谢能力(生化反应)来鉴别细菌技术。常用的细菌鉴定方法有查表法、数值编码鉴定法及自动化仪器鉴定法。细菌的鉴定也可用已知的抗体通过免疫学方法检测特异的抗原。

随着科学技术的进步,检测细菌遗传物质的分子生物学技术以及色谱技术和质谱技术等,目前已在临床上广泛应用。21 世纪初,最引人关注的细菌鉴定技术有 2 种:16S rRNA 测序鉴定技术与基质辅助激光解吸电离飞行时间质谱鉴定技术。

在进行细菌的分离培养时,防止细菌污染的技术(即无菌技术)是成功的细菌培养分离所必需的,包括有培养基灭菌、接种器具的灭菌和防止空气降落污染微生物等无菌技术。

（二）真菌培养与鉴定

1. 真菌生长条件　真菌生长营养要求不高，几乎可以利用任何碳源，常用的培养基为沙保培养基（Sabouraud），内含蛋白胨、葡萄糖和琼脂。多数真菌宜在酸性环境中生长，一般pH 在 4.0~4.6（沙保培养基 pH 为 5.5）。大多数真菌最适生长温度为 25~30℃，但某些深部真菌在 37℃生长最好。培养真菌需较高的湿度和氧。

皮肤癣菌在培养基上生长缓慢，常需 1~4 周，而腐生性真菌却生长迅速，为了抑制污染真菌，常在培养基中加入一定量的放线菌酮和氯霉素。但某些深部真菌，如念珠菌、组织胞浆菌、新生隐球菌等受放线菌酮抑制不能生长，培养时宜用无抗生素的血琼脂平板，见有真菌生长后移种至沙保培养基。

2. 真菌鉴定　表型鉴定包括形态学鉴定和生化试验鉴定等。形态学鉴定通过真菌菌落的形态、颜色、菌丝和孢子的镜下形态以及孢子的发生方式鉴定真菌。

（1）菌落：有两类。一类为酵母型菌落，是单细胞真菌菌落形式，形态与一般细菌菌落相似，菌落光滑湿润，柔软致密。有部分单细胞真菌在出芽繁殖后，芽管延长不与母细胞脱离，形成假菌丝，假菌丝从菌落向下生长，伸入培养基中，称之为酵母样菌落。另一类为丝状菌落，是多细胞真菌的菌落形式，由许多疏松菌丝体构成，菌落成棉絮状、绒毛状或粉末状。菌落形态结构、颜色是鉴定真菌的主要依据。

（2）菌丝：由长形细胞组成的管状结构。真菌的孢子以出芽方式长出芽管，逐渐延长呈丝状的结构。有的菌丝伸入培养基吸取养料（营养菌丝）；有的产生孢子（生殖菌丝）。菌丝中原生质由隔膜分为规则或不规则间隔（有隔菌丝）；生长活跃的营养菌丝无隔膜（无隔菌丝）。菌丝有多种形态，可呈螺旋状、球拍状、结节状、鹿角状和梳状，不同种类的真菌可有不同形态的菌丝，故菌丝形态有助于鉴别真菌。

（3）孢子：是真菌的繁殖结构，分无性孢子和有性孢子两种。无性孢子是菌丝上的细胞分化或出芽生成。孢子有 3 种形式：①当生殖菌丝末端细胞分裂、收缩或在侧面出芽，形成了分生孢子，体积较大，由多个细胞组成，呈梭形、棍棒状或梨状，其大小、细胞数和颜色是鉴定的重要依据；②由菌落内细胞直接形成叶状孢子，分芽生孢子、厚膜孢子和关节孢子；③菌丝末端膨大成孢子囊，内含许多孢子，成熟时，孢子可破囊而出。

（4）生化反应鉴定：有些真菌与细菌类似，生化反应活泼，可以通过不同的生化反应进行鉴定。常用方法包括手工生化鉴定法和全自动生化鉴定法。

目前应用的分子生物学技术与基质辅助激光解吸电离飞行时间质谱（MALDI-TOF-MS）可鉴定真菌。

（三）病毒培养与鉴定

1. 病毒分离培养条件　病毒是一类非细胞型微生物，只能在宿主的活细胞内以自我复制方式进行增殖，目前细胞培养、鸡胚接种和动物接种是分离培养病毒的三种方法。

（1）细胞培养：见第三章。

（2）鸡胚接种：受精的鸡卵于合适的孵育条件下发育成长为鸡胚，是简便经济的活体。在鸡胚的不同的胚龄期，可选择合适部位接种，如6日龄鸡胚行卵黄囊接种，9~11日龄行尿囊腔接种，12日龄行羊膜腔接种。根据病毒的种类不同，接种于鸡胚的部位各异。

（3）动物接种：常用动物为新生小鼠或乳鼠。如分离各种脑炎病毒、单纯疱疹病毒、登革热病毒可选用新生小鼠；柯萨奇病毒选用乳鼠。根据病毒种类不同，除选择敏感动物外，还需有合适的接种部位（鼻内、皮内、皮下、脑内、腹腔内、静脉等）。接种后，每日观察和记录动物发病情况。

2. 病毒鉴定

（1）初步鉴定：根据临床症状、流行病学特点、标本来源、易感染动物范围、细胞病变特征及生物学特性，可初步确定病毒科或属。在细胞培养上，病毒在细胞内增殖后，可引起不同的细胞变化。若借助显微镜可观察到：①细胞变圆，或细胞肿大聚集成葡萄串状（腺病毒）；②细胞融合形成多核巨细胞（呼吸道合胞病毒）；③细胞胞质形成空泡（SV40）；④胞核或胞质内出现嗜酸性或嗜碱性包涵体（狂犬病毒内基小体）。此外红细胞吸附现象也是鉴定病毒的重要现象之一。

（2）病毒理化性质鉴定：包括：①核酸类型鉴定：如加入5-氟尿嘧啶（5-FU）可抑制增殖的病毒为DNA病毒，不受其影响的为RNA病毒；②乙醚敏感试验：可测知病毒是否具有包膜；③耐酸试验：可区分肠道病毒和鼻病毒。

（3）最后鉴定：在初步鉴定的基础上，对已分离出来的阳性结果选择适当的血清学方法，用已知的病毒参考血清鉴定，血清学方法有中和试验、补体结合试验、血凝抑制试验等。

五、病原体免疫学检测

引起感染性疾病入侵机体的病原体均属外源性抗原，可刺激机体的免疫应答，产生特异抗体。病原体本身或游离的病原体抗原，有的也存在于血液循环中（如HBsAg、HBeAg、等）；有的可存在于分泌物或其他体液中，如口鼻咽部分泌物中呼吸道病毒特异抗原等。通过相应临床标本中上述的特异抗原或特异抗体定性测定，来确定患者是否存在某种特定病原体的感染，以明确诊断。同时检测病原体抗原或抗体量的变化，与患者疾病治疗方案的选择及疗效判断有关。

1. 临床实验室常用的方法　常用的方法主要有酶联免疫吸附试验（ELISA）、化学发光免疫试验（CLIA）、免疫凝集试验、免疫渗滤层析试验等。ELISA方法操作简单，测定模式多，应用方便，亦可自动化，但测定线性范围较窄，批间变异相对较大，手工操作受影响因素较多，国内多用在抗原和抗体的定性检测，但也可用于定量检测。CLIA则测定线性范围较宽，如为全自动化分析，受影响因素亦少，用于定量检测的批间变异小，但同样可用于定性检测。免疫渗滤层析试验（如，胶体金或硒试纸条）则较适用于广大基层实验室特定情况下的快速检测。

2. 抗原检测　使用已知抗体检测临床检验标本中是否存在相应的病原体抗原,对感染性疾病进行快速诊断。在使用上述方法对粪便、痰液等存在正常菌群的标本进行细菌抗原检测时,需考虑共同抗原引起的交叉反应,必须有严格的对照试验和排除试验,以保证结果的准确性。病毒抗原检测适用于血清型别较少、常规细胞培养不能增殖的病毒。由于该技术不要求标本中完整病毒体存在,因此它是一种快速早期诊断感染性疾病的方法,但其灵敏度低于细胞培养。真菌抗原测定有(1,3)-β-D-葡聚糖检测(G试验)、曲霉半乳甘露聚糖抗原ELISA检测方法(GM试验)和隐球菌抗原检测(乳胶凝集试验、胶体金免疫层析法),具备取材简便、快速诊断优势,但部分检验项目的灵敏度和特异度并不十分理想,符合标准的阳性检测结果仅能提示临床感染,不能作为确诊指标,还需要结合涂片和培养检查结果以及患者临床症状和体征。隐球菌抗原检测灵敏度和特异度均较好,可以作为确诊的依据。

3. 抗体检测　用已知细菌抗原检测患者血清中相应抗体的方法,称为抗体检测。细菌感染人体后,可刺激机体免疫系统产生免疫应答,产生特异性抗体。抗体的种类和效价在不同感染时期有所不同,早期以IgM抗体为主;后期IgM抗体逐渐消退,IgG抗体效价逐渐增高。因此,检测患者血清中有无相应抗体及其抗体的种类和效价的动态变化,可为某些细菌感染性疾病的辅助诊断提供依据。但由于人体受细菌感染后抗体的产生情况复杂多变,且受多种因素的影响,因此,一次抗体检测结果通常不能确定诊断,应同时检测双份血清或IgM抗体,血清IgM抗体效价明显高于正常水平或患者恢复期IgG抗体效价比急性期升高≥4倍者有临床意义。细菌抗体检测相较细菌培养或抗原检测而言,诊断价值有限,一般适用于流行病学调查和回顾性分析,或经抗生素治疗后慢性细菌性感染患者(此时病原体的分离培养常为阴性)的诊断。

血清学检测在病毒性疾病的诊断中依然发挥重要的作用,既可以用来帮助诊断急性或慢性的病毒感染,也越来越多地被用以了解患者对某种病毒的易感状态,或一个特定人群对病毒疫苗的免疫状态。有些病毒难以用其他方法检查;或未能获得供分离培养或直接检查的标本;或收集标本供培养或核酸检测已为时太晚;或者发现的病毒在感染中的作用不易确定。在这些情况下,血清学试验可以提供病原体与感染之间关系的证据。用免疫学方法检查寄生虫的代谢产物和分泌物等抗原物质及其刺激机体产生的相应免疫标志物,包括寄生虫在体内各发育期的抗原及相应的抗体检查是目前常用的诊断技术。

六、病原体分子生物学检测

1. 细菌分子生物学检测　是使用核酸杂交、聚合酶链反应、基因芯片和基因测序等技术对标本中细菌核酸进行检测的方法。以16S rRNA基因测序为基础的细菌鉴定和分型方法是目前被认为最客观、准确,且具有较好重复性的方法。细菌16S rRNA基因序列由互相交错排列的保守区和可变区组成,该基因有高度的保守性,反映了生物物种间的亲缘关系,其特征性核苷酸序列则是不同分类级别生物(如科、属、种)鉴定的分子基础。

2. 真菌分子生物学检测　随着分子生物学技术的发展和进步,目前基于核酸扩增和测序的真菌鉴定方法应用越来越广,方法准确性高、费用下降,数据库愈加完善。

3. 病毒分子生物学检测　使用核酸杂交、聚合酶链反应、生物芯片和基因测序等分子生物学技术对标本中病毒的核酸进行检测,尤其适用于有些不能培养的病毒、生长慢的病毒、含量太低不易被常规方法检出的病毒。PCR技术是病毒的分子生物学检验技术中应用最为广泛的方法,基因测序技术尤其是下一代测序可将PCR产物高通量进行测序以确证病毒感染以及鉴定病毒基因型,分析病毒突变位点以及病毒耐药性等,随着测序费用的降低,基因测序技术已成为病毒感染的重要确证方法。

七、病原体质谱检测与鉴定技术

建立各种细菌与真菌的蛋白特征指纹图谱库,将临床分离的单个细菌或菌落简单前处理后,直接上机检测,所获得的质谱图可立即与数据库进行比较,得出鉴定结果;整个鉴定过程无需做革兰氏染色、氧化酶等试验,仅需几分钟,操作简单、快速,高通量,有令人瞩目的应用前景,被称为细菌鉴定的革命。

八、抗微生物药物敏感性试验

在体外测定抗微生物药物抑制或杀灭微生物的能力,即测定微生物对抗菌药物的敏感性(或耐药性)的试验(AST),简称药敏试验。药敏试验是临床微生物实验室的重要工作内容之一,和致病菌的鉴定工作一样,是正确使用抗微生物药物,有效控制感染的重要环节。抗微生物药物敏感性试验的建立与标准化是在青霉素发现后约50年的时间里不断发展与完善的。

抗菌药物敏感性试验已建立了几个标准化国际公认方法,包括纸片扩散法、肉汤稀释法和琼脂稀释法、浓度梯度纸条扩散法(E试验)等抗菌药物敏感性试验。除了纸片扩散法只报告定性结果外,其他方法还可以报告确切的最低抑菌浓度(MIC)值。通过上述方法获得待测菌株对各种抗菌药物的耐药表型谱,推断其可能的耐药机制。如引起临床严重感染的耐药菌:耐甲氧西林金黄色葡萄球菌(MRSA)、耐万古霉素肠球菌、耐青霉素肺炎链球菌、碳青霉烯类耐药肠杆菌科细菌、碳青霉烯类耐药鲍曼不动杆菌和碳青霉烯类耐药铜绿假单胞菌等。除表型检测耐药菌外,还可用分子生物技术耐药基因型,如SCC*mec*、万古霉素耐药基因(包括*vanA*、*vanB*、*vanC*)、ESBLs的基因型(SHV、TEM、CTX-M和OXA型)与碳青霉烯酶基因等。

抗真菌药敏试验公认的参考方法为CLSI分会发布的酵母菌(CLSI M27-A3)和丝状真菌(CLSI M38-A2)宏量和微量肉汤稀释法药敏试验参考方法,以及酵母菌(CLSI M44-A2)和丝状真菌(CLSI M51-A)的纸片扩散法真菌药敏试验参考方法。临床常用的抗真菌药物药敏试验包括微量肉汤稀释法、ATB-Fungus改良肉汤稀释法、浓度梯度稀释法和纸片扩散法。

抗病毒药物敏感性试验（antiviral susceptibility testing）是指直接对药物的抗病毒能力进行定量分析。需要应用细胞培养技术，在药物存在条件下，测试待测病毒的复制能力与野生型病毒的复制能力。由于测试的病毒不同，有时需在生物安全三级实验室（biosafety laboratory-3, BSL-3）完成。首先要确定待测病毒或参考病毒的含量，并确定其滴度，然后与不同浓度的抗病毒治疗药物共同接种于96孔培养板，经培养后，依据致细胞病变效应（CPE）或其他参数计算敏感度，来判定药物的抗病毒效果。

一般来讲，报告敏感的药物可供临床选用，报告耐药的药物则临床不能选用。MIC 是一个十分有用的指标，当抗菌药按临床常规给药方法使用时，只有感染部位的药物浓度大于 MIC 时，以该抗菌药进行临床治疗才有可能奏效；反之，当感染部位的药物浓度低于 MIC 时，则治疗必然无效。必须指出，药敏试验结果主要是对血液感染的疗效预测，其他组织感染还要考虑药物在该组织中的分布情况。实际上临床的疗效还会受许多其他因素的影响，如患者的免疫功能状态等。

第二节　技术与进展

一、细菌检验技术

（一）细菌形态学检查（bacterial morphological examination）技术

1. 细菌革兰氏染色与显微镜油镜检查　将标本涂片、干燥固定，用结晶紫（crystal violet）初染，再用碘液媒染，随后加乙醇脱色，最后加石炭酸品红（carbol fuchsin，即稀释复红）复染。将染色完毕的载玻片置显微镜油镜视野中观察，可见染成红色的细菌（称革兰氏阴性菌）和染成紫色的细菌（称革兰氏阳性菌），并清晰可见细菌的形态——球状、杆状、分枝状、弧状和螺旋状等。

细菌革兰氏染色反应性和细菌基本形态的观察是鉴别细菌最基本的方法。所有的细菌都被分成两大类：革兰氏阳性或革兰氏阴性。染色性不同即表示细菌的细胞壁结构不同，其抗原构成不同，毒素致病物质不同和治疗用药不同。而细菌形态又是鉴别细菌种的一个重要表型特征，它不仅确认标本中的细菌存在与否，又可提示分离培养检出菌的所用培养基和培养条件，为进一步的培养提供依据。

2. 分枝杆菌属细菌抗酸染色与显微镜油镜检查　标本涂片干燥固定后，石炭酸品红染液滴满在涂片上，并于载玻片下方以弱火加热至出现蒸气，持续 3~5min 后水洗；用 3% 盐酸乙醇脱色，直至涂片无红色染液脱下后，再用吕氏亚甲蓝复染 1~3min。用油镜检查染色完毕的涂片，看见蓝色背景上的红色细菌即为抗酸染色阳性的分枝杆菌。

抗酸染色是分枝杆菌鉴别染色法，在痰、脑脊液或胸、腹腔积液中找到抗酸菌具有重要的诊断意义,根据视野中查见的抗酸菌数目以 +~++++ 等级判别,同时再辅以一些生化反应(耐热触酶试验、硝酸盐还原试验、脲酶等试验)可鉴定出分枝杆菌的种。

3. 细菌特殊结构染色与显微镜油镜检查　细菌的芽孢、荚膜和鞭毛是其特殊结构,芽孢的形态及在菌体所处的位置可帮助鉴别细菌,例如破伤风芽孢梭菌的芽孢为正圆形,位于芽孢的顶端,形如鼓槌。荚膜结构也能帮助鉴别细菌,如肺炎链球菌和肺炎克雷伯氏菌在菌体的外围均有一层黏液物质的荚膜组成;鞭毛的数目和位置也是鉴别细菌的另一特殊结构,如肠杆菌科细菌的鞭毛为周毛菌,霍乱弧菌为单极单毛菌等。

通过芽孢、荚膜和鞭毛的特殊染色后,在显微镜油镜检查下,清晰可见上述特殊结构,对帮助鉴别细菌有着重要意义。

4. 不染色标本的动力检查　该法是许多临床实验室常用的方法,它可证明细菌的存在,同时尚能观察细菌的某些生物、生理和血清的特点。由于细菌和周围介质的光折射率相似,故观察时需控制进入显微镜的光通量,使细菌和暗的背景有明显反差。压滴法可用于检测细菌动力,化学反应或特异性抗血清反应(如肺炎链球菌和流感嗜血杆菌的荚膜肿胀试验)。悬滴法可用于细菌动力观察。

(二)细菌培养鉴定技术

1. 培养基制备技术　已有标准化商品供应,临床实验室较少自行配制培养基。

2. 接种技术　根据待检标本的性质、培养目的和要求及接种培养基种类采用不同接种方法。

(1)平板划线法:有分区划线法、连续划线法和棋盘格划线法。其目的是使标本或培养物中混杂的多种细菌在培养基表面分散生长,各自形成菌落。一般来说菌落是单一细菌种的纯培养。根据菌落生长特性及选用菌落培养物可作生化鉴定及抗原鉴定。

(2)斜面接种:挑取单个菌落从斜面底部自下向上划一条直线,再从底部开始向上划曲线接种。主要用于纯种增菌及菌种保存。

(3)穿刺接种:用接种针挑取菌落或增菌培养物,由培养基中央垂直刺入至距管底约0.5cm 处,再沿原线退出接种针。多用半固体接种。用于细菌动力观察,双糖生化反应观察等。

(4)液体接种:以接种环蘸取菌种,倾斜液体培养物,先在液面与管壁交界处研磨接种物,然后试管直立将接种物淹没。多用于生化反应鉴定。

(5)倾注平板法:取纯培养物的稀释液或原标本置于无菌平皿中,加入已融化并冷到50℃左右的琼脂,混匀凝固后培养。用于菌落计数。

3. 培养技术

(1)普通培养:将接种完毕的平板、斜面、液体培养基等置 35℃普通培养箱内孵育18~24h。常用于需氧菌或兼性厌氧菌的培养。

(2)二氧化碳培养:有二氧化碳孵箱培养和烛缸培养。用于淋病奈瑟菌、脑膜炎奈瑟菌等的生长,大多数细菌初次分离在5%CO_2条件下生长良好,有利于分离培养。

（3）微需氧培养:常用氧气发生剂在密闭培养罐、盒或袋中进行,产生的气体为5%~6%O_2、6%~10%CO_2,适用于幽门螺杆菌、弯曲菌等微需氧菌生长。

（4）厌氧培养:有厌氧罐、厌氧盒、气袋法、厌氧手套箱法,其目的为去除培养环境中的氧气,造成无氧环境,适合厌氧菌的生长、培养。

4. 鉴定技术 鉴定目的是将分离细菌纯培养物根据生长特征或抗原特性按分类原则放入系统某一适当位置与已知细菌比较其相似性,用比对分析方法确定细菌分类地位。鉴定常借用生理、生化特征和抗原结构,如形态、染色、细菌的特殊结构、生长条件;对某些糖和有机酸、蛋白质、氨基酸的分解,呼吸酶、毒性酶存在与否,然后按主次顺序逐渐区分,此为传统的分类方法。由于对分类性状选择有一定主观性,常掺杂着一些人为因素。20世纪60年代随着计算机应用发展,将细菌各种生物性状按"等重要原则"进行分类,一般选用50项以上的生理、生化指标逐一进行比较,通过计算机分析,划分细菌的种属,此为数值分类,是目前细菌鉴定分类主要方法。细菌生化鉴定成本低廉,操作简单,可手工操作、肉眼观察,无需特殊设备,其鉴定结果与根据细菌遗传物质进行的系统分类结果有良好的一致性,是临床实验室最常用的鉴定方法。细菌受环境因素和抗菌药物的影响会产生形态、染色性和生化反应的变异,生化鉴定有时会遇到难鉴定的细菌,需要结合应用免疫技术进行细菌血清学鉴定或基因鉴定,例如16S rRNA测序与鉴定。该技术通过设计引物,以16S rRNA为靶分子在适当条件下进行聚合酶链反应扩增,对得到的扩增后的16S rRNA片段进行测序,将序列与基因库中序列进行比对,便得知未知菌与基因库中其他菌的相似性,从而完成对细菌的鉴定。

5. 无菌技术 微生物广泛存在于自然界中,很容易在空气中和物体表面扩散。无菌技术(使用防止微生物污染的技术)尤为重要。培养基配制后,需用加热的方法灭菌,基础培养基常用高压蒸汽灭菌法;培养基内添加的营养因子或不耐热的血清、血液等需用滤过等其他无菌操作法进行。接种环或针的灭菌通常采用烧灼灭菌法,空气的消毒也是接种过程中防止污染的方面,因为空气中尘埃降落常会引起微生物污染。在接种过程中需注意无菌操作。

二、真菌检验技术

（一）真菌形态学检查(fungal morphological examination)技术

将疑似真菌感染患者的检验标本作涂片、染色或不染色,在显微镜下观察真菌细胞形状、孢子与菌丝;镜检阳性对浅部真菌病、隐球菌病、皮肤黏膜念珠菌病等有诊断意义。

1. 标本不染色显微镜真菌检查 将标本置载玻片上,加封固液,加盖玻片并压紧,驱赶出气泡。在较暗的光线下于低倍镜下观察寻找菌丝和孢子,再转成高倍镜观察菌丝和孢子形态,检出菌丝和孢子,确定发生真菌感染。如皮肤癣菌病病发或病损部位皮屑、甲屑标本,置于载玻片上,加 1 滴 10%~20%KOH 液,加盖玻片并微微加热,使标本组织溶解透明,在显微镜下可观察到真菌的孢子和菌丝。

2. 标本染色显微镜真菌检查 为了更清楚地观察真菌菌丝和孢子形态,标本需染色后观察。常用的染色方法有革兰氏染色、瑞特染色、荧光染色、乳酸酚棉蓝染色、墨汁负染色等。观察皮肤癣菌的菌丝和孢子结构,常用乳酸酚棉蓝染色;对骨髓和外周血中的荚膜组织胞浆菌,须用瑞特染色或吉姆萨染色后镜检;检测患者脑脊液标本中的新型隐球菌,须作墨汁负染色后检查。镜检阳性对浅部真菌病、隐球菌病、皮肤黏膜念珠菌病等有诊断意义。

(二)真菌培养鉴定技术

1. 培养基制备技术 培养基的选择需根据真菌的种类与标本的类型来决定。取自于机体正常无菌部位标本则可接种到不含抑菌物质的培养基;反之,取自于机体有正常菌群部位的标本应接种于含抑制细菌物质(如氯霉素、庆大霉素、放线菌酮等)的培养基。氯霉素或庆大霉素能抑制大多数污染细菌,而放线菌酮抑制腐生性霉菌,但它还可抑制曲霉菌、镰刀菌、帚霉、暗色真菌和某些酵母等条件性真菌。常用培养基有下述几种:沙氏葡萄糖琼脂(SDA)、沙氏脑心浸液培养(SABHI)、马铃薯葡萄糖琼脂(PDA)、皮肤癣菌试验培养基(DTM)、溴甲酚紫乳固体葡萄糖琼脂(BCP-MSG)、玉米粉葡萄糖(或吐温)琼脂(CMA)、尿素琼脂、察氏琼脂(CZA)、科玛嘉念珠菌显色培养基(CHROMagar *Candida*)。

2. 培养技术

(1)常规培养:在生物安全柜中操作。用红外线加热器灭菌接种针/刀,挑取少量标本,接种于试管的斜面中下部,将标本浅埋入培养基[葡萄糖蛋白胨琼脂培养基(SDA)或马铃薯琼脂培养基(PDA)或脑心琼脂(BHI)],用胶塞封口;放置恒温培养(27℃±1℃),某些双相型真菌需要同时放置37℃培养;分别于24h、48h 和 72h 观察,如果有真菌生长进入鉴定程序;如果无真菌生长建议继续培养至 5~7d,对于深部真菌可以报阴性;对于高度怀疑真菌感染患者标本,或怀疑某些生长较慢真菌时(组织胞浆菌)培养时间应延长至 2~4 周,每周观察,4 周后无真菌生长可报阴性。

(2)小培养:目的在于鉴定真菌的菌种。小培养法有很多种,在此介绍两种,包括:①琼脂方块培养法:在无菌平皿中放入无菌的 U 形或 V 形玻璃棒(或其他支持物),加适量无菌水或含水棉球。取 1 片无菌载玻片放于玻璃棒上,从平板培养基上取 4~5mm 厚、5mm×5mm 大小的琼脂块置于载玻片上。在琼脂块的四周接种标本,然后加盖无菌盖玻片。在适宜环境中培养,肉眼发现有菌生长,提起盖玻片,移去琼脂块,分别将盖玻片和载玻片制片,显微镜观察。②小型盖片直接培养法:按常规方法接种标本在试管或平皿中。取 11mm×11mm 大小的无菌盖玻片,加薄薄 1 层培养基。将此盖玻片有培养基的面朝向接种处插入琼脂,在适当环境培养后,肉眼可见有菌生长时取出盖玻片,有菌面朝下直接覆盖在加有封固液的载玻片上,显微镜下观察孢子和菌丝的形态特征、位置、大小和排列,尤其是观察产孢结构以正确鉴定菌种。

（3）科玛嘉念珠菌显色培养基（CHROMagar *Candida*）培养：用于分离和鉴定主要的念珠菌。在生物安全柜中操作。将临床标本或活化好的念珠菌接种于 CHROMagar 显色琼脂，30~37℃于恒温培养箱培养 48h，观察菌落颜色变化，根据颜色不同鉴定菌种。

3. 鉴定技术

（1）形态学鉴定（morphology studies）：形态学鉴定是真菌鉴定主要依据。以培养物菌落特征、显微镜下孢子和菌丝的形态鉴定真菌菌种，如下所述：①皮肤癣菌：菌种的鉴定主要依据菌落特征、镜检特点，尤其是大分生孢子形状及特殊形状菌丝，故对于难于产孢的菌种需要采用特殊培养基诱导产孢；②曲霉属：通常以菌落形态和分生孢子头的颜色进行群的划分，然后以分生孢子的形态、颜色，产孢结构的数目，顶囊的形态以及有性孢子的形态等进行菌种的鉴定；③毛霉目：真菌常根据菌落形态，最高生长温度，显微镜下观察有无囊托、假根、匍匐菌丝，以及孢子囊、孢囊孢子的形态等进行鉴定，常需要分子生物学进一步鉴定至种的水平；④镰刀菌：产生颜色不同的色素（蓝色、紫色、洋红色色素等）在镰刀菌属的鉴定上是一项很有用的特征，大分生孢子的形态（形状、长度、顶细胞及基细胞形状）不仅是镰刀菌属的特征，也是镰刀菌属菌种的特征。有或无小分生孢子（有则描述其形状、大小、着生方式）是镰刀菌属分类的主要特征；有或无厚壁孢子及其在菌丝上的着生方式对分类具有一定参考价值；⑤暗色真菌：形态学鉴定依然是其鉴定的重要手段。

（2）生化鉴定：除形态学鉴定外，生理生化特征是酵母菌常规的鉴定方法之一。致病酵母菌主要包括念珠菌属、隐球菌属、球拟酵母属、丝孢酵母属和地霉属，目前已普遍采用编码生化鉴定系统（API 20C AUX、API ID32C、API-20C）或商业化酵母菌（半）自动分析鉴定系统（ID 32 C、Vitek 2 YST）等。

1）编码生化鉴定系统：鉴定系统根据不同菌种糖发酵（carbohydrate fermentation tests）和糖同化（carbohydrate assimilation）作用及尿素酶、KNO_3 利用、酚氧化酶试验等而设计的。糖（葡萄糖、麦芽糖、蔗糖、乳糖、半乳糖、海藻糖）发酵指对某种糖发酵产生二氧化碳和乙醇，有气体产生的指示发酵，培养基的 pH 可能不会改变；糖（蜜二糖、纤维二糖、肌糖、木糖、棉籽糖、半乳糖醇）同化指在有氧环境中对作为唯一碳源的、特定一种糖的碳水化合物的利用能力。

2）芽管形成试验：用无菌试管加入动物或正常人的血清 0.5ml，接种少量被检菌，充分混匀后置 37℃孵育箱中孵育，每隔 1h 用接种环取一环含菌血清，显微镜检查可见孢子长出的短小芽管，为试验阳性，用于检查白念珠菌。

3）厚壁孢子试验：在玉米粉吐温 80 琼脂平板上接种待检菌，置室温孵育（25℃），经 24~48h 后显微镜检查可见较多位于假菌丝顶端的壁厚、圆形的厚膜孢子，用于白念珠菌的鉴定。

（3）核酸鉴定技术：测真菌内转录间隔区（internal transcribed spacer region, ITS 区），以

及 18S/28S rDNA 等,不同种属所选基因不同,所得序列需要与 2 个或 2 个以上真菌基因数据库比对,可以得到可靠鉴定结果。

（4）MALDI-TOF-MS 鉴定:通过检测真菌的蛋白质谱图,并将所得的谱图与数据库中的真菌参考谱图比对后得出鉴定结果,方法快速、简单,但仪器较昂贵,对一部分真菌无法得到可信的鉴定结果。

三、病毒检验技术

（一）病毒形态学检查(viral morphological examination)技术

1. 光学显微镜检查　病毒在细胞中增殖,导致宿主细胞结构和功能改变,即细胞病变效应(cytopathic effect, CPE)。不同种类的病毒与宿主细胞相互作用,可表现出不同的结果。通常 CPE 开始于局部的一个小区域,然后向周边细胞乃至整个细胞单层扩散。常见病变为细胞变圆、坏死、溶解、脱落。有的病变表现为细胞变圆,堆积成葡萄状,如腺病毒;有的则表现为细胞融合,形成多核巨细胞,如麻疹病毒;有的细胞内出现包涵体,如狂犬病病毒。可以利用这些细胞的变化检测病毒的存在,也可以进行病毒鉴定。

2. 电镜检查　疑为轮状病毒、诺如病毒、星状病毒与肠腺病毒感染的腹泻,主要用电镜检测标本中的病毒颗粒。磷钨酸溶液负染色技术与免疫电镜检查是常用的两种技术。

（二）病毒培养鉴定技术

1. 鸡胚接种技术　选择受精的白壳鸡卵,孵育鸡胚,待发育至不同的胚龄可行不同接种途径:卵黄囊接种用 6 日龄鸡胚,尿囊腔接种用 9~11 日龄鸡胚,羊膜腔接种用 12 日龄鸡胚。接种标本后的鸡胚于 24h 内死亡的为非特异性死亡。接种后孵育 72h 后收集卵黄囊液、尿囊液或羊水。收获的液体可分别进行各种检测试验,如血凝、补体结合或 ELISA 试验。

2. 组织培养的病毒分离技术

（1）培养细胞的选择:多种培养细胞系可用于检测常见的可培养病毒,如商品化供应的水貂肺细胞、横纹肌肉瘤细胞、人肺 WI-38 和人胎肺 MRC-5、人表皮癌系如 HEp-2 和人类肺癌(A549)系可用于单纯疱疹病毒(HSV)的培养;人包皮成纤维细胞、人二倍体细胞系(最好来源于胚胎肾或胚胎肺)、A549 及人类黑色素瘤细胞系可用于水痘 - 带状疱疹病毒(VZV)的培养;一些细胞培养法还可使用诸如 R-Mix(貂肺 Mv1Lu 及 A549)、H&V-Mix(非洲绿猴肾 CV-1 及 MRC-5)混合细胞进行病毒分离培养。

（2）病毒接种:倒置显微镜下选择生长成层的单层细胞一瓶,消化后经 37℃、5%CO_2 孵箱培养 24~48h 细胞形成单层,此时接种病毒最适宜。取病毒悬液(可根据原效价进行一定倍数稀释)或病毒标本液接种于单层细胞培养瓶内,每瓶 0.2ml,同时设一瓶正常细胞对照(加 0.2ml Hanks 液替代待检病毒液)。37℃吸附 1h,每 15min 摇动 1 次使病毒液均匀接触细胞。吸附后的待检病毒液弃去(亦可不弃),加入适量维持液,置 37℃、5%CO_2 孵箱培养,逐日观察细胞病变情况。病毒感染人类可引起多种疾病,很多类似的临床症状可由不同病毒引起。因此,无法根据患者症状推测其感染的是一种或多种类型的病毒,从而使得标本选择较为复杂,而不同标本在采集及细胞培养程序上也不尽相同。

（3）鉴定技术

1）形态学鉴定:可通过光学显微镜观察病毒在细胞内增殖形成的包涵体,并结合包涵体在细胞中的部位、数量、形状等特点鉴定病毒,也可通过电镜和免疫电镜对病毒形态进行直接观察鉴定。

2）培养细胞中病毒增殖指标鉴定

①CPE:接种病毒后,组织细胞以维持液维系,37℃孵育,每天用光学显微镜检查,观察细胞形态的变化,有病毒增殖时会出现典型的 CPE,病变程度可分为 +~++++。如腺病毒的 CPE 为细胞折光性增强,细胞聚集成团,成串似葡萄。麻疹病毒为多个细胞核聚集成多核巨细胞,人乳头瘤病毒和呼吸道合胞病毒也形成合胞体细胞,疱疹病毒使培养细胞变圆、肿胀、融合。

②血凝试验:有多种病毒具有凝集红细胞特性,利用血凝试验可直接检测这类病毒,但不同病毒对红细胞来源、缓冲液及反应温度有不同要求。

③红细胞吸附试验:常以 PBS 配制的 0.5% 豚鼠红细胞作为检测的红细胞悬液,当加入接种有标本的单层细胞后孵育 30min,PBS 清洗,显微镜下观察感染细胞吸附有红细胞,即是具有血凝能力的病毒已在细胞内增殖。

④5- 碘 -2'- 脱氧尿苷(5-IUdR)敏感试验:当在接种有病毒的细胞培养基中加入 5-IUdR,经培育后未见病毒增殖说明接种的为 DNA 病毒,未受抑制者说明为 RNA 病毒,以此鉴定核酸类型。

⑤乙醚敏感试验:将乙醚加入待测病毒悬液中,振摇后待乙醚挥发,分别将经乙醚处理过和未处理过的病毒液滴定两组感染量,若有包膜病毒,因包膜被脂溶剂灭活,病毒感染滴度大大下降,以此来区分病毒有无包膜。

（4）病毒感染量测定:测定病毒感染性强弱常采用50% 组织细胞感染量(50% tissue culture infection dose, $TCID_{50}$)测定和蚀斑形成试验(PFU)。$TCID_{50}$ 是指能使半数单层细胞管（孔）出现细胞病变的病毒稀释度。此法只能估计病毒感染性的强弱和含量,不能准确测定感染性病毒颗粒的多少。

其方法是:①选择经 24~48h 培养生长旺盛、单层细胞一瓶,倾弃生长液,加入 0.02% EDTA 10ml,37℃消化 10~15min 后,弃去消化液,用含 10% 胎牛血清(FCS 或 FBS)的 MEM 或 RPMI1640 生长液分散细胞,使细胞悬液浓度为 $4 \times 10^5/ml$。用微量移液器将细胞悬液加入无菌 96 微孔培养板中,每孔 0.1ml;②将培养板置于 $5\% CO_2$ 孵箱中 37℃培养 12~18h,使细胞生长成单层;③将待测病毒液在试管内用 2%FCS 的 MEM 或 RPMI1640 维持液作 10 倍系列稀释,使病毒液浓度分别为 10^{-1}、10^{-2}、10^{-3}、……、10^{-8};④弃去培养板中生长液,各孔细胞用 Hanks 液洗涤 2 次,每孔加入不同稀释度的病毒液 0.1ml,每个稀释度 4 个孔。4 个对照孔加入维持液 0.1ml,37℃吸附 1h,然后各孔再加入维持液 0.1ml,轻轻摇匀,37℃、5%CO$_2$下静止培养。逐日观察各孔细胞病变,连续观察 4d。观察结果以 CPE 为判定标准。能使50% 的细胞出现 CPE 的最高病毒稀释度为 TCID$_{50}$,其计算通常按 Read-Munch 方法。

(5)病毒定量法(空斑形成试验):空(蚀)斑形成试验是目前可以测得活病毒颗粒数病毒感染性测定最精确的方法,是将适当浓度的病毒悬液加入已成层的单层细胞培养中,使病毒吸附,再覆盖一层融化的琼脂。每一个病毒在感染细胞内复制后,可产生一个局限的感染灶,此即蚀斑。用中性红染活细胞,可见未染上颜色的空斑。每个蚀斑是由一个感染性病毒体复制产生的,称为空斑形成单位(PFU),即一个空斑就相当于一个病毒体。病毒悬液中含有的感染性病毒量,以每毫升能形成的空斑形成单位来表示,即 PFU/ml。

其方法是:①将待检病毒用维持液 10 倍系列稀释,将培养 24h 单层细胞各平皿(或培养瓶)内生长液弃掉,将病毒液接种于细胞上。按不同倍数稀释的病毒液 10^{-7}、$10^{-6.5}$、10^{-6}、$10^{-5.5}$、10^{-5} 和维持液对照等 6 组接种,每组设 3 只平皿(或培养瓶),每皿(瓶)接种 0.5ml,充分铺满并吸附 1h。每 15min 摇动 1 次使之均匀地接触细胞。②将 42℃预温的覆盖培养基迅速吸取 4~5ml 加入各细胞培养皿(或瓶)中铺盖于已接种病毒的单层细胞表面,待琼脂凝固后,将琼脂层向上,置 37℃培养 3~4d 并逐日观察。③培养第 4 日向各培养皿(瓶)中加 50℃预温的 1% 中性红琼脂培养基 2ml,待凝固后,置 37℃培养数小时(或过夜)后计数空斑。由于中性红可使活细胞着色,病毒感染灶则形成无色空斑。计数时选择空斑不融合、分散呈单个、数目在 30~100 个 / 瓶的培养瓶,分别计算各病毒稀释度的空斑数,并求3 瓶平均值,按式(9-1)计算。

$$PFU/ml = \frac{每瓶内蚀斑数}{每瓶接种病毒量(ml)} \times 病毒稀释倍数 \qquad (9-1)$$

(6)核酸鉴定技术:主要有核酸杂交、PCR、基于转录的扩增、基因芯片技术和基因测序技术等,几乎涵盖了所有已知致病病毒的检测,还可用于病毒定量、病毒基因分型、病毒突变位点分析和病毒耐药性分析等。核酸杂交技术用于检测没有成熟可靠的培养方法的临床标本时具有突出优势,但由于其灵敏度与 PCR 相比较低,在临床上已逐渐被 PCR 所取代。基于转录的扩增的最重要优点在于反应是在等温条件下进行,不需要温度循环仪,因此特别适用于硬件条件差的基层临床实验室。基因芯片技术具有高通量优点,理论上可一次完成所有已知致病病毒的检测。

四、寄生虫检验技术

(一)一般检查法

1. 粪便的检查 粪便检查是确定肠道寄生虫病诊断的最主要方法,也是属于临床检验的常规检查。直接涂片法用于检查虫卵、滋养体和包囊,此法操作简便、迅速,缺点是阳性率低,视野中杂质多;浓集法是将较多粪便中的虫卵或包囊集聚在一个小范围内,便于检出,其阳性率较直接涂片高;肛门外检查法多用于检查肛门附近的蛲虫卵和污染肛门附近的带绦虫卵。

2. 血液和骨髓检查 血液检查是诊断丝虫病、疟疾等最基本的方法;骨髓检查是诊断黑热病较常用的方法。

3. 其他体液检查 痰液主要用于检查肺吸虫病、阿米巴病等;十二指肠液的检查主要是诊断肝吸虫病,还可检查蓝氏贾第鞭毛虫、钩虫卵、蛔虫的幼虫及卵;乳糜尿及鞘膜积液的检查为诊断丝虫病较好的方法;阴道分泌物用于检查阴道毛滴虫病。

4. 组织检查 常用于诊断囊虫病、旋毛虫病,亦可用于诊断血吸虫病及阿米巴病。

(二)寄生虫培养

常用的培养有:钩蚴试管培养法、毛蚴孵化法、囊尾蚴培养、溶组织内阿米巴培养、杜氏利什曼原虫培养等。

(三)免疫学检测技术

主要是检查患者血液或体液中,由寄生虫本身分泌排泄的微量抗原或人体针对寄生虫各种抗原产生的微量抗体,其在寄生虫的感染早期或隐性感染,以及病原体尚未出现在排泄物、分泌物内,或感染晚期虫体寄生部位病理变化的原因以及幼虫移行症等因素难于检获病原体时,免疫学诊断方法起到重要的辅助诊断作用。常用的凝集反应、沉淀反应、免疫荧光法、免疫酶技术、放射免疫测定法和某些细胞免疫测定法等,其原理和方法与其他传染病的免疫诊断方法有许多类似的方面。

(四)分子生物学技术

从寄生虫感染者待检标本中检测寄生虫特异性基因物质的方法。在一些寄生虫感染疾病中,有时原虫数量极少,用一般方法无法检测,而经 PCR 扩增 DNA 模板,可明显提高检出率,如锥虫病、利什曼病、疟疾、肠球虫病、贾第虫病、弓形虫病等。应用 DNA 探针技术作为实验诊断方法的寄生虫病有疟疾、弓形虫病、利什曼病、血吸虫病与丝虫病等。将分子生物学技术与免疫学技术结合用的聚合酶链反应 - 酶联免疫吸附试验(PCR-ELISA)法开辟了寄生虫病实验诊断的新途径。包括基因重组和基因芯片技术在内的各种新技术的广泛应用,将会使寄生虫病的实验诊断取得更大突破。

五、病原学检验技术的进展和展望

近年来造成人类感染的病原微生物日益复杂、种类更多、范围更广,而且耐药性不断增强。一些传统的病原微生物如结核分枝杆菌、霍乱弧菌、鼠疫耶尔森菌等死灰复燃,同时又出现了许多新发、突发的病原体,给临床诊断和治疗带来巨大困难,严峻的现实要求有能更准确快速鉴定病原体的检验技术。

（一）分子生物学技术

1. 新一代测序（next-generation sequencing，NGS） 也被称为深度测序、高通量测序或大规模平行测序，是一组较一代测序通量更高，成本更低，用时更短，自动化更高的测序技术。常用的分子诊断技术，如 PCR 也只能识别既定靶标，而无法检测未知病原微生物，可获得的信息有限。NGS 因其不依赖已知核酸序列，无需特殊探针设计，可直接对未知病原微生物进行检测，打破了传统微生物检验的局限性，在临床微生物领域展现了广阔的前景。目前对已发现的致病性病毒的全基因组测序已基本完成，通过将所检测的病毒进行特征性基因序列测定，并与病毒全基因测序相结合，可达到诊断病毒感染的目的，也可用于病毒耐药相关位点突变分析和病毒型别的鉴定。如利用高通量测序技术对 COVID-19 患者标本分离病毒进行全基因组序列测定，通过文库制备、上机测序与数据比对分析等获得病毒全基因组序列，全长 29 847bp。通过与病毒基因序列数据库进行比对，可作为确诊 COVID-19 感染的病原学证据之一。

NGS 的飞速发展使其不再局限于科学研究中，逐渐向临床微生物迈进。目前 NGS 应用于病原体鉴定、基因型耐药检测、菌株分型、流行溯源、暴发监测与临床标本宏基因组学研究等。NGS 因可直接对临床标本测序，无需培养与信息全面的特点被应用于病毒、苛养菌、少见菌以及真菌的快速鉴定中，但由于成本及复杂的数据分析，NGS 在临床常见、易培养的病原体鉴定中仍无法取代传统的微生物鉴定方法。同样，在耐药检测中，NGS 也是适用于无法培养或者生长速度极慢的病原体，如病毒、结核分枝杆菌等。NGS 用于流行溯源和暴发监测在一些小规模的试验中证明是可行的，在肠道微生物宏基因组学研究也取得了一些重要成果。在临床微生物领域，该技术不仅提高了我们对已知疾病和病原体的认识，且开拓了对未知物种及疾病的探索思路。该技术前景巨大，但要进入临床成为主要检测技术仍需解决很多问题。

2. PCR 技术 PCR 具有高度敏感性和特异性，在病原体检测上具有优势。尤其是目前其他方法阳性检出率很低的菌株，PCR 技术鉴定有重要意义。为了克服 PCR 技术特异性不足，逐渐衍生出一些新的 PCR 技术并被用于实践，如热启动 PCR、巢式 PCR、逆转录 PCR、多重 PCR、通用引物 PCR（UP2PCR）、PCR 单链构象多态性分析、随机引物 DNA 多态性扩增（RAPD）、限制性长度多态性分析（RFLP）、实时荧光 PCR（real time PCR）等。新型冠状病毒核酸检测试剂盒是基于一步法 RT-PCR 技术，选取 SARS-CoV-2 基因组中开放读码框 1ab（ORF1ab）和核衣壳蛋白（N）两个序列作为扩增靶区域，设计特异性引物及荧光探针，用于检测标本中的新型冠状病毒 RNA。同一份送检标本 ORF1ab 和 N 基因检测结果同时阳性，该病例即可确认为 SARS-CoV-2 感染；如果检测结果仅单个靶标阳性，则需重新采样检测，结果若仍为单个靶标阳性，可判定为阳性。另外，如果两种类型标本实时 RT-PCR 同时出现单靶标阳性，也可判定为 SARS-CoV-2 感染。核酸检测可缩短病毒检测窗口期，实现早期检测，全自动化灵敏检测，特异性高。是新型冠状病毒感染的"金标准"。

3. 连接酶链反应(LCR) LCR 是一种新的 DNA 体外扩增检测技术,其基本原理为:以 DNA 连接酶连接两条互补 DNA 中一条上的缺口,然后经变性、退火、连接 3 个步骤反复循环,使靶基因序列得到大量扩增,效率与 PCR 相当。目前已建立了用 LCR 检测沙眼衣原体、解脲支原体、淋病奈瑟氏菌的技术。

4. DNA 芯片技术 生物芯片是 20 世纪 90 年代中期发展起来的一项技术,它以载玻片、尼龙膜等为载体,在单位面积上高密度、有序地排列了大量生物活性分子,以达到一次试验同时检测多种疾病或分析多种生物样品的目的。根据芯片上固定的生物活性分子的不同,分为蛋白质芯片和基因芯片(寡核苷酸探针或靶 DNA)。DNA 芯片优点是可快速、准确、高效地显示病原体的遗传信息,已广泛应用于病原微生物基因序列分析、进行分子流行病学调查、感染病的快速诊断和抗感染药物的研制及耐药机制的研究。随着微生物全基因序列测定的完成,基因芯片技术的日趋完善,可以预测将来能够在一张芯片上同时检测几乎所有病原微生物,同时还可以同步检测其对药物的敏感性,具有广阔的发展和应用前景。

(二)自动化鉴定技术

传统微生物检验技术(染色、显微镜检查、培养、生化鉴定)目前仍然是许多病原体检测的“金标准”。但是,由于细菌的生长繁殖需要一定时间,使检测周期难以缩短;为解决这一问题,各种自动化培养和鉴定系统不断产生。

1. 细菌数值鉴定 1962 年 Beers 等首先提出用概率值表示某试验在指定细菌分类群中的阳性率,从而将统计学方法用于细菌鉴定中。1973 年 Lapage 等系统地研究和发展了细菌概率鉴定法,并建立了科学的细菌数值鉴定数理模型。随后,法国生物梅里埃公司在 Lapage 理论基础上研制了商品化的 API 编码鉴定系统,使细菌数值鉴定方法得到迅速推广应用。从 20 世纪 70 年代至今,细菌数值鉴定技术经历了手工阶段、半自动阶段,发展到今天的自动化阶段,已被临床实验室广为使用。

2. 自动细菌鉴定系统 是由孵育箱、扫描仪和计算机等部件组成的仪器,能够自动完成对鉴定板的孵育、定时扫描、数据读取和结果判断等程序,并将待测细菌鉴定到种的分析技术。不同的鉴定系统分析的代谢底物不同,检测的具体原理不同,临床常用的几种微生物自动鉴定系统有 VITEK 系统、MicroScan、Walk/Away 系统、PHOENIX 系统、SENSITITRE ARIS 系统、Biolog 微生物鉴定系统等。自动细菌鉴定分析系统集计算机、信息及自动化分析为一体,采用商品化和标准化的配套鉴定板,可快速、准确地对临床近千种常见分离菌进行鉴定,目前已在临床实验室广泛使用。近 10 多年来,随着计算机的发展和应用,先后出现了许多自动与半自动细菌鉴定与药敏系统,统称为“微生物鉴定专家系统”,这些系统大大提高了临床实验室的工作效率和检测的准确性。

3. 连续监测血培养系统(continuous monitoring blood culture system, CMBCS) 通过计算机自动扫描连续监测微生物生长代谢指标(即混浊度、pH、代谢终产物、CO_2 的浓度、荧光标记底物或代谢产物等的变化),定性地检测微生物的存在,并自动报警有细菌(或真菌)生长的系统。该系统改变了传统的血培养需每天观察培养瓶的变化并进行盲目转种,费时、费力、阳性率不高的现状,使检测变成快速简便的自动化操作,缩短了工作时间,提高了阳性检出率。除可进行血液标本的检测,也可以用于临床上所有无菌体液,如骨髓、胸腔积液、腹腔积液、脑脊液、关节液、穿刺液、心包积液等的细菌与真菌培养检测,提供感染性疾病的病原学诊断,培养阳性的患者应尽可能快地给予适当的抗感染治疗,还可帮助判断预后与指导抗微生物药物的使用。

4. 分枝杆菌自动化快速培养系统 结核分枝杆菌培养阳性是结核病病原学诊断的金标准。该菌生长缓慢,一般 2~4 周才能形成肉眼可见表面干燥、不透明、乳白色或淡黄色、呈颗粒状、结节状或菜花样菌落;在液体培养基中细菌生长较为迅速,一般 1~2 周即可生长,常形成表面菌膜。分枝杆菌自动化快速培养系统 BACTEC MGIT 960(1996 年)的问世使分枝杆菌的培养灵敏、快速、安全。系统采用改良 Middle Brook 7H9,添加营养剂与抑菌剂,以创新的荧光检测技术,准确地、灵敏地通过检测氧气的消耗而检测出是否有分枝杆菌的生长。阳性报告速度可在 4~11d 内完成,加快临床治疗的进程。配合有多种药物、多浓度的分枝杆菌抗生素敏感性测试(TB-AST)检测,得出准确的药敏结果。

5. 全自动免疫分析仪 临床检测多采用应用酶联免疫反应与化学发光检测相结合技术的全自动发光免疫分析仪,使通过检测病原菌的抗原或抗体来进行快速鉴定的免疫学方法进一步简化和准确。

随着分子生物学技术的发展和应用,人们对细菌遗传本质的认识愈加深入,使一些细菌在分类名称上发生改变,同时又有一些新的细菌不断被认识和发现,所以细菌鉴定数据库需要实时更新,才能满足临床细菌鉴定的需要,互联网的发展为细菌鉴定数据库的实时更新提供了可能。自动细菌鉴定系统可快速、准确对临床近千种常见分离菌进行鉴定到种,已在临床实验室广泛使用。能鉴定的细菌包括革兰氏阳性球菌、革兰氏阴性杆菌、酵母菌、苛养菌、厌氧菌等。该系统可通过计算鉴定百分率(ID)和典型性参数(T),给出鉴定结果可信度。基质辅助激光解吸电离飞行时间质谱鉴定技术(MALDI-TOF-MS)是近年来发展起来的一种新型的软电离生物质谱分析技术。通过建立各种细菌具有种属特征的化学物质,如脂肪酸、蛋白质、核酸、糖类等特征指纹图谱库,将临床分离的单个细菌菌落经简单的前处理后,直接上机检测,所获得的质谱图可立即与数据库进行比较,得出鉴定结果。

(三)高效液相色谱检测技术与质谱技术

1. 变性高效液相色谱(DHPLC) DHPLC 是将细菌混合物在不同固定相与流动相中溶解、解析、吸附、脱附反复多次后得分离,然后采用各种检测手段将细菌鉴定到属、种甚至株。是一种可以对核酸片段进行灵敏、快速的分析,并检测出单碱基错配及插入缺失的新技术,作为一种能用于快速、自动和高通量检测基因的技术平台,应用于致病微生物基因抗药性突变检测、基因型分析、细菌分类鉴定等领域。根据微生物基因的特异性引物,PCR 扩增,其产物经 DHPLC 检测,可快速检测或鉴定微生物。

2. 质谱技术　质谱技术是利用特定离子源将待测样品转变为高速运动的离子,离子在电场或磁场作用下,根据质量/电荷比(质荷比)进行分离,用检测器记录各离子的相对强度,形成质谱图用于分析,该技术具有高通量、快速等优点,是蛋白质组学的技术支柱。

微生物鉴定是基于分析质谱图中的生物标志物,即微生物中某些含量或结构具有种属特征的化学物质,如脂肪酸、蛋白质、核酸、糖类等,与已知数据库进行比对。因此,获得重现性好的质谱图是决定鉴定结果可靠、准确的关键。常用方法是基质辅助激光解析离子化飞行时间质谱(MALDI-TOF-MS)、电喷雾-离子化质谱分析(ESI-MS)等。通过 MALDI-TOF-MS 对已知微生物建立标准蛋白质组学指纹质谱数据库,可直接对血清、脑脊液、尿液、细胞培养液等标本进行高通量、自动化检测,利用获得的质谱数据与标准蛋白质组学指纹质谱数据库比对进行鉴定。串联质谱技术在数秒钟内,灵敏地获得同一样品多肽质量指纹图和多肽序列,提供更多的结构信息,鉴定结果更为可靠。但目前数据库尚不完善,同一菌种不同实验室分离的菌株存在表型甚至基因结构差异,鉴定时需同时参考商品化数据库与本地区建立的数据库。该技术还不能从临床标本中直接检测,需要微生物的培养物,它作为微生物鉴定传统方法的补充,为细菌、真菌鉴定提供了新的选择。

(四)新型生物传感装置

采用了一种可以在磁场中异步旋转的磁性小珠,当这种磁珠有任何附着到的物质时其转速都会降低。当单个细菌附着上去后将极大地阻碍磁珠,使磁珠旋转速率减慢,若细菌再长大一点点,阻碍力将持续增大,转速也将随之变化,因而我们可测量出细菌的这种"纳米级生长变化"。利用同样的原理,该装置也可用于检测细菌的药敏性。当细菌受到药物影响停止持续生长,进而使得磁珠转速发生变化,于是研究人员便能在数分钟内知道药物是否对细菌产生了作用。

(五)直接快速检测的微生物分离培养基

该分离培养基将分离与鉴定过程合二为一,从而缩短检测时间,目前已普遍应用。其一般原理为在分离培养基中加入检测某些菌种的特异性酶的底物(通常为无色),但在特异性酶作用下产生荧光或显示一定颜色,通过观察菌落产生的荧光或菌落颜色即可对菌种作出鉴定。常用沙门氏菌显色培养基、弧菌显色培养基、O157 显色培养基、大肠埃希菌显色培养基、蜡样芽孢杆菌显色培养基、李斯特菌显色培养基、白念珠菌显色培养基等。

第三节　临床应用

一、感染性疾病病原学诊断

感染可由病毒、细菌、真菌或寄生虫所致,不同组织器官系统的感染各具其特征性临床症状,但不同病原微生物引起感染的临床症状和体征也可以类似,通过病原学实验诊断技术可作出感染性疾病（简称感染病）病原学诊断与鉴别诊断，并能对新发感染病的病原体发现、致病性的研究起重要作用。

　　临床感染病实验诊断的基本方法仍是传统的病原学技术（包括形态学检查、分离培养及鉴定）。形态学检查不仅可以迅速了解标本中有无病原生物及大致的菌量和种类，而且根据细菌形态学有助于对病原菌的初步识别和分类，向临床提供初步信息作为参考。但形态学检查灵敏度较低、结构判断较多依赖于操作人员的经验。病原体分离培养和鉴定能够对感染病作出明确的病原学诊断，同时将分离所得培养物继续进行药物敏感试验，是感染病治疗用药的实验室依据。近年来核酸检测和蛋白质谱技术发展迅速，弥补了传统病原学检测技术的不足，使感染病实验诊断更加快捷、准确；但该类技术的缺点是容易污染，对实验室仪器设备和操作人员的要求较高，所检测得到的核酸或蛋白质谱并不一定代表有活菌存在，目前核酸检测和蛋白质谱技术暂时还不能做药敏试验等。微生物检验自动化系统、微生物自动鉴定和药敏仪以及 21 世纪出现的全自动流水线是集微生物、计算机为一体的细菌鉴定技术，表明感染病的病原学实验检测已正向微量化、自动化和信息化迅速发展。

　　感染性疾病早发现、早诊断是预防传染病的有效措施。新型冠状病毒肺炎（coronavirus disease 2019，COVID-19）病原 SARS-CoV-2 与菊头蝠携带的冠状病毒 BtCoV/4991 高度同源，但进化分析显示它含有区别于其他病原体的特异的 RNA 序列，进而通过检测开放读码框 1ab（ORF1ab）基因、核衣壳 N 基因、包膜 E 基因的检测作为核酸检测的诊断依据。

二、为临床感染性疾病治疗用药提供依据

　　抗菌药物敏感性试验能测定细菌对抗菌药物的敏感性，为临床提供有效抗菌药物的选用信息以控制感染；综合某地区某种属致病菌一定数量群体的药敏结果，可以了解该地区致病菌的耐药现状，为临床经验用药提供依据；对新研发的抗菌药物进行药敏分析，评价其抗菌药效；分析医院感染流行株的药敏谱，为确定是否为单株（a single strain）流行提供依据。总之，药敏试验是指导临床经验用药和优化靶向治疗选择的依据，对判断临床疗效、提高感染性疾病的治疗能力、控制多重耐药菌和泛耐药菌的产生具有重要意义。此外，药敏试验结果也是新药开发推广和治疗学的学科基础，具有一定的流行病学价值和生态学影响等。

三、感染性疾病预防

　　病毒感染是临床常见感染病，感染后常因病毒种类、机体状态不同而发生轻重不一的具有病毒感染特征的病毒性疾病；或虽发生病毒感染，但并不引起临床症状的隐性感染。通过实验诊断，可客观、正确提供诊断病毒感染的依据，不仅可辅助确定患者初次抗病毒治疗方案，指导停止不合理的抗菌药物治疗和缩短住院周期；还可判定社区感染中的特殊病毒性疾病（如麻疹等），可帮助识别继发患者和采取预防措施（如疫苗接种）；通过实验室诊断能及时发现和鉴定出新病毒，对其流行病学监测和控制病毒性疾病的流行有着重要的意义。

目前，基于分子生物学理论的分子流行病学研究在感染性疾病的流行病学调查和传播途径阻断、病原体进化及群体免疫力预测、病原体候选疫苗研发等方面承担着不可或缺的角色。此外，在预防艾滋病、梅毒、乙型肝炎母婴传播方面，在孕产期孕妇经相应的实验诊断而得知为相应感染或携带者后，采取预防母婴传播措施，保证了下一代的健康。

（李　敏　洪秀华）

第十章　遗传性疾病
实验诊断技术

由于遗传因素而罹患的疾病称为遗传性疾病或简称遗传病(inherited disease, genetic disorder)。遗传因素可以是生殖细胞或受精卵内遗传物质的结构与功能的改变,也可以是体细胞内遗传物质结构与功能的改变。遗传病分为染色体病、单基因病、多基因病、线粒体基因病和体细胞遗传病五大类。

20世纪50年代以来,旨在研究遗传病的发病机制和遗传方式的医学遗传学有了迅猛的发展,这主要是由于生物化学、细胞遗传学、免疫学与分子遗传学实验技术的发展对其的推动作用。21世纪以来,医学遗传学领域里不断有新的成果和新的发现,以DNA芯片为代表的生物信息学技术的应用更为医学遗传学实验技术的发展增添了新的活力。

对遗传病的防治而言,明确诊断始终是首先需要解决的问题。借助这些重要的技术,临床上可对遗传性疾病进行正确诊断。遗传病的诊断根据遗传病患者及其家属就诊时间的不同可分为临症诊断、症状前诊断、出生前诊断及着床前诊断4种,而早期发现、早期诊断、早期治疗对提高遗传病患者的生活质量以及减少遗传病患者的死亡率至关重要。

第一节　染色体遗传病实验诊断技术

一、常染色体病诊断技术

(一)基本理论

1. 染色体的数目　正常人的体细胞为二倍体,含有46条染色体,即23对:女性为46,XX;男性为46,XY。配子为单倍体,含23条染色体。

2. 染色体的形态与分类　染色体在正常情况下呈杆状,有丝分裂中期的染色体经秋水仙素处理后,破坏了纺锤丝的形成,使原已纵裂的染色体在着丝粒(centromere)处不能分开,染色体呈X形或∧形。此时的染色体为中期染色体(metaphase chromosome),或称之为秋水仙素染色体(colchicine chromosome),其形态最典型,可以在光学显微镜下观察,常用于染色体研究和临床上染色体病的诊断。

正常情况下着丝粒呈现在中期染色体的一个收缩区域,着丝粒将整条染色体分成两部分,较短的部分,称为短臂(short arm),用p表示;而较长的部分,称为长臂(long arm),用q表示。长臂和短臂纵分为二,各自称为染色单体(chromatid)。因遗传物质已复制,所以在中期染色体中可以看到这种由 2 条染色单体组成的染色体。在有些染色体的长臂或短臂上可见另有收缩凹陷处,称为次级缢痕(secondary constriction),着丝粒区域就是初级缢痕,着丝粒的位置常作为染色体分类的一种依据。在某些染色体的短臂一端还可见有球形小体以细丝与短臂相连,称为随体(satellite)。端粒(telomere)是在染色体末端的 DNA 顺序,它是保持染色体的稳定性所必需的,端粒的存在保证了染色体结构的完整。

人类染色体的形态依据着丝粒在染色体上的位置分成三种类型:中着丝粒型染色体(metacentric chromosome),亚中着丝粒型染色体(submetacentric chromosome)与近端着丝粒型染色体(acrocentric chromosome)(图 10-1)。中着丝粒型是着丝粒位置在染色体中部或近中部,着丝粒两端的短臂(p)和长臂(q)的长度几乎相等。亚中着丝粒型是着丝粒的位置稍偏离中间,短臂和长臂有明显差异。近端着丝粒型的短臂极短,着丝粒位置几乎接近于短臂的末端区域,因此短臂和长臂的长度有显著的差异。随体多存在于近端着丝型染色体的短臂末端的异染色质小片段上,随体的有无是染色体分组的依据之一。

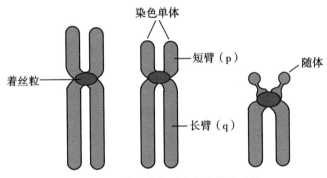

图 10-1　染色体的形态与分类模式图

3. 染色体的制备　制备染色体的材料可来自经过培养的细胞,或直接源自高分裂的组织细胞(骨髓细胞或肿瘤细胞)。

(1)外周血淋巴细胞:外周血淋巴细胞培养后染色体制备是既迅速又方便的常规分析方法,能够在培养 3d 以后制备中期染色体的图像。

(2)其他需培养细胞:来自其他细胞类型的细胞培养(如成纤维细胞、羊水细胞、绒毛膜细胞及肿瘤细胞等)需要 1~2 周的时间。成纤维细胞与其他细胞的培养能持续数星期或数月时间。它们也能在液态氮中冷冻和贮藏至几年以便作进一步分析用。

(3)直接制备细胞:白血病患者的骨髓细胞或某些实体瘤细胞可直接制备染色体,但要求这类组织细胞中有较高的细胞分裂率。

4. 染色体的分组　Tjio 和 Levan(1956 年)利用流产胎儿的肺组织培养,确定人类染色体的数目为 46 条。其中 22 对(44 条)是常染色体(autosome),还有一对是性染色体(sex chromosome)X 和 Y。1978 年的人类细胞遗传学命名委员会对非显带染色体分组的依据规定如下。

（1）每条染色体的相对长度,即每一条染色体的长度（Li）与单倍体中22条常染色体长度之和（$\sum L_A$）加上一条X染色体长度（L_X）总和之比,用百分比表示：

$$相对长度 = \frac{L_i}{\sum L_A + L_X} \times 100$$

（2）每条染色体长臂长度（q）与短臂长度（p）之比,即臂比率（arm ratio）：

$$臂比率 = q/p$$

（3）每条染色体短臂的长度占该染色体全长的百分率,即着丝粒指数（centromere index）：

$$着丝粒指数 = \frac{p}{p+q} \times 100$$

（4）随体的有无:根据上述分组依据,可把人类46条染色体分为7组（图10-2）。各组分类特征见表10-1。

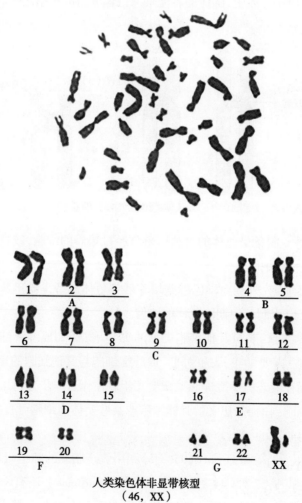

人类染色体非显带核型
（46, XX）

图 10-2　染色体核型

表 10-1 人类染色体分组编号和特征

组别	染色体编号	区别特征
A	1, 2, 3	大型中着丝粒染色体
B	4, 5	大型亚中着丝粒染色体
C	6, 7, 8, 9, 10, 11, 12, X	中型亚中着丝粒染色体
D	13, 14, 15	中型近端着丝粒染色体,均有随体
E	16, 17, 18	中型亚中着丝粒染色体,但比 C 组染色体小
F	19, 20	小型中着丝粒染色体
G	21, 22, Y	小型近端着丝粒染色体,除 Y 外,均有随体

将人体细胞秋水仙素中期染色体按染色体的分组依据逐一进行分析的过程,称为核型分析(karyotyping)。细胞中的全部染色体按其大小、形态特征顺序排列所构成的图像称为核型(karyotype)。

5. 染色体分析的显带技术及其他的分析技术

(1)染色体显带技术:中期染色体固定后直接用吉姆萨(Giemsa)液染色,染色体着色均匀,此类染色体称为非显带染色体,对于识别个别染色体的正确性存在一定的局限性。到了 20 世纪 60 年代末期发现荧光染料或其他处理方法可使染色体显示亮暗相间或深浅不一的条纹结构。这种显示条纹的染色体标本,被称为显带染色体(banding chromosome)。显带技术可将人类染色体特征性地表示出来,提高了临床细胞遗传学的诊断技术水平。

1)常用的显带方法:目前国际上通用的四种显带技术是:喹吖因荧光法(Q 带)、胰酶 Giemsa 法(G 带)、逆相 Giemsa 法(R 带)和着丝粒区异染色质法(C 带)(1971 年巴黎会议上确定)。其显示方法见表 10-2。

表 10-2 人类染色体主要显带技术

显带技术代号	带型	处理方法	染色方法
QFQ	Q	荧光	氮芥喹吖因染液
GTG	G	胰酶	Giemsa 染液
RHG	R	加热	Giemsa 染液
CBG	C	$Ba(OH)_2$	Giemsa 染液

2)高分辨 G 带:应用普通 G 显带技术,在单倍体(n)的人类中期染色体上能清楚看到有 320~410 条深浅带纹。然而,这些带纹已远不能满足目前人体细胞遗传学的研究工作和临床诊断的需求。Yunis 和 Chandle(1977 年)制备出高分辨的带型,在每套单倍体染色体组可显出深浅带纹达 850 条,目前的研究工作已使显带达到 1 000~1 500 条带。染色体高分辨 G 带分析的开展,使每条带上可分出更精细的亚带,这为鉴别某些遗传性疾病及细胞遗传学的研究提供了更为有效的方法。

（2）利用探针的杂交方法：利用特殊标志（如生物素、洋地黄毒苷和二硝基苯酚等）标记的 DNA 探针与中期染色体或间期染色质杂交，结果可在显微镜下直接观察。被检测部位与荧光信号或其他染料结合，其中荧光染料应用最为广泛，故称为荧光标记原位杂交（fluorescence in situ hybridization, FISH）。FISH 是一种十分有用的检测方法，由 FISH 技术进一步延伸还发展出了比较基因组杂交（comparative genomic hybridization, CGH）技术等。

6. 染色体的命名与书写原则

（1）正常人类核型

1）基本公式：正常人类核型由 23 对染色体所组成，包括 22 对常染色体和 1 对性染色体，正常染色体按照大小和着丝粒的位置进行排列可分成七组，分别用英语大写字母 A~G 表示。正常男性核型为 46, XY；正常女性核型为 46, XX。

2）带的命名：每个臂上可分为一个或多个区域，每个区又有数条带，区和带的编码顺序均自着丝粒起始而依次排列至末端。

通常在显示一条染色体上的某一个带时，必须包括四种符号：①染色体号数；②臂的符号；③区号；④带号。这些符号依次连写，不必留间隔，也不用标点分开。例如 2p13 表示为第 2 号染色体短臂 1 区 3 带（图 10-3）。高分辨显带可将带再分成若干亚带，亚带的命名需在原来带名之后加小点，小点后再写亚带的编号，亚带亦由着丝粒向外依次编号。

人类细胞遗传学国际命名体制（International System for Cytogenetic Nomenclature, ISCN）

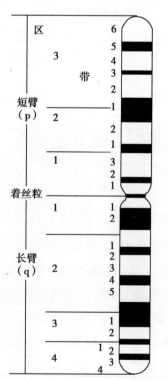

是染色体形态结构的国际统一标准化命名体系。自 1960 年在美国丹佛（Denver）会议提出，细胞遗传学家先后共召开了 6 次人类细胞遗传学标准化国际会议，1971 年巴黎会议公布了 350 条带的模式图，成为全世界细胞遗传实验室进行染色体分析的参考体系。1980 年巴黎会议及其常务委员会又公布了高分辨染色体带纹，建立了 400 条带、550 条带和 850 条带的模式图，命名体制不定时更新。

（2）异常核型的命名：体细胞或生殖细胞内染色体发生的异常改变为染色体畸变（chromosome aberration）。染色体畸变可分为数目畸变和结构畸变两大类。其中染色体的数目畸变又可分为整倍体改变和非整倍体改变。结构畸变主要有缺失、重复、易位和倒位等。无论是数目畸变，还是结构畸变，其实质是涉及染色体或染色体节段上连锁基因群的增减或位置变化，使遗传物质发生了改变，结果都可以导致染色体异常综合征或染色体病。

ISCN 可对任何染色体的组成进行书写和描述，为了简化核型书写方法，规定了人类细胞遗传学常用的缩写符号（表 10-3）。

图 10-3　染色体区带的命名

表 10-3　细胞遗传学常用符号和编写术语

符号	字源	意义
+, -		符号前表示整条额外增加或减少,符号后表示部分增长或缩短
/		嵌合体
→		从→到
?		识别没有把握,或为可疑者
:		断裂
::		断裂后重接
;		区分涉及结构重排的染色体
cen	centromere	着丝粒
del	deletion	缺失
dup	duplication	重复
end	endoreduplication	内复制
fem	female	女性
mal	male	男性
i	isochromosome	等臂染色体
ins	insertion	插入
inv	inversion	倒位
mat	maternal	母源
pat	paternal	父源
mar	marker	标记染色体
mos	mosaic	嵌合体
r	ring chromosome	环形染色体
rcp	reciprocal translocation	相互易位
rob	Robertsonian translocation	罗伯逊易位
sce	sister chromatid exchange	姐妹染色单体互换
t	translocation	易位
ter	terminal	染色体末端

异常核型内容由三部分组成:染色体总数,性染色体的构成和畸变,常染色体畸变。非显带染色体数目畸变举例见表 10-4,非显带染色体结构畸变举例见表 10-5,显带染色体结构畸变核型的书写一般分为简式和繁式两种,以 G 带为主,举例见表 10-6。

表 10-4　染色体数目畸变的符号及其意义

畸变类型	符号	意义
多倍性	69, XXY	总数 69,性染色体 2 条 X,1 条 Y,男性核型
多体性	47, XY, +21	总数 47,性染色体为 XY,多 1 条第 21 号染色体
	47, XXY	总数 47,性染色体 2 条 X,1 条 Y,男性核型
单体性	45, X	总数 45,性染色体只有 1 条 X
	45, XX, −C	总数 45,性染色体为 XX,C 组染色体中少 1 条
假二倍体	46, XY, +18, −21	总数 46,性染色体为 XY,多 1 条 18 号染色体,少 1 条 21 号染色体
嵌合体	mos 45, X/46, XY	一个个体中具有两种细胞系;其中一个细胞系染色体总数 45 条,性染色体只有 1 条 X,另一个细胞系染色体总数 46 条,性染色体为 XY
	mos 45, X/46, XX/ 47, XXX	一个个体中具有三种细胞系;一个细胞系染色体总数 45 条,性染色体只有 1 条 X,一个细胞系染色体总数 46 条,有正常 2 条 X,还有一个细胞系染色体总数 47 条,有 3 条 X

表 10-5　非显带染色体结构畸变符号

畸变类型	符号	意义
部分增长	46, XY, 1q+	总数 46,性染色体为 XY,1 号长臂部分增长
多体性及部分增长	47, XY, +14p+	总数 47,性染色体为 XY,多 1 条 14 号染色体,且其短臂部分增长
易位	46, XY, t(Bp−; Dq+)	总数 46,性染色体为 XY,B 组 1 条染色体和 D 组 1 条染色体发生相互易位,结果使 B 组染色体短臂部分缺失,D 组染色体长臂部分增长
	46, X, t(Xq+; 16p−)	总数 46,1 条 X 染色体正常,另 1 条 X 染色体和第 16 号染色体相互易位,使 X 染色体的长臂部分增长,而 16 号染色体的短臂部分缺失
	45, XX, −D, −G, +t(DqGq)	总数 45,性染色体为 XX,D 组和 G 组各缺 1 条染色体,而多 1 条由它们的长臂相连而成的易位染色体
	46, XX, −D, +t(DqGq)	总数 46,性染色体为 XX,少 1 条 D 组染色体,多 1 条由其长臂和 G 组 1 条染色体长臂相连而成的易位染色体
环形染色体	46, XX, r(16)	总数 46,性染色体为 XX,第 16 号染色体为环形染色体
等臂染色体	46, X, i(Xq)	总数 46,一条 X 染色体正常,另一条为 X 长臂等臂染色体

表 10-6 显带染色体结构畸变符号

畸变类型	符号和意义
环形	简式：46, XY, r(2)(p21q31)
	繁式：46, XY, r(2)(: : p21 → q31 : :)
	意义：总数 46, 性染色体 XY, 第 2 号染色体短臂 2 区 1 带与长臂 3 区 1 带断裂点相接成环形
等臂	简式：46, X, i(X)(q10)
	繁式：46, X, i(X)(qter → q10 : : q10 → qter)
	意义：总数 46, 一条正常 X 染色体和一条 X 长臂等臂染色体, 后者是从 X 长臂末端始到着丝粒再到长臂末端止
末端缺失	简式：46, XX, del(1)(q21)
	繁式：46, XX, del(1)(pter → q21:)
	意义：总数 46, 性染色体 XX, 第 1 号染色体长臂 2 区 1 带处断裂, 其远端部分缺失, 保留短臂末端到长臂 2 区 1 带处止
中间缺失	简式：46, XX, del(1)(q21q31)
	繁式：46, XX, del(1)(pter → q21 : : q31 → qter)
	意义：总数 46, 性染色体 XX, 第 1 号染色体长臂 2 区 1 带处和 3 区 1 带处断裂, 中间部分缺失, 它们又再重新相接, 保留从短臂末端到长臂 2 区 1 带, 再与 3 区 1 带相接到长臂末端止
相互易位	简式：46, XY, t(2 ; 5)(q21 ; q31)
	繁式：46, XY, t(2 ; 5)(2pter → 2q21 : : 5q31 → 5qter ; 5pter → 5p21 : : 2q21 → 2pter)
	意义：总数 46, 性染色体 XY, 第 2 号染色体长臂 2 区 1 带断裂, 其远端部分易位到第 5 号染色体, 而第 5 号染色体 3 区 1 带处断裂, 其远端部分易位到 2 号染色体, 重组形成 2 条新的染色体。一条是自 2 号短臂末端到 2 号长臂 2 区 1 带处, 再接于 5 号染色体的长臂 3 区 1 带到 5 号长臂末端；另一条是自 5 号短臂末端到 5 号长臂 3 区 1 带处, 再接于 2 号染色体的长臂 2 区 1 带到 2 号长臂末端
臂内倒位	简式：46, XY, inv(2)(p13p24)
	繁式：46, XY, inv(pter → p24 : : p13 → p24 : : p13 → qter)
	意义：总数 46, 性染色体 XY, 断裂和连接发生于 2 号染色体短臂 1 区 3 带和 2 区 4 带处, 这部分片段倒位后重接, 使 2 区 4 带和 1 区 3 带连接, 而 1 区 3 带则与 2 区 4 带连接, 造成这部分顺序颠倒, 但其着丝粒类型未变
臂间倒位	简式：46, XY, inv(2)(p21q31)
	繁式：46, XY, inv(2)(pter → p21 : : q31 → p21 : : q31 → qter)
	意义：总数 46, 性染色体 XY, 断裂和连接发生在 2 号染色体短臂 2 区 1 带和长臂 3 区 1 带, 带间片段顺序颠倒后重接, 长臂 3 区 1 带连接于短臂的 2 区 1 带, 另一侧短臂 2 区 1 带与长臂 3 区 1 带相接。由于该断片涉及着丝粒, 因此重接后的染色体着丝粒类型可以有所变化

（二）技术与进展

1. 外周血培养染色体制备技术

（1）原理：外周血取材容易，培养过程较简单，在短期内可得到结果，目前外周血染色体制备是应用最广泛的细胞遗传学诊断技术，也是最基本的实验技术，有很高的实用价值。

全血中含有红细胞、白细胞，它们均是间期细胞。红细胞无核，无分裂能力。白细胞虽有细胞核存在，但在外周血中已处于休止期，因此要使白细胞从间期进入分裂期必须使用刺激药物。目前最常用的促使分裂的药品是植物凝血素（phytohemagglutinin，PHA），它能使白细胞中的淋巴细胞和单核细胞转化为具有分裂能力的母细胞，这就为染色体的制备创造了条件，因为染色体是一种仅在细胞分裂时才能出现具有一定形态、大小，且便于我们识别的物质。此外，染色体的形态在细胞分裂中期是最典型的，所以在培养过程中还需用秋水仙素类药物（可以破坏细胞分裂过程中纺锤丝的形成），使细胞分裂停止于中期。由于秋水仙素的作用破坏了纺锤丝的形成，造成了染色体着丝粒不能分开，但染色体的两臂却在 S 期时已复制，这就构成了染色体的形态为 X 形或 ∧ 形，称之为中期染色体或秋水仙素中期染色体。为了便于观察与计数，在制作过程中还需采用 0.075M KCl 溶液低渗处理。低渗处理的目的在于使细胞膨胀，细胞膜破裂，染色体分散，这样更便于分析。

（2）操作过程：从静脉中取血，用肝素抗凝。在无菌条件下，于 37℃恒温箱中培养 66~68h 后加入秋水仙素，摇匀后置于 37℃恒温箱中持续培养 2~4h。

从恒温箱内小心取出培养好的标本（防止底物震荡、变混），吸去上清，保留沉淀培养物，37℃温箱或水浴箱中 KCl 低渗处理 20~30min，加入固定液（3 份甲醇：1 份冰醋酸）固定后离心，重复固定离心后制成细胞悬浮液便可进行制片。微火烤片后 Giemsa 染液染色，洗去染液晾干即可镜检。

（3）核型分析：经染色好的载玻片置于显微镜下进行观察。先用低倍镜，可见许多大小不等的淋巴细胞核以及许多如葵花形的、散的中期染色体图形，即分裂象；镜下选择比较好的分裂象，然后转至高倍镜或油镜下观察。

首先计数每一个中期染色体图形中的染色体数目，然后进一步观察每一条染色体中是否有能见的畸变（如断裂、裂隙、双着丝粒、随体联合等），且对畸变染色体作大体分析（若多一条染色体，应分析判断其所属组别）。

如此统计与计数中期染色体分裂象，每份标本计数 50 个细胞，并将其结果作一个染色体众数分析统计。

核型分析在染色体计数之后按照国际会议 Denver 体制的标准，将人类染色体分门别类地排列出来，以表示该个体染色体的情况（正常或不正常）。对每个标本进行核型分析必须慎重，因为不可能将所观察计数的每个中期染色体图形进行核型分析，故必须选择具代表性的数个细胞内的染色体，经显微照相之后冲洗放大成照片，然后依次将照片上染色体剪下，按染色体大小、臂比率、着丝粒指数、随体有无等特征分类排列，从而作出诊断。

目前,染色体自动分析仪的使用也越来越广泛,利用自动分析技术,核型分析的效率大大提高。

2. 染色体 Q 显带技术

(1)原理:早在 1970 年 Caspersson 及其同事们首先用荧光染料制成染色体标本,在荧光显微镜下这些染色体呈亮暗不同的条纹,主要是由于染色体中 DNA 内的 AT 丰富区与荧光染料喹吖因(quinacrine)结合能力强,所以呈现亮带,而 CG 丰富区与喹吖因结合能力弱,故出现暗带。另外,染色体 DNA 链中的碱基组成的变化,以及染色体内蛋白质与 DNA 间的相互作用对荧光染料的反应不同也是带纹形成的原因。目前常用的 Q 带技术是用喹吖因荧光染料染色,故又称为 QFQ 法(Q-band by fluorescence using quinacrine)。这些带纹的出现是由于喹吖因荧光染料所致,故称为 Q 带。可应用这一技术来鉴定与识别各条染色体的变异。

(2)操作过程:常规染色体制片。将载玻片浸于 pH6.0 的磷酸缓冲液或柠檬酸缓冲液中 5min,然后用荧光染料 0.005% 氮芥喹吖因或 0.5% 二盐酸喹吖因染色 15~20min。将荧光染色过的片子放置于 pH6.0 磷酸缓冲液或柠檬酸缓冲液或蒸馏水中分色,每次 5min,共 3 次。制好的载玻片放置于荧光显微镜下观察,并拍下所需的中期染色体图像,以便作核型分析。

3. 染色体 G 显带技术

(1)原理:该项技术是 Sumner 和 Seabright 等(1971)在 Q 显带技术基础上发展起来的。G 显带机制比较倾向于多因素决定论,即带型的形成主要取决于 DNA、核酸结合蛋白与染料三者的相互作用,主要是指 DNA 的碱基组成,及其与结合蛋白形成的特定结构对染料分子的作用。目前 G 显带常用的方法是 GTG 法(G-band by trypsin using Giemsa),采用胰酶(trypsin)等蛋白水解酶处理染色体标本,再用 Giemsa 染液染色,染色体呈深浅相间的条纹。Q 带条纹与 G 带相对应,即 Q 带亮区为 G 带的深染区;反之,Q 带暗区为 G 带浅染区。

(2)操作过程:已制备好的染色体载玻片在 65℃烘箱烤片 2~3h,存放于 37℃温箱备用。标本片浸入胰酶液处理。漂洗、染色、晾干后镜检分析。

4. 染色体 R 显带技术

(1)原理:在高温下,G 带的中 AT 丰富区变性而与染料的亲和力特别高;但在 R 带中恰相反,AT 丰富区与染料结合能力不强,故显出浅染带区。电镜的观察进一步表明了这些深带与浅带区域的差异主要在于电子密度的不同,R 带所显示的深浅带纹区域与 G 带的带纹区域相反(即 G 带深染区在 R 带为浅染区,反之亦然)。由于这类技术所显示的深浅带纹正好与 G 带相反,故称逆相 G 带(reverse G-band),又称 R 带。在 G 带染色体的两末端均浅染,而在 R 带中则被染上深色,因此 R 带有利于测定染色体末端区域结构的变化。目前所用的 R 显带方法是 RBG 法(R-band by BrdU using Giemsa),即经 BrdU 处理后高温

（80~90℃）诱发染色体蛋白质变性,再用 Giemsa 染色。

（2）操作过程:常规外周血培养 72h 之后加入胸腺嘧啶核苷继续培养 17h。无菌条件下,用 Hank 液洗 2 次,洗去胸腺嘧啶核苷余液,随后将外周血培养物转移入另一新鲜的培养液中,同时加入 5-溴-2′-脱氧尿苷（5-BrdU）,置于黑暗条件下在 37℃中继续培养 5h。按常规外周血培养量加入秋水仙素,随后按常规培养 2~4h,进行离心、低渗、固定及制片。制作 R 带时,将载玻片先放于 Hoechst-33258 工作液中染色 20min,或在吖啶橙工作液中染色 5min,再用 pH6.8 磷酸缓冲液冲洗二次。将标本置于电热金属片上或在恒温水浴箱上,然后载玻片上铺满 pH6.8 磷酸缓冲液,使液体保存于 45℃左右的恒温。用 8W 紫外线灯垂直于上述铺满磷酸缓冲液的载玻片上,灯管与载玻片间距约 5cm,照射 15~20min,随后用蒸馏水冲洗两次。将载玻片浸于 86℃的 Earle 氏液中处理 1~2min,随后用蒸馏水洗涤两次,冷却。用 1:20 Giemsa 稀释液染色 10min,晾干。用低倍镜转油镜观察计数,然后选好分裂象,按 R 带染色体特征进行分析,以检出异常。

5. 染色体 C 显带技术

（1）原理:CBG 法（C-band by barium hydroxide using Giemsa）,即用 Ba(OH)$_2$ 处理后再用 Giemsa 染色。染色体标本经强碱[NaOH 或 Ba(OH)$_2$]热处理后,在着丝粒周围区域和异染色质区经 Giemsa 染成深色,而染色体两臂的常染色质部分仅有浅淡轮廓。这是一种染色体上不显示带纹的特殊显带法,主要显示着丝粒区和异染色质区的变化。这种技术称为着丝粒区异染色质法（centric heterochromatin method）,故简称 C 带。

（2）操作过程:制片、烤片同 G 显带技术（65℃,2h）,染色体标本在室温下用 0.1N HCl 水解 15min 后蒸馏水冲洗。2%Ba(OH)$_2$ 65℃处理 10min 后用蒸馏水冲洗,2×SSC 65℃处理 1h 后再用 Giemsa 稀释液染色。冲洗后晾干,镜检。标本经低倍镜选择后换油镜观察,选择典型分裂象分析染色体上着丝粒和异染色质区的变化。

6. 高分辨 G 带技术

（1）原理:常用的 G 带技术在人类染色体的单倍体中仅能观察到 320 条带纹,无法识别一些染色体细微结构的异常。用甲氨蝶呤（MTX）等药物使细胞同步化,另加某些药物如胸腺嘧啶核苷、BrdU 等阻止染色体收缩,并用有丝分裂抑制剂秋水仙素或秋水仙酰胺低浓度短时间处理,结果就能得到大量晚前期、前中期和早中期的有丝分裂图像,从而使人类染色体的单倍体带纹数增加到 400 条、550 条和 850 条,甚至达 1 200~2 000 条之多。这对于进一步研究较细小的染色体缺陷与基因定位具有重大意义。

（2）操作过程:常规外周血培养 54~56h 后加入甲氨蝶呤或胸腺嘧啶核苷继续培养 17h;加入 BrdU 再培养 6h;加入秋水仙素或秋水仙酰胺,再培养 15~30min。低渗处理后固定、离心和制片。胰酶处理,染色后选分带清晰、染色体较长的进行分析,以检出其中是否存在异常。

上述几种染色体显带技术的选用提示见表 10-7。

表 10-7 染色体显带技术的选用

染色体畸变	带型				选用理由
	Q	G	R	C	
X 畸变	+	+		+	与 C 组鉴别,识别异常
Y 畸变	+			+	Yq 明亮 Q 带,C 带识别染色质区
三体性	+	+		+	识别额外染色体
CML ph¹(22q)	+	+		+	21q 大带,22q 小带
易位和大的缺失	+	+		+	识别断裂点
小的末端缺失和有些易位			+		R 带末端一般有深带,便于识别近末端断裂点及变异区
异常着丝粒区				+	识别着丝粒区
减数分裂异常配对或异常结构	+	+		+	Q 带和 G 带类似,C 带识别着丝粒区
近端着丝粒染色体随体和短臂变异	+			+	荧光亮度鉴别 D 组和 C 组的多态性
环形和结构的异常	+	+	+	+	识别结构异常和着丝粒区

7. 荧光原位杂交技术

（1）原理:荧光原位杂交(fluorescence in situ hybridization,FISH)是用生物素或地高辛等非放射性物质标记探针,根据碱基配对原则进行杂交,并通过荧光素偶联的抗原 - 抗体检测系统,在组织、细胞及染色体上对 DNA 或 RNA 进行定性及定位分析的一种技术。20 世纪 70 年代后期,Rudkin 等首次报道了以荧光素标记的 cDNA 探针进行荧光原位杂交。同年,Langer 等首次成功地采用生物素标记的核苷酸探针在冷冻组织切片及石蜡切片上检测病毒 DNA,为非放射性物质标记探针应用于临床奠定了基础。20 世纪 80 年代后期,Landegent 等建立的染色体原位抑制(chromosome in situ suppression,CISS)杂交法使 FISH 技术得以迅速发展。随着 FISH 技术在基因组研究、细胞遗传学、产前诊断、肿瘤诊断、辐射生物学等诸多领域的广泛应用,其方法本身也得到了不断的改革和完善。目前,该技术已衍生为一个系列,包括染色体涂染(chromosome painting)、间期荧光标记原位杂交(interphase FISH)、多色荧光标记原位杂交(multicolor-FISH)、DNA 纤维荧光原位杂交(fiber-FISH)等。

（2）操作过程:荧光原位杂交技术的基本步骤分为染色体标本制备、探针制备、杂交、荧光检测、显微观察。

1）染色体标本制备:中期染色体标本通过常规的细胞培养、低渗、固定、空气干燥法滴片等步骤制备。间期细胞标本则可直接采取低渗、固定、滴片等步骤制备。

2）探针制备:作为探针的 DNA 片段可用黏粒(cosmid)、质粒(plasmid)或酵母人工染色体(yeast artificial chromosome,YAC)进行克隆片段分离后用荧光素直接连接的核苷酸进行标记,但由于其信号较弱,因此多用半抗原进行标记。最常用的标记物为生物素和地高辛。这两种物质均以标记核苷酸（如 Bio-11-dUTP, Digoxigenin-11-dUTP）的形式掺入。若要获得多色探针,可采用多种荧光素或结合不同半抗原的核苷酸同时进行标记。标记的方法主要有缺口平移法和随机引物法两种。近年来,Alu-PCR 方法的建立,已使得大片段 DNA 探针的制备变得简单易行。标记好的探针经乙醇沉淀后,与含有甲酰胺、柠檬酸钠缓冲液（SSC）与硫酸葡聚糖的杂交液混合待用。

3）杂交:标本于 70% 甲酰胺中 65℃或 70℃经短时间变性后,迅速置于 4℃乙醇中防止其复性,并经乙醇系列脱水,空气干燥待用。探针杂交前也要进行变性,其变性温度与变性时间视探针的碱基组成而定。变性后的重复序列探针要骤然冷却防止其复性,而整条染色体探针则需要进行预杂交,以去除染色体重复序列的干扰。将处理后的标本与探针共同放置于湿皿中杂交过夜,杂交时所需温度也应视不同探针而定。

4）荧光检测:杂交后的标本需经一定浓度的甲酰胺 /SSC 溶液洗涤,以除去多余的探针,然后依次加入荧光分子偶联的抗体及抗抗体,使杂交信号级联放大。常用的荧光素有 FITC、Rodamine 和 Texas Red 等。

5）显微观察:不同的荧光染料应选择不同波长的滤光片组合进行观察。采用多色荧光杂交时,需采用激光共聚焦显微镜或带有双波或三波滤光片的显微镜、冷式电荷耦合器件（charge coupled device, CCD）摄像系统和计算机图像处理系统,可有效提高 FISH 的灵敏度和准确性。

除了上述步骤外,在对染色体特殊位点定点时还需结合染色体带型分析。染色体的分带可在杂交前,也可在杂交后进行,常用的分带方法有 G 带、R 带和 Q 带,但不易同时获得高质量的带型和杂交效果。用 Alu-PCR 获得的探针进行杂交可获得类似 R 带的条带。虽然 FISH 技术已在遗传检测与治疗中得到了广泛的应用,但 FISH 技术也有其缺点,许多遗传缺陷是由少数的碱基突变引起的,但目前 FISH 的灵敏度只能达到几个碱基。另外,还不能利用 FISH 对整个染色体组的所有变异情况进行分析,因此提高灵敏度和提供染色体组整体信息将是 FISH 技术的两个努力方向。

8. 比较基因组杂交技术

（1）原理:比较基因组杂交（comparative genomic hybridization, CGH）是近几年肿瘤遗传学研究中的一个热点。它也是基于 FISH 技术的原理而发展起来的,直接将待测和参照基因组 DNA 与正常人中期染色体进行杂交和比较,分析和检测待测基因组 DNA 拷贝数的变化。用于了解遗传物质是否缺失或重复,是了解基因组内遗传物质不平衡的一个重要手段。

（2）操作过程:把肿瘤基因组 DNA（test DNA）与正常参照基因组 DNA（reference DNA）分别用切口平移法标记上不同的荧光素,并将两者以 1:1 的比例混合后制备成探针,同时与正常人外周血的中期染色体进行杂交,杂交后分别以不同的荧光染料标记进行检测。参照 DNA 以红色标记,测试 DNA 以绿色标记,某一染色体区域显示的颜色由两种 DNA 的序列的相对含量所决定。可用彩色图像分析系统对其进行分析,若肿瘤存在染色体缺失,则该区域无绿色标记,仅显示正常 DNA 的红色标记;若某一区段存在扩增,则绿色标记拷贝数增加,该区域颜色偏绿。

这一方法可以提供染色体组的整体信息,主要用于确定未知区域的 DNA 扩增或缺失,如染色体不平衡片段的识别和染色体重排的研究,对肿瘤基因计量不平衡的检测尤为适用。当无可供分析的核型时,CGH 分析可快速提供全面的检测。

9. 孕妇外周血基因检测技术

（1）原理:母体外周血中存在游离胎儿 DNA（cell-free fetal DNA, cffDNA）,采用高通量测序技术,以母体外周血中游离胎儿 DNA 为标志,可筛查胎儿三体综合征。孕 8 周后,母体外周血中游离胎儿 DNA 含量上升,并随孕龄增加而升高,达到母体外周血游离 DNA 的 5%~30%。在母体血浆样品中检测到的游离 DNA 包含母源性和胎源性两种,由于正常母体基因组是整倍体,所以任何母体 DNA 分子拷贝数的偏差一定源于胎儿染色体异常。孕妇外周血基因检测技术具有流程简便、安全性高（无创）、检测时间早、快速、可靠,且易于接受等特点。

（2）操作过程:抽取孕妇外周血 5ml,EDTA 抗凝。在 4℃预冷离心机内 1 600g 离心 10min,取上清液装到无菌离心管中。初步分离的血浆在 4℃下再次以 1 600g 离心 10min,以去除残存的细胞。两次离心处理后的血浆立即低温保存,挑选出合格样本提取血浆中游离 DNA,制备测序文库,采用高通量测序仪进行检测,应用生物信息工具放大并分析外周血中不同染色体水平的差异,从而精确识别胎儿染色体非整倍体异常。将孕妇外周血进行游离 DNA 提取、测序及数据库比对。通过软件计算分析每一母体血浆样本中 21 号染色体、18 号染色体、13 号染色体及性染色体序列数目比率,以判断胎儿染色体畸形风险。

（三）临床应用

孕早期吸取绒毛或穿刺抽取羊水进行培养,然后分析其核型或染色体特异性探针对未培养的羊水细胞或绒毛细胞进行荧光原位杂交,或抽取母体外周血采用基因检测技术分析胎儿染色体,可及时在产前诊断染色体异常,终止妊娠,达到优生目的。通常可诊断下列染色体异常遗传病。

1. 21 三体综合征 21 三体综合征（trisomy 21 syndrome）即唐氏综合征（Down syndrome）,是一种常见的常染色体三体综合征,其确诊必须在做染色体核型分析或 FISH 检测之后才可下定论。

21 三体综合征患者的核型可为游离型 21 三体、易位型 21 三体或嵌合体,易位型 21 三体可为 D/G 易位或 G/G 易位。易位型 21 三体患者可为新突变,其亲代核型正常,亦可来自平衡易位携带者亲代。在 G/G 易位中,如亲代之一为 21/21 平衡易位携带者,由于 21 单体胚胎不能存活,存活子代将均为 21/21 易位型 21 三体患者。

2. 18 三体综合征 18 三体综合征（trisomy 18 syndrome）即爱德华综合征（Edwards syndrome）,核型多为游离型 18 三体,偶见嵌合体,易位型较少见。

3. 13 三体综合征 13 三体综合征（trisomy 13 syndrome）即帕托综合征（Patau

syndrome），核型可有游离型 13 三体及易位型，还可有嵌合型。

4. 5p 部分单体综合征　5p 部分单体综合征（5p syndrome）即猫叫综合征（cat's cry syndrome）。染色体缺失的关键性区域是在 5p15 附近的 p15.2-p15.3 边缘。经分析，病例的 85%~90% 是由于新生细胞的染色体畸变引起的，10% 源自亲代中的一个平衡易位错误分离。

5. 4p 部分单体综合征　4p 部分单体综合征（partial monosomy 4p syndrome）即沃尔夫 - 赫希霍恩综合征（Wolf-Hirschhorn syndrome）经放射自显影证明是第 4 号染色体短臂缺失。用分子遗传学 Southern blotting 法及 FISH 法加以证实 4p 部分单体综合征患者的核型分析发现其 4p16 区域具有非常细微的易位与缺失。

6. 染色体微缺失综合征　较为典型的例子包括 Prader-Willi 综合征（Prader-Willi syndrome，PWS）和 Angelman 综合征（Angelman syndrome，AS）。

Prader-Willi 综合征显示染色体微缺失部位在 15q11-q12，可用 15q11-q12 片段 DNA 探针检出微缺失。Angelman 综合征患有 "快乐木偶综合征"（happy puppet syndrome），可用 15q11-q12 片段 DNA 探针检出微缺失。但两者微缺失的亲源不同，Prader-Willi 综合征的微缺失染色体几乎一律为父源，而 Angelman 综合征的微缺失染色体几乎一律为母源。而且两者微缺失的区域中疾病相关基因不同，其中 Prader-Willi 综合征微缺失的是第 15 号染色体上父源已激活的 PWS 区和父源已失活的 AS 基因，而 Angelman 综合征微缺失的是第 15 号染色体上母源已失活的 PWS 区和母源已激活的 AS 基因。这是表观遗传（epigenetics）控制基因印迹（gene imprinting）带来亲代效应的一个最典型的例子。

二、性染色体病诊断技术

（一）基本理论

1. X 染色质　X 染色质（X-chromatin）又称性染色质小体（sex chromatin body），X 小体（X body）或 Barr 小体（Barr body）。X 染色质就是由失活的 X 染色体延迟复制并高度固缩形成，在间期染色较深。它的数目在女性中是 X 染色体数目减 1，在正常男性中因其只有一条 X 染色体故无 X 染色质。因而可通过此技术作简易的遗传性别诊断。

2. Y 染色质　男性的间期细胞若用荧光染料染色，可在细胞核近中心处见一荧光亮点，即 Y 染色质（Y-chromatin）。一般认为这一发亮荧光小点源自 Y 染色体长臂异染色质荧光区。正常男性的间期细胞中可见一个 Y 染色质荧光点，正常女性因无 Y 染色体，故不存在 Y 染色质。

3. 脆性位点　脆性位点（fragile site）是一种在染色体特定位置上出现的断裂点，但是它并不完全断裂，而是呈一裂隙（gap）的现象，即在此断裂点上还可见有细丝相连或者有不着色的染色体链相接。已有数百个脆性位点定位于人类的染色体上，脆性染色体所表现的结构不稳定性无疑构成了染色体重排的前提。这种脆性位点大多似乎是无害的，因为他们大多数与个体表现型异常无必然的相关性。目前比较明确的是 X 染色体长臂上的脆性位点 fra（X）（q27.3）与智力落后有密切关系,而且是可遗传的。还有不少报告指出某些脆性位点的表达与肿瘤发生相关。

（二）技术与进展

1. X 染色质制备技术

（1）原理:X 染色质是在间期细胞中,细胞核膜边缘可见直径在 1μm 左右,呈现为小丘状染色质块。在正常女性（XX）个体中可以看到一块 X 染色质,而在 XXX 超雌女性个体中可以看到 2 块 X 染色质。在正常男性中因其只有一条 X 染色体而无 X 染色质,而在 XXY 的男性中可以看到有一块 X 染色质。

（2）操作过程:用牙签从口腔颊部里面刮下口腔黏膜表皮细胞。第一次丢弃,用第二次刮下来的口腔黏膜作涂片。将上述细胞在干净载玻片上推成薄层细胞平铺晾干。于 0.1N HCl 37℃ 中水解 20min 蒸馏水中漂洗干净。在 50% 乙醇硫菫紫饱和溶液中（37℃）染色 20min,在蒸馏水中冲洗干晾干。镜检 200 个细胞,统计细胞边缘有 X 性染色质的细胞百分数。男性正常值:10% 以下或无;女性正常值:40% 以上。

2. Y 染色质制备技术

（1）原理:男性的间期细胞若用荧光染料染色,可在细胞核近中心处见一发亮小点,其直径约 0.25μm,这就是 Y 染色质。正常男性的间期细胞中可见一个 Y 染色质荧光点,而在 XYY 个体间期细胞中可见两个 Y 染色荧光点。

（2）操作过程:用牙签或刮舌板从口腔颊部刮取一些口腔黏膜上皮细胞。将口腔黏膜上皮细胞平涂于载玻片上,呈一层薄薄的细胞层（尽量使细胞平铺,减少重叠）,可用甲醇或甲醇 – 冰乙酸（3:1, *V/V*）固定液固定 30~60min,然后在室温下,空气干燥或用电吹风吹干亦可。用 0.5% 二盐酸喹吖因荧光染料染色,染色 5~10min。用流水冲洗去余液,然后用 pH6.0 的缓冲液分色 5min。制片后静置约 30min,然后在荧光显微镜下观察和计数。通常计数 300~500 个细胞,统计 Y 染色质所占的比例。

3. 脆性染色体制备技术

（1）原理:脆性部位主要特征是在特定条件下,染色体臂上出现等位的断裂或裂隙或三射体。脆性部位的出现主要与细胞培养条件相关,如缺叶酸的培养基或加入某些诱导剂（MTX、BrdU、远霉素 A 或咖啡因等）都可促使其表达。与 X 连锁智力障碍相关的脆性部位是 fra（X）（q27）,是诊断此征的主要依据之一。

（2）操作过程:无菌条件下,采血、接种培养。37℃ 恒温培养 94h,或在 72h 加入诱导剂（BrdU 或 MTX）继续培养 22h（如为缺乏叶酸培养基可不加诱导剂）。加入秋水仙素继续培养 2h,此后按常规培养方法收获制片。常规染色后镜检,发现脆性 X 染色体的分裂象需定位、记录并照相。褪色后可原位 G 显带,显带方法同 G 显带技术。

常规细胞计数 30~50 个细胞,注意观察染色体上出现的脆性位点,并作细胞定向 G 显带,以确定染色体脆性位点的具体位置,然后统计其发生率。在统计 X 染色体的脆性位点的发生频率时,一般认为 2% 以上的出现率为阳性,1% 以下为阴性。

（三）临床应用

人类性别决定于 X 和 Y 染色体,男性为 XY。在 Y 染色体短臂有一个与 X 染色体的同源配对区,其中含有决定男性生殖器官发育的基因位点,Y 染色体短臂的缺失便可导致 XY 女性的产生。如果该基因易位到 X 染色体同源区,则可导致 XX 男性的产生。为确定患者遗传性别,除对可疑者作外周血培养核型分析,更简便地鉴定遗传性别的方法就是检查间期细胞核的 X 和 Y 染色质。

1. 克兰费尔特综合征(Klinefeltersyndrome) 又称为精曲小管发育不全,在这类患者中发现性染色质 X 小体为阳性(正常男性 X 小体为阴性),其核型是 47,XXY。在 Klinefelter 综合征患者中还发现有嵌合体,如 mos 46,XX/47,XXY 或 mos 47,XXY/48,XXXY;或有更多的 X 染色体,如 49,XXXXY。本征 X 小体为阳性,Y 小体亦阳性。

2. 特纳综合征(Turner syndrome) 该类患者多表现为先天性卵巢发育不全。 Turner 综合征患者的核型是 45,X;有些病例为嵌合体,如 mos 45,X/46,XX;mos 45,X/47,XXX;mos 45,X/46,XX/47,XXX 等。嵌合体的临床症状一般较轻。

3. 脆性 X 染色体综合征(fragile X syndrome) X 染色体脆性位点在 Xq27.3。1991 年 Verberk 等、Fu 等和 Kremer 等分别发现该征的遗传缺陷在于 Xq27.3 处 *FMR-1* 基因 5′ 不翻译区有一段不稳定的(CGG)n,即三核苷酸重复序列。正常人重复拷贝数 n 在 30 ± 24（PCR 法）40 ± 25（Southern 印迹法）之间,智力障碍患者 $n \geqslant 230$。介于两者之间的为携带者。

4. XYY 综合征(超雄综合征) XYY 异常核型产生原因主要是在父亲生殖细胞形成过程中第二次减数分裂时发生了不分离,由此产生 YY 精子。尚有一些 48,XXYY 和 49,XXXYY 等变异体,他们有类似于 XYY 患者和 Klinefelter 综合征患者的一部分特征。这些病例均称为 XYY 综合征(XYY syndrome)或超雄综合征(super male syndrome)。

5. 多 X 综合征(超雌综合征) 该征女性间期细胞核中可发现有两个 X 性染色质,核型为 47,XXX。报道中还存在 48,XXXX 与 49,XXXXX 的女性患者。这些病例均称为多 X 综合征(poly-X syndrome)或超雌综合征(super female syndrome)。

第二节 单基因遗传病实验诊断技术

单基因遗传病(monogenic disorder)是指由单个基因突变所引起的遗传病。基因携带着遗传信息,它按一定方式从上代往下代传递,经过表达形成一定的遗传性状或遗传病。每个基因在染色体上都有特定的位置,称为位点或基因座(locus)。突变基因可在常染色体上或性染色体上,遗传方式按基因所在染色体可分为常染色体遗传、X 连锁遗传和 Y 连锁遗传。突变基因可呈显性或隐性遗传,依照突变基因所在的染色体和基因显、隐性的不同,表现出不同的遗传方式。

一、基本理论

（一）家系分析法

1. 家系调查和系谱绘制　系谱（pedigree）是表明在家系中某种遗传病发病情况的一个图解。绘制系谱前首先必须进行家系调查。在家系调查时，以该家系中首先被确认的遗传病患者（即先证者，proband，propositus，index case）为线索，对系谱作回顾性调查，追踪家系中各个成员的情况，包括亲属间相互关系、性别、年龄、健康状况、婚姻史、生育史等，综合所有信息运用国际通用的系谱符号（symbol）绘制成系谱图（pedigree chart）。临床遗传工作者不仅要学会绘制系谱，而且还应掌握系谱分析的基本技能，通过系谱分析可对其遗传方式得出初步认识。最后要依据同一婚配类型的多个系谱加以综合分析才能得出遗传方式的结论。常用的系谱符号见图10-4。截至2020年6月10日，网络版人类孟德尔遗传（Online

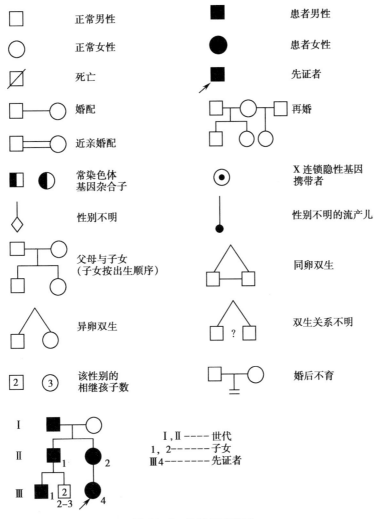

图 10-4　常用系谱符号

Mendelian Inheritance in Man, OMIM）上公布的与单基因相关的性状和疾病为 25 462 种，其中常染色体遗传性状与疾病共 24 018 种，X 连锁遗传共 1 311 种，Y 连锁遗传共 63 种，线粒体遗传共 70 种。

2. 单基因遗传病的遗传方式

（1）常染色体显性遗传：常染色体显性遗传（autosomal dominant inheritance, AD）致病基因为位于 1~22 号常染色体的显性基因。假设致病基因为 A，正常基因为 a，那么基因型为 AA 的个体由于为致病基因纯合子故一定患病，而且症状严重；基因型为 Aa 的杂合子中，因致病基因 A 的作用得以表现，所以也是遗传病患者；基因型为 aa 的个体由于为正常基因的纯合子故为正常人。

1）常染色体显性遗传病举例：常染色体显性遗传病种类繁多，略举数例于表 10-8。

表 10-8　常染色体显性遗传病及其致病基因举例

常染色体显性遗传病	致病基因	基因定位	MIM 号码
家族性高胆固醇血症	LDLR	19p13.2	143890
急性间歇性卟啉病	HMBS	11q23.3	176000
成骨不全症	COL1A1	17q21.33	166200
成年多囊肾病	PKD1	16p13.3	173900
Marfan 综合征	FBN1	15q21.1	134797
Huntington 舞蹈症	HTT	4p16.3	143100
强直性肌营养不良	DMPK	19q13.32	160900
血色素沉着病	HFE	6p22.2	235200
神经纤维瘤病	NF1	17q11.2	162200
家族性结肠息肉病	APC	5q22.2	175100
α 地中海贫血	HBA	16p13.3	140700
多发性骨性连接综合征 3 型	FGF9	13q12.11	612961

2）常见婚配类型和子代再发风险：人类的致病基因最初都是由正常基因（也称野生基因）突变而来，所以其频率很低，大多介于 0.001~0.01 之间。因此，对常染色体显性遗传病来说，患者大多为显性致病基因的杂合子（Aa），一般纯合子（AA）患者很少见，而且往往病情严重，导致个体胎死腹中或造成婴儿早期死亡。下面以 2 种不同的婚配类型为例，说明子代的再发风险。

第一种婚配类型为杂合子患者与正常人婚配。因为大多数常染色体显性遗传病患者为致病基因杂合子，所以最常见的婚配类型为常染色体显性遗传杂合子患者（Aa）与正常人（aa）婚配。这种特定婚配类型每胎（包括流产和死胎）得病概率（probability）是 1/2，同一婚配类型家庭的子女中平均将有半数得病，概率比（probability ratio）为 1:1（图 10-5）。

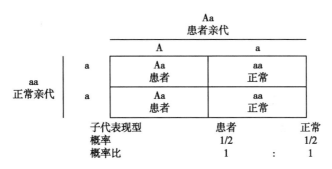

图 10-5 常染色体显性遗传病杂合子患者与正常人婚配图解

第二种婚配形式为杂合子患者相互婚配。杂合子患者（Aa）相互婚配时，每胎孩子得病的概率是 0.75，同一婚配类型家庭的子女中将有 3/4 得病，只有 1/4 为正常，概率比为 3∶1（图 10-6）。

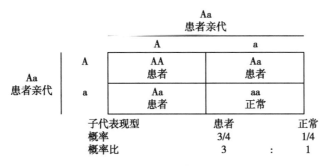

图 10-6 常染色体显性遗传病杂合子患者相互婚配图解

概率和概率比表示不同遗传方式下特定婚配类型的家庭每胎出生某种孩子的概率。概率和概率比同时表示同一婚配类型的家庭，其患病同胞和正常同胞组合的分配频率中，符合特定遗传比率的这种家庭数最多，其分配概率属于众数概率。

3）遗传特点：图 10-7 为常染色体显性遗传病的典型系谱，从中可总结出以下特点：①致病基因在常染色体上，遗传与性别无关，男女受累机会均等，有父到子传递；②每代都可出现患者，在连续世代中呈垂直分布；③患者父母中必有一方为受累者（Aa×aa），或双亲均为受累者（Aa×Aa）。患者绝大多数为杂合子，父母中一人受累时，每胎得病概率 0.5，父母双方均受累时每胎得病概率为 0.75；④双亲无病时，子代中一般均正常，也就是说患者亲代通常受累；但也可能出现在没有明显家族史的家庭，这种突变病例可能是因为亲属病情较轻，以致未被察觉或诊断，也可能是由于亲代生殖细胞中的新突变，故其自身正常，只影响子代的表型，并继续向下一代传递。

两种有鉴别意义的婚配类型可提示或排除常染色体显性遗传：①当父母均为患者（Aa×Aa）而出生了正常的孩子，提示为常染色体显性遗传。因为在常染色体隐性遗传中，父母均为患者时所有孩子都受累。②如患者父母均未受累（新的突变除外），一般可以排除为常染色体显性遗传。

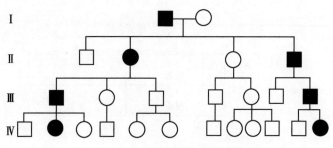

图 10-7　常染色体显性遗传病系谱

在常染色体显性遗传病中,因一个基因突变所产生的杂合子只能产生正常等位基因一半的基因产物,引起剂量不足而致病。这些基因产物可能是具有重要生理功能的运载蛋白如血红蛋白,或是关键性的结构蛋白如膜受体,或是某种限制代谢速率的酶。纯合子患者虽然较少,但病情较为严重。若杂合子患者的表型介于纯合子患者与正常人之间,称为不完全显性(incomplete dominance)。

（2）常染色体隐性遗传:常染色体隐性遗传(autosomal recessive inheritance,AR)的致病基因为隐性基因,而只有为隐性基因纯合状态(aa)时才能表现出相应的性状,因此常染色体隐性遗传病患者为致病基因纯合子,即在某一特定遗传位点上两个等位基因均为突变的致病基因才得病。常染色体隐性遗传病正常显性基因纯合子(AA)和杂合子(Aa)表现型均正常,没有临床症状的杂合子又被称为携带者(carrier),致病基因纯合子(aa)为患者。

1）常染色体隐性遗传疾病举例:略举已知常染色体隐性遗传性状和遗传病数例于表 10-9。

表 10-9　常染色体隐性遗传病举例

常染色体隐性遗传病	致病基因	基因定位	MIM 号码
镰状细胞贫血	*HBB*	11p15.4	603903
经典型苯丙酮尿症	*PAH*	12q23.2	261600
半乳糖血症	*GACT*	9p13.3	230400
肝豆状核变性（Wilson 病）	*ATP7B*	13q14.3	277900
先天性肾上腺皮质增生症	*CYP21A2*	6p21.33	201910
Tay-Sachs 病	*HEXA*	15q23	272800
胱氨酸尿	*CBS*	21q22.3	236200
Gaucher 病 I 型	*GBA*	1q22	230800
黏多糖贮积症 I 型	*IDUA*	4p16.3	607014
尿黑酸尿	*HGD*	3q13.33	203500
糖原贮积症 I 型	*G6PC*	17q21.31	232200
Niemann-Pick 病	*SMPD1*	11p15.4	257200
精氨酸血症	*ARG1*	6q23.2	207800

2）常见婚配类型和子代再发风险：第一种婚配类型为常染色体隐性遗传病家系中最常见，即杂合子携带者相互婚配。两个杂合子（Aa×Aa）婚配，每胎孩子得病的概率是 0.25，而在患者的表现型正常同胞中杂合子占 2/3。同一婚配类型家庭的子女中将有 1/4 得病（图 10-8）。

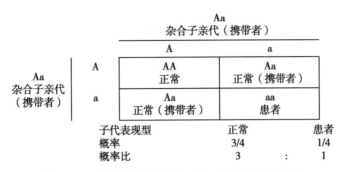

图 10-8　常染色体隐性遗传病杂合子相互婚配图解

第二种婚配类型为杂合子携带者与正常人婚配，实际上人群中最多的婚配类型为杂合子与正常人婚配（Aa×AA），子代表现型全部正常，但其中一半可能是携带者（图 10-9）。

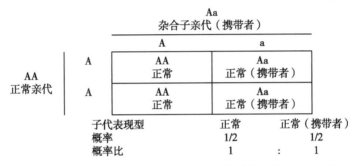

图 10-9　常染色体隐性遗传病杂合子携带者与正常人婚配图解

第三种婚配类型杂合子携带者与患者婚配（Aa×aa），可能发生于近亲婚配，子代中将有一半为患者，另一半为携带者（图 10-10）。这种家系由于连续两代出现患者，子代比例模拟显性遗传格局，故称为类显性遗传（quasidominant inheritance），不易与常染色体显性遗传区分。在近亲婚配家庭中出现这种遗传格局时，应该考虑到常染色体隐性遗传的可能性。

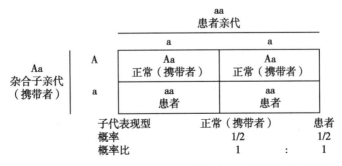

图 10-10　常染色体隐性遗传病患者与杂合子携带者婚配图解

第四种婚配类型患者相互婚配（aa×aa），子女将全部受累。由于隐性致病基因少见，这种婚配的可能性极少，只有在发病率高的隐性遗传病中才能见到。

3）遗传特点：图 10-11 为典型的常染色体隐性遗传病的系谱，归纳起来有以下特点：①致病基因在常染色体上，遗传与性别无关，男女受累机会均等；②隐性遗传病并不连续传递，多散发或隔代遗传，患者在同胞间呈水平分布格局；③患者为隐性致病基因纯合子，其父母无临床症状，但双方必为携带者，属杂合子相互婚配（Aa×Aa），每胎得病概率是 0.25，每胎出生杂合子概率是 0.5，在患者的表现型正常同胞中杂合子占 2/3；④患者亲代可能为近亲婚配。父母为近亲婚配时，子代发病风险增高。

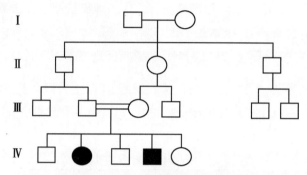

图 10-11　常染色体隐性遗传病系谱

由于致病基因的频率很低，所以常染色体隐性遗传病的发病率多为 1/万~1/100 万。有些隐性致病基因在特定人群中有较高的发病率，如囊性纤维化在白色人种中的发病率较高，镰状细胞贫血在黑色人种中的发病率较高，Tay-Sachs 病在犹太人中的发病率较高。在这些特定群体中，父母可不存在近亲关系。

（3）X 连锁显性遗传：连锁遗传的致病基因在性染色体上，其遗传与受累者的临床严重程度在两性中表现不同。Y 染色体上仅有少数基因，绝大多数连锁遗传的基因都在 X 染色体上，这些基因将随 X 染色体传递，故称为 X 连锁遗传。X 染色体上的基因也可分为显性或隐性。某种程度上说 X 染色体上基因的显、隐性只对女性有意义，因为女性有 2 条 X 染色体，基因的显、隐性关系与常染色体无异。而男性只有 1 条 X 染色体，Y 染色体由于缺少同源节段而没有相应的等位基因，所以男性只有成对的等位基因中的一个基因，称为半合子（hemizygote）。对于男性而言基因并无显、隐性之分，只要在 X 染色体上有突变基因，即使该基因在女性为隐性致病基因，其病理作用仍可得到表现。

女性的两条染色体可以随机传给其女儿和儿子，但男性的 X 染色体一定传给其女儿而绝不传给其儿子，因此在 X 连锁遗传中不可能有男到男即父传子的现象，男性的 Y 染色体一定传给其儿子。可见对于 X 连锁遗传的疾病，男性的致病基因只能从母系传来，将来只会传给他的女儿，疾病传递存在性别交叉，称为交叉遗传（criss-cross inheritance）。

X 连锁显性遗传（X-linked dominant inheritance，XD）的显性致病突变基因在 X 染色体

上，只要一条 X 染色体上有此突变基因即可致病，如女性纯合子 X^{H}X^H、女性杂合子 X^{H}X^h 或男性半合子 X^{H}Y 为患者，而基因型为 X^{h}X^h 的女性和 X^{h}Y 男性是正常人。

1）X 连锁显性遗传疾病举例：若干 X 连锁显性遗传病举例见表 10-10。

表 10-10 X 连锁显性遗传病举例

X 连锁显性遗传病	致病基因	基因定位	MIM 号码
口面指综合征 I 型	*OFD1*	Xp22.2	311200
Rett 综合征	*MECP2*	Xq28	312750
高氨血症 I 型（鸟氨酸氨甲酰基转移酶缺乏）	*OTC*	Xp11.4	311250
色素失调症	*IKBKG*	Xq28	308300

2）常见婚配类型和子代再发风险：第一种婚配类型为杂合女性患者与正常男性婚配。X 连锁显性遗传家系中杂合女性患者（X^{H}X^h）与正常男性（X^{h}Y）婚配，子女各有 1/2 为患者（图 10-12）。

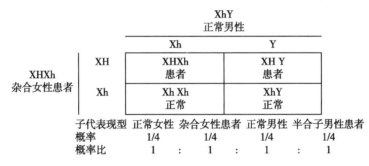

图 10-12 X 连锁显性遗传病杂合女性患者与正常男性婚配图解

第二种婚配类型为半合子男性患者与正常女性婚配。半合子男性患者（X^{H}Y）与正常女性（X^{h}X^h）婚配，由于男性患者的 X^H 一定传给女儿，因此女儿都将是患者，儿子全部正常（图 10-13）。

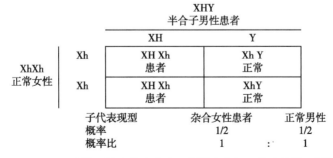

图 10-13 X 连锁显性遗传病半合子男性患者与正常女性婚配图解

3）遗传特点：综上所述，X 连锁显性遗传病的系谱（图 10-14）有以下特点：①女性患者多于男性患者，约呈 2∶1；②每代都可出现患者，类似常染色体显性遗传呈垂直分布；

③显性致病基因在X染色体上,患者父母中必有一方为受累者;④女性患者的子女中,各有1/2为患者,男性患者只将疾病传给其女儿,而绝不传给其儿子,借此可与常染色体显性遗传相鉴别。

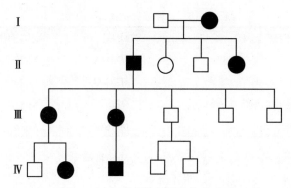

图 10-14 X 连锁显性遗传病系谱

一般来说,男性患者的临床症状较女性患者为重。如抗维生素 D 佝偻病,男性患者的骨骼变化较女性为重。有些 X 连锁显性遗传病半合子男性致死,因此这些疾病只能发生于杂合子女性,她们的流产率增高,流产胎儿大多为受累男性因而致死。系谱呈现出女性患者将疾病传给半数女儿的格局,例如色素失调症、灶性皮肤发育不全、口-面-指综合征 I 型及鸟氨酸氨甲酰基转移酶缺乏性高氨血症等。

(4)X 连锁隐性遗传:X 连锁隐性遗传(X-linked recessive inheritance,XR)致病隐性突变基因在 X 染色体上,杂合子女性(X^HX^h)不得病,为携带者,只有当女性为纯合子(X^hX^h)时才得病,而半合子男性(X^hY)即可得病。基因型为 X^HY 男性和 X^HX^H 女性则完全正常。

1)X 连锁隐性遗传疾病举例:X 连锁遗传病绝大多数属于 X 连锁隐性遗传,已知 X 连锁隐性性状和疾病若干举例见表 10-11。

表 10-11 X 连锁隐性遗传病举例

X 连锁隐性遗传病	致病基因	基因定位	MIM 号码
红色盲	*OPN1MW*	Xq28	303900
鱼鳞病	*STS*	Xp22.31	308100
Bruton 丙球蛋白缺乏血症	*BTK*	Xq22.1	300755
血友病 A	*F8*	Xq28	306700
血友病 B	*F9*	Xq27.1	306900
睾丸女性化综合征	*AR*	Xq12	300068
Lesch-Nyhan 综合征(自残综合征)	*HPRT1*	Xq26.2-q26.3	300322
黏多糖贮积症 II 型(Hunter 综合征)	*IDS*	Xq28	309900
Becker 型肌营养不良	*DMD*	Xp21.2-p21.3	300376
Duchenne 型肌营养不良	*DMD*	Xp21.2-p21.3	310200

2）常见婚配类型和子代再发风险：第一种婚配类型为杂合子女性携带者与正常男性婚配。X连锁隐性遗传家系中最常见的是表现型正常的杂合子女性（X^HX^h）与正常男性（X^HY）婚配，子代中将有半数儿子受累，半数女儿为携带者（图10-15）。

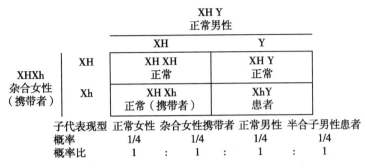

图10-15　X连锁隐性遗传病杂合女性携带者与正常男性婚配图解

第二种婚配类型为半合子男性患者与正常女性婚配。半合子男性患者（X^hY）与正常女性（X^HX^H）婚配，所有儿子和女儿的表现型都正常，但父亲的X^h一定传给女儿，因此所有女儿均为杂合子携带者（图10-16）。

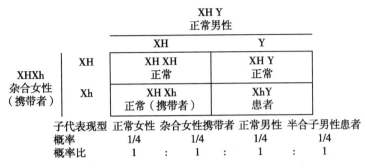

图10-16　X连锁隐性遗传病半合子男性患者与正常女性婚配图解

3）遗传特点：综上所述，X连锁隐性遗传病的系谱有以下特点：①男性患者远多于女性患者，在X连锁隐性遗传病家系中，纯合子女性患者少见，患者多为男性；②遗传病呈交叉遗传，男性患者把致病基因通过杂合子女儿再传给她们半数儿子，可出现隔代遗传现象。同时，X染色体上隐性致病基因系由男性患者表现型正常的姐妹传递给她的儿子，构成舅父和外甥受累这样的斜向格局（图10-17）；③携带者女性与正常男性婚配，男孩每胎得病概率是0.5。半合子男性患者与正常女性婚配，子女都正常，女孩必为携带者；④半合子男性患者与表现型正常的携带者女性结婚可见于近亲婚配，男孩、女孩的得病概率均为0.5。

X连锁隐性遗传病在女性中罕见，女性患者可能是隐性基因纯合子，也可能合并染色体畸变。如Turner综合征妇女（XO）或睾丸女性化（XY）妇女都只有一条X染色体，曾有报道只有一条X染色体的妇女发生了X连锁隐性遗传的血友病或Duchenne型肌营养不良。

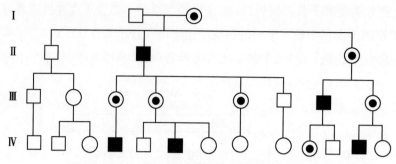

图 10-17 X 连锁隐性遗传病系谱,男性患者能生育

（5）Y 连锁遗传：Y 染色体上仅有少数基因,如耳毛基因、睾丸决定因子等。致病基因位于 Y 染色体上,为 Y 连锁遗传（Y-linked inheritance）,目前已知 Y 连锁遗传性状和遗传病较少。疾病必然随 Y 染色体由父亲传给其儿子。由于男性只传给男性,也称为全男遗传（holandric inheritance）。

（二）基因诊断技术

基因诊断（gene diagnosis）是通过对某个遗传病患者的特定基因（DNA）或其转录物（mRNA）进行分析并作出诊断的技术。该技术由美籍华裔科学家简悦威（Kan YW）于 1976 年首创,他在世界上完成了首例 α 地中海贫血症的基因诊断。该项技术的问世使遗传病的诊断从表现型诊断步入了基因型诊断的新时代,代表了诊断领域的一次革命。

二、技术与进展

1. 系谱分析法与影响因素 在单基因遗传病的五种遗传方式中,Y 连锁遗传较少见,且其特征明显,为全男遗传。现将 AD、AR、XD、XR 四种遗传方式的鉴别要点讨论如下。

（1）确定是显性还是隐性遗传：显性遗传具有下列两个特点：①每代均有患者（或患者在家系里呈垂直分布）；②通常患者的双亲至少有一位是患者。如有明显不符合显性遗传的特点,可考虑是隐性遗传。

（2）区分常染色体还是性染色体遗传：首先分析家系中患者性别是否存在差异,如果男女患者比例相差不大,相对常染色体遗传可能较大。然后再看患者分布情况,如果每代都有患者,则常染色体显性可能大。如果男女患者性别比例存在差异,属于性染色体遗传。女患者多于男患者,则考虑 X 连锁显性遗传,除此之外 X 连锁显性遗传特点和常染色体显性遗传很近似。患者大多为男性,有隔代遗传、性别交叉和斜形分布更支持遗传方式为 X 连锁隐性遗传。

通过上述分析,我们可初步鉴定一个家系究竟属于哪一种遗传方式。

（3）影响因素：研究遗传病首先要揭示其遗传方式。如果其病理表现型在一个家系中区分明显,则其遗传方式不难识别。但实际情况往往可能出现偏离常规的现象,或因取样误差掩盖了正确的遗传比率。在诊断过程中需注意与由环境因素所致的拟表型相区别,如先天性耳聋应与由链霉素中毒所致的耳聋相区别。另外,还需注意有些遗传病存在着遗传异质性,如同样是肌营养不良症,由于遗传基础不同可产生 4 种不同的类型,其中 Duchenne 型和 Becker 型是 X 连锁隐性遗传病,而肢带型为常染色体隐性遗传,面肩肱型呈常染色体显性遗传。遗传方式的正确判断可以避免误诊。

2. 基因诊断技术　基因诊断又称分子诊断(molecular diagnosis),诊断单基因遗传病最直接的途径是基因诊断。基因诊断的样本可以是任何有核细胞,最常用的是外周血淋巴细胞,其次是活检标本、羊水细胞、绒毛细胞、口腔黏膜细胞和石蜡包埋的组织块。此外,还可采用从唾液、痰液、尿液、精液甚至毛囊中抽提得到的 DNA。基因诊断技术方法见第一章。

三、临床应用

1. 系谱分析法　系谱分析法被广泛应用于临床实践中诊断单基因遗传病。根据先证者的病史和临床表现以及各种实验室检查的结果,结合家系调查资料和遗传方式分析可以诊断单基因遗传病。家系调查是遗传病诊断技术方法的一大特色。详细的家系调查和完整的系谱分析不仅有助于诊断,也有助于确定疾病的遗传方式。

家系图绘制后可初步判断疾病最可能的遗传方式(图 10-18)。

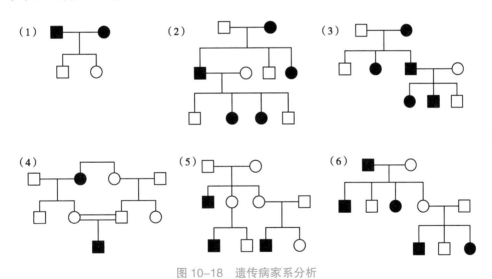

图 10-18　遗传病家系分析

所谓最可能的遗传方式是指可能性最大,或概率最大的那种遗传方式。先看第一个家系,若考虑它是 AR(双亲都是患者),子女均是患者,这与该家系的情况不符,排除。若考虑它是 XD,则男性患者的女儿一般都是患者,这与该家系的情况也不符,也可排除。若考虑它是 XR,则女性患者的儿子一般都是患者,这与该家系的情况不符,故可排除。这样,我们可考虑它是 AD,实际上它也完全符合 AD 的遗传特点。

再看第二个家系,它符合显性遗传的特点,患者呈垂直分布,每代都出现了患者,患者的亲代至少一个人也是患者。患者女性比男性多,男性患者的子代中女儿全部得病而儿子全部正常,因此最可能是 XD。

第三个家系的情况与第二个比较相似,符合显性遗传的特点。但男性患者的子代中男女均可得病,无明显的性别差异,则可考虑 AD。

第四个家系是一个比较典型的隐性遗传的家系,隔代遗传,患者的父母亲均表现型正常,近亲婚配提高子代再发风险。患者无性别差异,可考虑是 AR。

第五个家系也是一个隐性遗传的家系,但患者均为男性,且有斜行分布的特点,故最大的可能为 XR。

最后一个家系的情况比较复杂,既像 AD 又像 AR,关键看哪一种的可能性更大。假定它是 AR,则第Ⅰ代的第 2 个人和第Ⅱ代的第 5 个人(均为家系以外的人)都是杂合子,通常人群中杂合子的概率为几百分之一,假定家系外的 2 个人均为杂合子的话,概率更小。假定是 AD 的话,则第Ⅱ代的第 4 个人为带有致病基因的不外显者,通常某种 AD 遗传的疾病,它的外显率很少会是 100%。假定它的外显率为 99%,那也有 1% 的可能不外显,这样一分析,从概率的角度来说,它是 AD 的可能性最大,因此具体情况必须具体分析,除了经典的孟德尔理论之外,还要考虑到诸多影响因素发挥作用的可能性,这样才能得出比较正确的结论。

一般而言,大多数遗传病的遗传方式是已知的,因此明确诊断后,只要查阅 OMIM,网址是 https://omim.org/,即可知道某病的遗传方式。如遇尚未收录 OMIM 的遗传病则需要进行详细的家系分析,必要时还需要通过遗传假设的检验以确定遗传方式。

2. 分子杂交技术

(1)RFLP 技术:限制性片段长度多态性(restriction fragment length polymorphism,RFLP)运用专一性基因探针和限制性内切酶,可以直接对已知内切酶特异性识别序列之内的点突变和基因序列重排进行检测。例如镰状细胞贫血的突变基因是编码 β 珠蛋白链的第 6 位密码子由 GAG 变为 GTG,可用限制性内切酶 Mst Ⅱ 进行检测。因为这一突变使正常存在的 Mst Ⅱ 酶切位点消失,这就使正常情况下存在的 1.1kb 及 0.2kb 条带变成患者的 1.3kb 条带(图 10-19)。

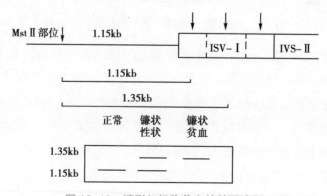

图 10-19　镰形红细胞贫血的基因诊断

（2）ASO 技术：等位基因特异性寡核苷酸探针斑点杂交（allele specific oligonucleotide, ASO）用人工合成的 17～30 个碱基长度的 ASO 探针，与固定在硝酸纤维膜或尼龙膜上的 DNA 样本进行点杂交。在严格的杂交洗脱温度下，可区分一个碱基的差别，用针对正常与突变的 ASO 可准确鉴定个体的基因型。洗脱条件仅与 ASO 的长度有关，而与 ASO 碱基组分无关，也可将同一基因不同突变的 ASO 探针固定在滤膜上反向杂交。如图 10-20 中，珠蛋白基因 TATA 区点突变的基因诊断，β 地中海贫血家系中父母均为 β 珠蛋白基因 5′ 端启动子 TATA 区一个 A → G 突变携带者。根据正常序列和突变序列分别设计野生型 ASO 探针：5′-GCTGGGCATAAAAGTCAG-3′ 和突变型探针：5′-GCTGGGCATAGAAGTCAG-3′。杂交实验后结果显示胎儿 Ⅱ 3 羊水细胞有 1 个正常基因，1 个突变基因，所以胎儿为携带者。

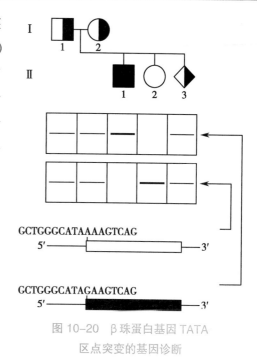

图 10-20　β 珠蛋白基因 TATA 区点突变的基因诊断

3. PCR 技术　近年来派生出了一些新的 PCR 相关技术和改良方法，如强化 PCR、膜结合 PCR、锚定 PCR、错配 PCR、原位 PCR、标记 PCR、彩色 PCR、反向 PCR、不对称 PCR、增效 PCR、定量 PCR 和重组 PCR 等。这些方法不但方便了鉴定与分析真核 DNA 的突变和检测目的基因的变化，也使 PCR 技术的实用性得到了延伸、补充和发展。使用 PCR 技术扩增目的片段后，还可结合其他检测技术（如核酸分子杂交）进行基因诊断。

4. SSCP 技术　目前单链构型多态性（single-strand conformational polymorphism, SSCP）技术已应用于已知突变热点上的点突变检测，筛查未知点突变以及分析癌基因、抑癌基因等的突变，都取得了良好的研究结果；同时一些先天性代谢缺陷亦通过该技术检测出编码相应酶或蛋白分子的基因改变，可作为诊断依据之一。

5. DNA 测序技术　利用 DNA 测序技术可用来检测基因的突变部位与类型，是目前最直接的一种检测基因突变的方法。如检测基因片段的缺失或插入、动态突变（三核苷酸重复序列的扩增所致）等。

6. DNA 芯片技术　人类的许多疾病如肿瘤、血友病、珠蛋白生成障碍性贫血等均与基因的突变有关。基因芯片的检测量大、速度快，可在较短的时间内确定患者基因突变的类型。目前利用基因芯片技术可对血友病、珠蛋白生成障碍性贫血、异常血红蛋白病、苯丙酮尿症等分子遗传病进行检测。基因诊断是基因芯片技术中最具有商业化前景的，它有可能发展成为一种大规模筛查由基因突变引起的疾病的常规技术。

第三节　多基因遗传病实验诊断技术

多基因遗传病（polygenic inheritance diseases）受多对基因遗传素质及多种环境因素控制，因此又称为多因子遗传疾病（multifactorial inheritance diseases）或复杂性疾病（complex diseases）。包括一些先天性疾病和一些常见病。多基因遗传病有家族聚集倾向，但无特殊规律可循。

一、基本理论

（一）多基因遗传性状

多基因遗传性状的变异在群体中的分布是连续的，只有一个峰，即平均值。不同个体间的差异只是量的变异，因此又称为数量性状（quantitative character）。人的身高、智能、血压等属于多基因遗传性状。例如，随机调查任何一个群体的身高，极矮或极高的个体只占少数，大部分个体接近平均身高，而且呈现由矮向高逐渐过渡的走向，将此身高变异分布绘制成图，往往得到正态分布的曲线。

单基因遗传性状或疾病由一对基因所决定，因此，其基因型和表型之间的相互关系比较容易区分，往往可以分出具有某性状（受累）和不具有某性状（未受累）两种不同类型，性状的变异在群体中呈不连续分布，可以明显地分为2~3群，所以单基因遗传的性状也称质量性状（qualitative character）。

（二）影响多基因遗传的因素

1. 遗传因素　多基因遗传病受多对易感基因所控制，发病与性别无关，在世代的传递中不符合孟德尔遗传规律。

2. 环境因素　多基因遗传病除了受遗传因素作用外，环境因素影响也很明显，常作为疾病的诱发因素。

（三）多基因的特点

多基因遗传病或性状受多对易感基因控制，这些基因一般均为显性基因，分布在不同的染色体上或同一条染色体的不同区段，相互之间不存在连锁关系。单个基因作用较微小，不足以致病，因此称为微效基因（minor gene），但微效基因之间存在累加效应，一旦累加数超过一定限度就可能引发疾病。此外，目前的研究认为，在多基因遗传中，除了微效基因外，可能存在一些起主要作用的所谓主基因（major gene），主基因对疾病的产生起到了关键作用。

（四）涉及的疾病种类

除了身高、肤色、智力、血压、性格等多基因遗传性状属正常人体性状外，由多基因遗传导致的疾病包括很多先天畸形，如唇裂、腭裂、脊柱裂、无脑儿、先天性心脏病等。精神分裂症、哮喘、原发性高血压、糖尿病、冠心病、消化性溃疡、风湿性关节炎和癫痫等常见病为多基因遗传病。很多肿瘤如胃癌、肝癌、乳腺癌等也符合多基因遗传特点。

（五）多基因遗传病的遗传特点

1. 亲属发病率与亲缘级数成反比 多基因遗传病有明显的家族聚集倾向,患者亲属发病率高于群体发病率,但亲属发病率会随着与先证者亲缘关系级数的递增而剧减,向群体发病率靠拢。在单基因遗传病中,不论传递几代,再发风险符合孟德尔遗传规律。

2. 一级亲属发病率接近群体发病率的开方 当多基因遗传病的群体发病率为 0.1%~1%,遗传度为 70%~80% 时,患者一级亲属的发病率($\overline{q_r}$)接近群体发病率(q_g)的开方,即 $q_r=\sqrt{q_g}$（Edwards 公式,1960）。在单基因遗传病中一级亲属再发风险符合孟德尔遗传规律。

3. 亲属中患者人数越多再显风险越高 在多基因遗传病中,当一个家庭中患病人数愈多,则亲属再发风险愈高。这一点与单基因病遗传不相同,因为在单基因遗传病中的双亲基因组成已固定,并严格按孟德尔遗传规律遗传。

4. 患病亲属的病情越重再显风险越高 多基因遗传病发病的遗传基础是微效基因,故有共显累加效应。在多基因遗传病中如果患者病情严重,证明其易患性远远超过发病阈值而带有更多的易感基因,与病情较轻的患者相比,其父母所带有的易感基因也多。因此,再次生育时其后代再发风险也相应增高。在单基因遗传病中,不论病情的轻重如何,一般不影响其再发风险率。

5. 发病率低的性别一旦发病再显风险增高 在某种多基因遗传病的发病率上存在性别差异时,表明不同性别的发病阈值是不同的。群体中患病率较低但阈值较高性别的先证者,其亲属再发风险相对增高;相反,群体中患病率相对高但阈值较低性别的先证者,其亲属再发风险相对较低。这种情况称为卡特效应（Carter effect）。

6. 多基因遗传病亲属发病率较低 多基因遗传病在随机人群中的发病率为 0.1%~1%,患者一级亲属发病率为 1%~10%。后者远低于单基因遗传病的一级亲属发病率。

7. 亲近婚配提高子代再发风险 相比随机婚配,近亲婚配可以提高出生多基因遗传病患儿的风险。因亲近婚配双方有较多概率从共同祖先处得到相同的致病基因。

8. 一卵双生患病一致率高于二卵双生患病一致率 双生子罹患相同多基因遗传疾病,即患病一致率的研究表明,一卵双生患病一致率高于二卵双生患病一致率。但一卵双生的患病一致率也并非 100%,二卵双生的一致率远低于 50% 或 25%,这说明多基因遗传病的发病中受到环境因素的影响。

二、技术与进展

1. 候选基因法研究技术 候选基因法研究技术是将可能与某个多基因遗传病相关的一组已知基因作为候选基因,通过家系调查和连锁分析,找出易感基因。

基本策略与步骤是:首先确定待研究的候选基因。第二步将候选基因位点的遗传标记与某个多基因遗传病进行连锁分析,确定该候选基因位点是否与某个多基因遗传病相连锁。

第三步筛查与某个多基因遗传病存在连锁关系的候选基因变异体,比较变异体在疾病人群与正常人群之间的频率差异,最终确定相关基因。

候选基因法针对性强、方法较简单。但也存在着一些不足,如未知功能的相关基因就不可能被选为某一多基因遗传病的候选基因;即使得到了某一候选基因与多基因遗传病之间存在连锁关系,也不能排除某一相关基因在该候选基因附近的可能性;候选基因法在"选择对象"时也存在着盲目性。

2. 全基因组扫描技术　人类基因组中存在着大量可变数量的高度串联重复序列,如微卫星(microsatellite, MS)DNA 多态性和单核苷酸多态性(single nucleotide polymorphism, SNP)。它们具有种类多、分布广,呈高度多态性和杂合度,易于 PCR 扩增等特点,已成为全基因组扫描和定位最常用的遗传标记方法。目前,多色荧光标记的微卫星 DNA 引物已经商品化,采用这些引物进行 PCR 扩增,将扩增产物在 DNA 自动测序仪上进行电泳。采用基因组扫描和分型软件,对电泳结果进行图像及数据处理,计算出各个微卫星位点上的等位基因的大小和频率。一般用 300 多对覆盖整个基因组的微卫星引物,选择数个大家系或由 300 多个患者同胞对组成的样本进行连锁分析,就有可能将某一多基因遗传病的易感基因定位到染色体的区带上,分辨率可达 10 厘摩(cM)。进一步用该区域内的 DNA 遗传标记进行精细定位,就有可能将范围缩小到 1 厘摩以内,以便直接进行大规模的 DNA 测序,分离并克隆出某种多基因遗传病的易感基因。

全基因组扫描的应用,为多基因遗传病的基因定位带来了希望。一些常见的多基因病如 2 型糖尿病、哮喘、精神分裂症或原发性高血压等均采用该法获得了一些易感基因。当然,最终确定致病基因以及找到主基因尚有许多细致的工作要做。另外,该法也存在着工作量大、费用昂贵等问题。改进技术也是必须考虑的问题。

3. 全基因组关联研究技术　全基因组关联研究(genome-wide association study, GWAS)是一种在全基因组层面上快速扫描遗传标记(SNP)的方法,通过多中心、大样本、反复验证的关联研究,最终找到与某一特定的多基因遗传病或体细胞遗传病(特别是肿瘤)相关的遗传变异。

GWAS 的工作流程为:①经过处理的 DNA 样品与高通量的 SNP 分型芯片进行杂交;②通过特定的扫描仪对芯片进行扫描,将每个样品所有的 SNP 分型信息以数字形式储存于计算机中;③对原始数据进行质控,检测分型样本和位点的得率、病例对照的匹配程度、人群结构的分层情况等;④对经过各种严格质控的数据进行关联分析;⑤根据关联分析结果,综合考虑基因功能多方面因素后,筛选出最有意义的一批 SNP 位点;⑥根据需要验证 SNP 的数量,选择合适通量的基因分型技术在独立样本中进行验证;⑦合并分析 GWAS 两阶段数据,最后得出结论。

目前应用于 GWAS 的全基因组分型的基因分型芯片上包含了上万个 SNPs 检测探针,还有部分芯片整合了拷贝数变异(copy number variation, CNV)探针,这样使研究者能够同时对人类基因组常见变异 SNPs 和 CNVs 进行分析。

三、临床应用

1. 高血压易感基因的研究 高血压是以动脉压升高为主要特征,可并发心脏、血管、脑与肾脏等靶器官损害以及代谢改变的临床综合征。高血压按其病因可分为原发性与继发性两大类,其中原发性高血压占 90% 以上,肾素 – 血管紧张素系统在原发性高血压的发病中所起的作用已被证实。

正常情况下,肝脏分泌的血管紧张素原(AGT)经肾素的作用转变为血管紧张素Ⅰ,再在血管紧张素转化酶(ACE)的作用下转变为血管紧张素Ⅱ,然后分别通过血管紧张素Ⅰ、Ⅱ受体发挥缩血管作用及调节醛固酮的分泌,从而使血压升高。可见,肾素 – 血管紧张素系统对正常血压的维持以及高血压的发生起着重要作用,该系统编码的基因很可能就是高血压的相关基因。原发性高血压的候选基因除了可选择参与血压调节机制的基因(血管紧张素原基因、血管紧张素转化酶基因以及内皮素基因等),已知与单基因遗传有关的高(低)血压致病基因(如醛固酮合成酶基因、11β 羟化酶基因等)和动物研究中发现的有关基因(如 SA 基因)也可作为候选基因研究。

临床实践证明候选基因法在高血压疾病相关基因的研究中发挥了很重要的作用。研究结果表明血管紧张素原(AGT)基因(*AGT*)、血管紧张素Ⅰ转化酶(ACE)基因(*ACE*)和血管紧张素Ⅱ受体(*AT1R*)基因等基因的突变和多态性均与高血压发病相关。

血管紧张素原基因(*AGT*)位于 1q42-q43,编码区由 5 个外显子和 4 个内含子组成。该基因有 15 种多态性,*AGT* 基因的核心启动子区域位于 TATA 框与转录起始位点之间,对 *AGT* 基因转录表达起重要的调控作用。目前发现 *AGT* 基因的突变,尤其是 M235T 及 T174M 的基因突变与原发性高血压的发病有关。我国学者报道血管紧张素原 T235 等位基因频率在原发性高血压组中明显高于对照组,从而认为在中国人群中 *AGT*235 基因突变与原发性高血压发生有相关性。另外,按性别分组后,男性原发性高血压患者 M235T 基因突变频率明显高于对照组,而在女性患者与对照组之间无差异。从而进一步认为,*AGT*235 基因突变可能直接对男性存在高血压的危险,而对女性只起间接作用。

血管紧张素Ⅰ转化酶(*ACE*)基因定位于 17q23,共有 26 个外显子组成,基因全长 21kb。该基因的多态性与多种心血管疾病有关。D 型等位基因使血管的 ACE 水平增加,引起局部血管紧张素Ⅱ活性增加,缓激肽失活。缓激肽作用于内皮的 β₂ 激肽受体,使一氧化氮增加,有利于新生内膜和细胞间质增生。血管长期或暂时痉挛,致心肌梗死。因此,*ACE* 基因可能与局部循环密切相关,而对全身循环影响不大。在有家族史的高血压患者中,D 型等位基因频率高于正常对照组,可能与有家族史的患者遗传易感性增高有关,*ACE* 基因 DD 型分布明显高于正常对照组及单纯高血压组。可见,*ACE* 基因 DD 型和 D 型等位基因可能是高血压的危险因子。

血管紧张素Ⅱ(AngⅡ)为内源性升压物质中作用最强的激素之一,在高血压发病中起着重要作用。AngⅡ绝大多数生物作用是由Ⅰ型受体介导的 *AT1R* 基因发挥,该基因位于染色体 3q21-q25。人类 *AT1R* 基因的 DNA 序列由 2 268kb 组成,编码分子量为 41.06kD 的 359 个氨基酸。1994 年,Bonnardeaux 等首先发现在高血压患者中 *AT1R* 基因 C1166 等位基因频率高于正常者。中国福建汉族人群的 *AT1R* 基因 A1166C 多态性与原发性高血压的有关,即高血压病患者 C1166 等位基因的频率明显高于正常人。

2. 糖尿病易感基因的研究 临床上将糖尿病分为两型:1 型或称胰岛素依赖型糖尿病(insulin dependent diabetes mellitus, IDDM)和 2 型或称非胰岛素依赖型糖尿病(non insulin dependent diabetes mellitus, NIDDM)。

(1)1 型糖尿病的易感基因的研究:1 型糖尿病(T1DM)是由于机体免疫系统破坏胰岛 β 细胞,导致胰岛素产生受阻所引起的一种疾病。免疫遗传学研究发现,定位于 6p21.3 的人类白细胞抗原(HLA)系统与 1 型糖尿病易感基因密切相关。采用基因组扫描和受累同胞对分析发现,下列基因座为可疑 1 型糖尿病的易感基因所在区域(表 10-12),其中 *IDDM1*、*IDDM2*、*IDDM4*、*IDDM5*、*IDDM12* 等基因较肯定。

表 10-12 已发现的 T1DM 易感基因

易感基因	位点	标记	LOD 值	参考文献
IDDM1	6p21.3	HLA DQB1, DRB1	65.8	Davies(1994),Cox(2001)
IDDM2	11p15.5	*INS VNTR*	4.28	Cox(2001),Bennett(1995)
IDDM3	15q26.2	D10S107	2.5	Field(1994)
IDDM4	11q13.3	*FGF3*	3.4	Davies(1994)
IDDM5	6q25.1	ESR1, D6S476-D6S473	4.5	Luo(1996)
IDDM6	18q21.2	D18S487	1.1	Davies(1994)
IDDM7	2q31	D2S152	2.6	Cox(2001)
IDDM8	6q27	D6S264	5.0	Luo(1996)
IDDM9	3q21	D3S1576	2.4	Mein(1998)
IDDM10	10p11	D10S193	4.7	Mein(1998)
IDDM11	14q24.3	D14S67	4.6	Corder(2001),Field(1996)
IDDM12	2q33	CTLA4	3.57	Nistico(1996)
IDDM13	2q34	D2S164-D2S137	3.35	Morahan(1996)
IDDM15	6q21	D6S283	6.2	Delepine(1997)
IDDM17	10q25	D10S554	4.9	Verge(1998)
IDDM18	5q33	IL12B	—	Morahan(2001)
未命名	1q42	D12S1617	3.3	Concannon(1998)
未命名	14q13.1	D14S70	2.0	Mein(1998)
未命名	16q23.1	D16S515	3.9	Cox(2001)

运用 GWAS 分析方法进一步又发现了与 1 型糖尿病发病相关的 40 多个易感基因。其中，被 3 项以上研究证实的、有比较肯定结论的 1 型糖尿病易感基因有 12 个，如 1p13.2（*PTPN22*）、2q24.2（*IFIH*1）、2q33.2（*CTLA4*）、6p21.32（*MHC*）、6q15（*BACH2*）、10p15.1（*PRKCQ–IL2RA*）、11p15.5（*INS*）、12p13.31、12q13.2（*ERBB3*）、12q24.13（*C12orf*30、*SH2B3/LNK*）、16p13.13（*KIAA*0350）、18p11.21（*PTPN2*）。

（2）2 型糖尿病的易感基因的研究：2 型糖尿病的发病涉及胰岛 β 细胞数目减少，胰岛素分泌缺陷和 / 或终末器官对胰岛素产生抗性。通过基因组扫描和连锁分析，Hanis 等首先发现墨西哥裔美国人的 2 号染色体 D2S125 为 2 型糖尿病的易感基因，并被命名为 *NIDDM*1。Mahtani 等发现在芬兰 Botnia 地区，2 型糖尿病家系的第 12 号染色体长臂上可能存在 2 型糖尿病的易感基因，并称为 *NIDDM*2。另外，载脂蛋白 A2 基因、丙酮酸激酶基因等也被认为是 2 型糖尿病的候选基因。2006 年，冰岛的一个遗传研究机构 deCODE 采用关联研究方法发现了 *TCF7L2* 基因与 2 型糖尿病的发病密切相关。此后，该结果至少在 20 个不同人种和遗传背景的人群中得到验证，结果的一致性表明 *TCF7L2* 基因为普遍存在的 2 型糖尿病易感基因。在进行了一系列 2 型糖尿病的 GWAS 数据的合作和共享中，共发现 8 个 2 型糖尿病的易感位点，即 *CDKN2A/CDKN2B*、*CDKAL*1、*IGF2BP*2、*AHI1–LOC*441171、*EXT2–ALX4*、*IDE–KIF11–HHEX* 和 *SLC30A*8。迄今为止，各国科学家已经应用 GWAS 先后开展了 20 余项搜寻 2 型糖尿病的易感基因研究，共发现 40 余个 2 型糖尿病的易感基因位点。

（倪萦音）

第十一章　流式细胞分析和分选技术

流式细胞仪（flow cytometry，FCM）是测量染色细胞标记物荧光强度的细胞分析仪。流式细胞术是以流式细胞仪为检测手段的一项能快速、精确地对单个细胞理化特性进行多参数定量分析和分选的新技术；是一种在单个细胞分析和分选基础上发展起来的，对细胞的物理或化学性质（如大小、内部结构、DNA、RNA、蛋白质、抗原等）进行快速测量并可分类收集的高技术。现代流式细胞术综合了流体力学技术、激光技术、电子物理技术、光电测量技术、计算机技术、荧光化学技术及单克隆抗体技术，是多学科多领域技术进步的结晶。其最大特点是能在保持细胞及细胞器或微粒的结构及功能不被破坏的状态下，通过荧光探针的协助，从分子水平上获取多种信号对细胞进行定量分析或纯化分选。

第一节　基　本　理　论

一、流式细胞术的特点和发展史

（一）流式细胞术的特点

流式细胞术是继电子显微镜技术后细胞学研究手段的重大进展，具有以下特点：①测量速度快，最快可在 1s 内计测数万个细胞；②可进行多参数测量，可以对同一个细胞做有关物理、化学特性的多参数测量，并具有明显的统计学意义；③是一门综合性的高科技方法，它综合了激光技术、计算机技术、流体力学、细胞化学、图像技术等众多领域的知识和成果；④既是细胞分析技术，又是精确的分选技术。

（二）流式细胞术的发展历史

1934 年，Moldavan 首次提出了使悬浮的单个血红细胞等流过玻璃毛细管，在亮视野下用显微镜进行计数，并用光电记录装置计测的设想。1953 年 C. Taylor 根据雷诺对牛顿流体在圆形管中流动规律的研究认识到：管中轴线流过的鞘液流速越快，载物通过的能力越强，并具有较强的流体动力聚集作用。于是设计了一个流动室，使待分析的细胞悬浮液都集聚在圆管轴线附近流过，外层包围着鞘液；细胞悬浮液和鞘液都在作层流液。这就奠定了现代流式细胞术中的液流技术基础。

1956 年，Coulter 在多年研究的基础上利用 Coulter 效应生产了 Coulter 计数器。其基本原理是：使细胞通过一个小孔，只在细胞与悬浮的介质之间存在着导电性上的差异，便会影响小孔道的电阻特性,从而形成电脉冲信号,测量电脉冲的强度和个数则可获得有关细胞大小和数目方面的信息。1967 年 Holm 等设计了通过汞弧光灯激发荧光染色的细胞,再由光电检测设备计数的装置。1973 年 Steinkamp 设计了一种利用激光激发双色荧光色素标记的细胞,既能分析计数,又能进行细胞分选的装置。这样就基本完成了现代 FCM 计数技术的主要历程。

现代的 FCM 数据采集和分析技术是从组织化学发源的,其开拓者是 Kamentsky。1965 年,Kamentsky 在组织化学的基础上提出了两个新设想:①细胞的组分是可以用分光光度学来定量测定的,即分光光度术可以定量地获得有关细胞组织化学的重要信息。②细胞的不同组分可以同时进行多参数测量,从而可以对细胞进行分类。换句话说,对同一细胞可以同时获得有关不同组分的多方面信息,用作鉴别细胞的依据。Kamentsky 是第一个把计算机接口接到仪器上并记录分析了多参数数据的人,也是第一个采用了二维直方图来显示和分析多参数的人。

流式细胞术在细胞化学中应用的先驱者是 Van Dilla 和美国的 Los Alamos 小组。他们在 1967 年研制出流液束、照明光轴、检测系统光轴三者相互正交的流式细胞计的基础上,首次用荧光 Feulgen 反应对 DNA 染色显示出 DNA 的活性与荧光之间存在着线性关系,并在 DNA 的直方图上清楚地显示出细胞周期的各个时相。Gohde 和 Dittrich 接着把这项技术推向实用,他们用流式细胞术测定细胞周期借以研究细胞药代动力学问题。FCM 用于免疫组织化学中的关键是对细胞进行免疫荧光染色,其他和在细胞化学的应用并没有多大差异。

近 20 年来,国内外在 FCM 上都做了不少的研究和应用工作,也取得了不少成果。特别是随着仪器和方法的日臻完善,人们越来越致力于样品制备、细胞标记、软件开发等方面的工作以扩大 FCM 的应用领域和使用效果。FCM 在免疫组织化学中的应用也大致差不多,并注重了在临床应用的推广。

二、流式细胞仪的基本结构和工作原理

（一）基本结构

流式细胞仪由三部分构成:①液流系统:包括细胞流动室和液流驱动系统;②光学系统:包括激发光源和光束成形系统;③电子系统:包括光电转换器和数据处理系统(图 11-1)。这三部分在仪器中一般按三个互为垂直的轴线安置,即 X 轴方向的激发光轴线、Y 轴方向的细胞荧光信号检测轴线和 Z 轴方向的细胞流轴线。此三个轴线的交点即为仪器的细胞信号检测区。样品中的每一个细胞必须按顺序依次以相同的速度和相同的轨迹通过此检测区。每一细胞流经该检测区时,受到激发光相同的光照。细胞受光照时产生细胞的散射光信号与荧光信号,这些细胞信号由仪器的检测器收集、分析、处理和记录。

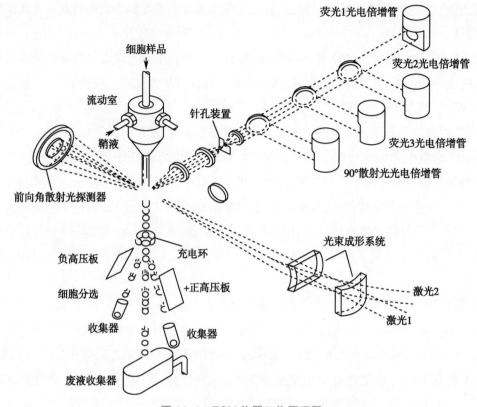

图 11-1　FCM 仪器工作原理图

1. 流动室和液流系统　流动室是流式细胞仪的核心部件,由样品管、鞘液管和喷嘴等组成,常用光学玻璃、石英等透明、稳定的材料制作。样品管贮放样品,单个细胞悬液在液流压力作用下从样品管射出,逐个依次通过检测区。因此,流动室也可称为单细胞流发生器。鞘液由鞘液管从四周流向喷孔,包围在样品外周后从喷嘴射出。为了保证液流是稳液,一般限制液流速度 $v<10\text{m/s}$。由于鞘液的作用,被检测细胞被限制在液流的轴线上。流动室上装有压电晶体,受到振荡信号可发生振动。细胞液流和鞘液流的驱动一般采用液面上加正气压的方式。从压缩氮气钢瓶或空气压缩机输出端,通过减压阀和定值器等,可获得稳定的正气压。在正气压驱动下,可获得相应的液体流速。流速与压力的关系服从 Bernoulli 方程,即 $P=(1/2)\rho v^2$(忽略高度的变化)。只要适当改变正气压值,就可获得不同的流速。

2. 激发光源和光学系统

(1) FCM 的激发光源:大多采用氩离子气体激光器。一些 FCM 也配各种激光器,如氪离子激光器、氦镉激光器、氦氖激光器、染料激光器和半导体激光器等。高压汞弧灯和氙灯等也用于少数 FCM 作为激发光源。光源的选择主要根据被激发物质的激发光谱而定:①汞灯是最常用的弧光灯,其发射光谱大部分集中于 300~400nm,很适合需要用紫外光激发的场合;②氩离子激光器的发射光谱中,绿光 514nm 和蓝光 488nm 的谱线最强,约占总光强的 80%;③氪离子激光器光谱多集中在可见光部分,以 647nm 较强;④染料激光器用于免疫荧光法时的激发光波长在 550nm 以上。将有机染料作为激光器泵浦的一种成分,可使原激光器的光谱发生改变以适应需要即构成染料激光器。例如用氩离子激光器的绿光泵浦含有 Rhodamine 6G 水溶液的染料激光器,则可得到 550~650nm 连续可调的激光,尤其在 590nm 处转换效率最高,约可占到一半。

（2）光学系统:激光的单波长输出有利于选择性地分别激发细胞内的各种不同荧光物质,避免和克服了荧光信号间的相互干扰。激光在照射细胞之前可先用由 2 块球面透镜和 1 块针孔片组成的空间滤波器进行准直,排除其中的杂散光,改善其发散度。近年来,由于激光器的发展与完善,目前大多商业化 FCM 都已省去空间滤波器装置。为了实现单个细胞的均匀照射,FCM 一般都采用 2 块相互垂直放置的柱面透镜,或 1 块柱面透镜和 1 块球面透镜所组成的光束成形系统对激光束进行适当的聚焦,形成截面为椭圆形的照射光斑。此光斑正处于 FCM 仪器中三条正交轴线的交点,即仪器的检测区。椭圆光斑的长轴垂直于细胞流与光束中心轴,而其短轴与细胞流轴线方向一致并重叠。典型的几何尺寸约为 $20\mu m \times 200\mu m$,即短轴稍大于细胞的直径,而长轴远大于细胞的直径。这种椭圆形光斑的检测区保证了样品中细胞是逐个分别受到光照且每一细胞受检时都受到一致的光照激发。这就是 FCM 中的单细胞照明技术。一些 FCM 配有数组焦距不同的透镜组,供选择使用以适应不同要求的细胞分析:一般弱荧光信号检测时,可采用长短轴均小的椭圆光斑,以提高照明区内的激发光强度;而细胞 DNA 等细胞生化成分定量分析时可采用长短轴比值大的扁椭圆光照。这样保证了光斑中心部位光照强度高度均匀,提高了仪器测量的精度。

3. 光电管和检测系统 样品细胞流经仪器检测区时受到激发光的照射,同时产生细胞的散射光信号和细胞的荧光信号。这些信号以被检细胞为中心,向空间 360° 立体角发射。前向散射光信号检测器安置在激发光束的光路上,因此一般采用耐强光冲击的光电二极管。由于散射光信号的波长与激发光波长相同,故只能用一个机械的挡光条而不能使用光学滤色片阻挡激发光束进入检测器。侧向散射光检测器一般都使用光电倍增管(photomultiplier tube, PMT),其输入信号可与细胞荧光信号一起由 90° 放置的一个大口径透镜收集后,通过分束片和滤色片的适当组合,送入各自的检测器。在实际使用中,仪器首先要对光散射信号进行测量。当光散射分析与荧光探针联合使用时,可鉴别出样品中被染色和未被染色细胞。光散射测量最有效的用途是从非均一的群体中鉴别出某些亚群。

荧光信号一般较弱,通常使用低噪声光电倍增管来检测。近年来由于荧光染料化学的发展,单激光器 FCM 一般都配备 3 个光电倍增管可分别接受 3 种不同波长的荧光信号。并且附有荧光补偿电路来消除荧光光谱相互重叠带来的测量误差。配有 2 个或 2 个以上激光器的 FCM 则配备更多的荧光检测器。光电倍增管及其电子放大电路可将荧光脉冲信号和散射光脉冲信号转换为相应的电脉冲信号,后者再通过模数转换器(analog-digital converter, ADC)量化为数字信号。

4. 计算机和分析系统 经放大后的电信号被送往计算机分析器。多道的道数是和电信号的脉冲高度相对应的,也是和光信号的强弱相关的。对应道数纵坐标通常代表发出该信号的细胞相对数目。多道分析器出来的信号再经模数转换器输往微机处理器编成数据文件,或存储于计算机的硬盘和软盘上,或存于仪器内以备调用。计算机的存储容量较大,可存储同一细胞的 6~8 个参数。存储于计算机内的数据可以在实测后脱机重现,进行数据处理和分析,最后给出结果。

除上述四个主要部分外,还备有电源及压缩气体等附加装置。

(二)工作原理

流式细胞仪的工作原理是使悬浮在液体中分散的、经荧光标记的细胞或微粒逐个通过样品池,采用激光作为激发光源,保证其具有更好的单色性与激发效率;同时由荧光探测器捕获荧光信号并转换成分别代表前向散射角、侧向散射角和不同荧光强度的电脉冲信号,经计算机系统对流动的单细胞悬液中单个细胞的多个参数信号进行数据处理分析。

(三)散射光的测定

散射光信号是指激发光与细胞相遇作用后反射、折射、衍射等综合的结果。因此,细胞散射光的波长是与激发光波长一致的。细胞散射光信号在空间不同立体角位置的分布是不同的。经过大量实验研究,发现在前向小角度内收集的细胞散射光信号,即前向角散射信号(forward scatter, FSC)其强弱与细胞的大小及活力密切相关。对同一种细胞群体而言,其中大一些的细胞,前向散射光信号也强些;较小的细胞,其前向散射光也弱些。同一个细胞群体中活细胞的前向散射光信号要强于死细胞。细胞的侧向角散射光信号(side scatter, SSC)对细胞膜、胞质、核膜的折射更敏感,特别是胞质的颗粒成分。

(四)荧光测量

1. 细胞荧光信号的种类 取决于细胞荧光染色方法和所使用的荧光素种类,主要包括两部分:①自身荧光:即不经荧光染色细胞内部的荧光分子经光照射后所发出的荧光;②特征荧光:即由细胞经染色结合上的荧光染料受光照而发出的荧光,其荧光强度较弱,波长也与照射激光不同。自身荧光信号为噪声信号,在多数情况下会干扰对特异荧光信号的分辨和测量。在免疫细胞化学等测量中,对于结合水平不高的荧光抗体来说,如何提高信噪比是个关键。一般说来,细胞成分中能够产生自身荧光的分子(例如维生素 B_2、细胞色素等)的含量越高,自身荧光越强;培养细胞中死细胞/活细胞比例越高,自身荧光越强;细胞样品中所含亮细胞的比例越高,自身荧光越强。减少自身荧光干扰、提高信噪比的主要措施是:①尽量选用较亮的荧光染料;②选用适宜的激光和滤片光学系统;③采用电子补偿电路,将自身荧光的本底贡献予以补偿。

2. 荧光信号的线性测量和对数测量 从 PMT 输出的电信号仍然较弱,需要经过放大后才能输入分析仪器。流式细胞仪中一般备有两类放大器。一类是输出信号与输入信号呈线性关系,输入信号增大数倍,输出也增大数倍,称为线性放大器。线性放大器适用于在较小范围内变化的信号以及代表生物学线性过程的信号,细胞内生化成分含量的荧光测量(如DNA、RNA、总蛋白质含量等)时通常使用线性放大器。另一类是对数放大器,输出信号和输入信号之间呈常用对数关系,即如果原来输出是1,当输入信号增大到原来的10倍时输出为2;当输入增加到原来100倍时,输出为3,等等。在免疫学测量中(如细胞膜表面抗原等的荧光检测)时常使用对数放大器。因为在免疫分析时常要同时显示阴性、阳性和强阳性三个亚群,它们的荧光强度相差1~2个数量级;而且在多色免疫荧光测量中,用对数放大器采集数据易于解释。此外还有调节便利、细胞群体分布形状不易受外界工作条件影响等优点。

3. 荧光光谱重叠及其校正方法　用一束激发光同时激发两种或两种以上不同荧光素时,可获取它们各自不同波长的荧光信号。由于无法从空间上与时间上分别检测同一细胞上的、不同波长的荧光信号,一般采用分束片和滤色片的适当组合,将不同波长的荧光信号送入各自的光电倍增管。由于目前FCM细胞样品制备中所使用的各种荧光染料都是宽发射谱性质的,虽然它们各自的发射峰值各不相同,但发射谱范围都有一定的重叠。为了保证FCM仪器荧光检测的灵敏度,荧光测量的滤色片设计一般都有数十纳米的宽度。这样,在测量一种荧光信号的时候不可避免地会漏进部分相邻的荧光信号。这就是多荧光信号同时测量技术中荧光光谱重叠带来的麻烦。克服这种误差的最有效方法是使用荧光补偿电路或补偿软件。利用标准的已知样品可合理设置荧光信号之间的相互补偿值,这样才能正确分析待测的未知样品。

(五)细胞分选原理

通过流式细胞仪进行细胞分选主要是在对具有某种特征的细胞需进一步培养和研究时进行的。FCM分选装置一般由超声振动器、液滴充电电路、静电高压偏转场和自动克隆器等组成。分选的过程是:由喷嘴射出的液柱被分割成一连串的小水滴,根据选定的某个参数由逻辑电路判明是否将被分选,然后由充电电路对选定细胞液滴充电,带电液滴携带细胞通过静电场而发生偏转,落入收集器中;其他液体被当作废液抽吸掉,某些类型的仪器也有采用捕获管来进行分选的。

稳定的小液滴是由流动室上的压电晶体在几十千赫的电信号作用下发生振动而迫使液流均匀断裂而形成的。一般液滴间距约数百微米。实验经验公式$f=v/4.5d$给出形成稳定水滴的振荡信号频率。其中v是液流速度,d为喷孔直径。由此可知使用不同孔径的喷孔及改变液流速度,可能会改变分选效果。使分选的含细胞液滴在静电场中的偏转是由充电电路和偏转板共同完成的。充电电压一般选+150V,或−150V;偏转板间的电位差为数千伏。充电电路中的充电脉冲发生器是由逻辑电路控制的,因此从参数测定经逻辑选择再到脉冲充电需要一段延迟时间,一般为数十毫秒。精确测定延迟时间是决定分选质量的关键,仪器多采用移位寄存器数字电路来产生延迟。可根据具体要求予以适当调整。

三、数据的显示与分析

FCM 的数据处理主要包括数据的显示和分析。数字信号可直接由计算机采集、分析、显示与存储等。

（一）数据显示方式

List Mode 方式的数据文件保存信息量大，并容易进一步加工处理或调阅等，但不是直观的图形。现已发展了多种图形显示方式来直观获取其中包含的信息，包括单参数直方图（histogram）、二维点图（dot plot）、二维等高图（contour）、二维密度图（density plot）、假三维图（pseudo 3D）和三维图（3D plot）。

1. 单参数直方图的显示　由一维参数（散射光或荧光）与颗粒计数构成，反映同样散射光或荧光强度的颗粒数量的多少（图 11-2）。图中横轴为该参数测量强度相对值，单位是道数。强度分布可以是线性的，也可以是对数的。图的纵轴一般是细胞数或细胞出现的频数。图 11-2A 为一个增殖细胞群体的细胞 DNA 含量分布直方图。可以看到图的较低道数上和较高道数上各有一群细胞 DNA 含量基本一致的细胞。位于高道数上的细胞 DNA 含量正好是位于低道数上的细胞 DNA 含量的 2 倍。在这两群细胞之间，还有一些 DNA 含量连续变化的细胞。同种非增殖细胞群（即静止期细胞，或称 G_0 细胞）的 DNA 含量分布直方图为单峰型，其峰道值与增殖细胞群中的低 DNA 含量细胞的峰道数一致。由此可知，增殖细胞群 DNA 含量分布直方图的第一个峰由其中的 G_0/G_1 细胞组成，而第二个峰由 G_2/M 细胞组成。两峰中间连续分布的区域由各阶段 S 期细胞组成。从分布曲线各部分所占的面积就可直观、粗略地了解各期细胞在总细胞群体中的比率，进而可以估计该群细胞的增殖能力等。在细胞 DNA 倍体分析等研究中，单参数 DNA 含量分布直方图还可以直观地提供异倍体细胞群的存在以及细胞 DNA 含量偏异的程度等重要信息。在细胞膜表面抗原检测等研究中，从单参数荧光强度分布直方图上可以直接了解到抗原阳性表达细胞的存在及其多少，从阳性细胞占有道数范围就可知道其抗原表达的强弱和高低（图 11-2B）。

2. 双参数数据的显示　单参数直方图表示的是细胞的一个测量参数与细胞数量间的分布关系。细胞双参数测定不仅能提供细胞的两个测量参数各自与细胞数量的关系，更重要的是获得了这两个参数之间的相互关系，其中包含了更多的生物学信息。双参数数据显示最常用的是二维的散点图（dot plot）。在二维散点图上，X 轴代表细胞的第一个测量参数，Y 轴代表细胞的第二个测量参数。图中每一个点代表一个细胞，此点的 X 轴坐标值为该细胞第一参数的含量，而其 Y 轴坐标值为该细胞第二参数的含量。图 11-3 是一个增殖细胞群 DNA/RNA 双参数散点图。

这种 DNA/RNA 双参数相关测量包含了大量的信息，它提示细胞 RNA 的生物合成在细胞周期的 G_1 期就开始进行。当 G_1 细胞的 RNA 含量达到一定值时才能进入 S 期。这就为

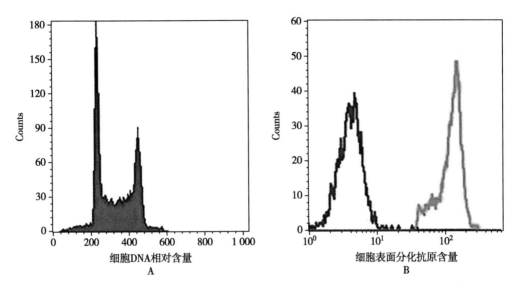

图 11-2　细胞单参数测量分布直方图

A. 线性分布直方图；B. 对数分布直方图

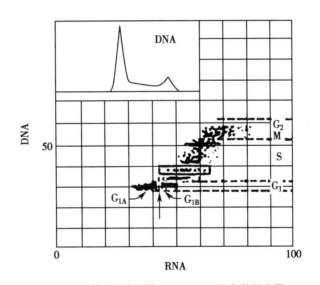

图 11-3　增殖细胞群体 DNA/RNA 双参数散点图

注：对数增殖期 CHO 细胞 AO 双染色法；小矩形框内为早 S 期细胞群；由
RNA 含量低限（mean-3D）划出 G_{1A} 和 G_{1B} 细胞亚群的界限；图中从细胞 DNA
含量的角度可以区分出 G_1 细胞、S 细胞和 G_2/M 细胞三个亚群。在 G_1 细胞群
中可见其 RNA 含量有一定的离散程度，在 S 细胞和 G_2/M 细胞中也有类似的
表现。从整个细胞群体观察，可见随细胞 DNA 含量增加，其细胞 RNA 含量也
增加，但细胞 DNA 含量增加仅在 S 期中进行，而细胞 RNA 含量增加是在整个
细胞周期中进行的。进一步观察可见早 S 细胞的 RNA 含量与一部分 G_1 细胞
相近，晚 S 细胞也与一部分 G_2/M 细胞相近。

区分早 G_1 和晚 G_1 期提供了一个客观的指标。细胞进入 S 期后,其 DNA 复制的同时 RNA 继续其生物合成,但从分布的斜率可知,细胞 DNA 的合成速率高于 RNA。细胞从 S 期进入 G_2/M 期后,细胞 DNA 合成已停止,但 RNA 的合成仍在进行,直到有足够的细胞 RNA 可分配到两个子细胞中去为止。各种不同组合的双参数散点图同样也可获得此两个相关细胞参数之间众多的有关信息。双参数数据显示除散点图方式外还常用等高线轮廓图、密度图和三维立体显示等。

3. 多参数数据的显示　当细胞标记了多色荧光,被激发光激发后,得到的荧光信号和散射光信号可根据需要进行组合分析。目前已广泛采用的"List Mode"多参数数据存储方式大大地提高了 FCM 的功能。它可完整地记录细胞群体的多个参数测量数据,可在实验检测结束后的任何时间重现检测分析过程,并可根据研究的需要,选择不同的参数组合与"设门"(gating)分析,进行各种不同的数据分析与处理。

通过设门,调阅细胞其他参数的有关信息。可以是单参数设门,也可以是双参数设门。调阅的细胞信息同样也可以是单参数的或是双参数的。有人将从单参数设门调出双参数显示简称"一调二",即在一维图上调出二维图来;"二调一"就是从二维图中调出一维图来。例如,在细胞周期分析研究中,常用细胞前向散射信号和侧向散射信号双参散点图提供的信息,双参数设门排除细胞碎片和细胞团块,从完整的单细胞群中调阅其细胞 DNA 含量分布直方图(二调一),在细胞 DNA 荧光面积和荧光信号宽度双参数散点图上设门调阅细胞 DNA 分布直方图可有效排除细胞双连体(cell doublet)对 G_2/M 细胞检测的干扰(二调一);在外周血淋巴细胞亚群分析工作中,通过细胞前向、侧向散射光双参数散点图,识别并设门圈出淋巴细胞群体,再调阅其各免疫荧光散点图进行各亚群分析(二调二)。在消化道上皮肿瘤细胞 DNA 倍体分析研究中,可用一个参数进行细胞角蛋白检测,并用角蛋白表达阳性来设门确定上皮细胞组织来源的肿瘤细胞,避免肿瘤标本中浸润淋巴细胞对 DNA 倍体分析的干扰(一调一)。多参数显示中还可设 2 个或 2 个以上更多的"门",并利用这些门的"与""或"的逻辑关系,调阅其他参数来显示。这种设门和调阅已是 FCM 数据分析的重要技术。它对于排除分析中的各种因素干扰,获得准确的测量数据是必不可少的。同时这种技术对改进和简化样品制备步骤、减少样品制备过程带入的误差也起着积极的作用。

(二)设门分析技术

1. 门(gate, G)设置　指在某一张选定参数的直方图上,根据该图的细胞群分布选定其中想要分析的特定细胞群,并要求该样本所有其他参数组合的直方图只体现这群细胞的分布情况。根据门的形状又分为了线性门、矩形门、圆形门、多边形门、任意形状门和十字门(图 11-4)。

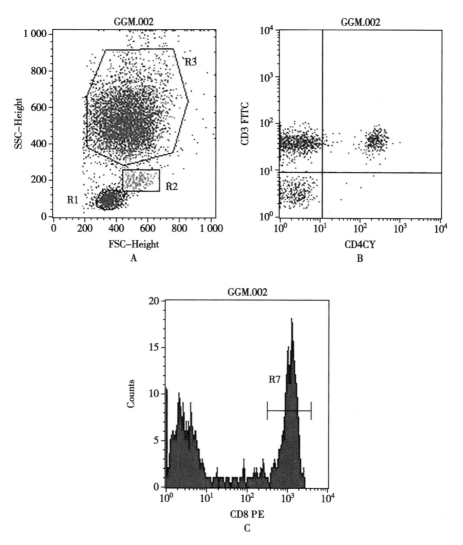

图 11-4 双参数点图中门的设置

A. R1：淋巴细胞群，圆形门；R2：单核细胞群，矩形门；

R3：多边形门；B. 十字门；C. 线性门。

2. 区域（region，R）设置 区域与门是两个相关的概念，区域可与门对应，但是也可以包含门。如十字门分析时，其就可以由四个区域构成，即 G=D1+D2+D3+D4，见图 11-5。

设门（gating）对于流式数据分析至关重要。设门实际就是确定分析区域。在 DNA 倍体分析中，设门实际就是圈定单个细胞，排除粘连细胞。对于细胞成分单一的标本（如培养细胞），设门比较简单。但对于成分复杂的标本（如骨髓）而言，准确的设门就不那么简单。前向散射光（FSC）与侧向散射光（SSC）设门干扰因素较多，目前，越来越多地被免疫标记物加散射光设门所取代。如，CD45/SSC 设门已成为白血病 / 淋巴瘤免疫分型、CD34检测、MRD 监测最佳的设门方法；CD19/SSC 设门对于成熟 B 淋系增生性疾病分析非常适用。

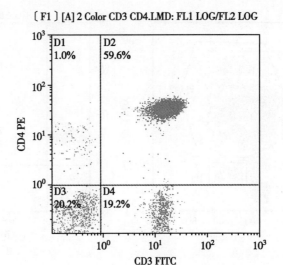

图 11-5 双参数点图中十字门与区域的划分

D1：CD4+/CD3−；D2：CD4+/CD3+；D3：CD4−/CD3−；D4：CD4−/CD3+。

第二节 技术与进展

一、流式细胞术的技术要求

流式细胞术对细胞的分析检测必须基于单个细胞的基础上，这是流式细胞术带来的特殊要求。

（一）样品制备

1. 单个分散细胞悬液的制备技术 对于不同来源和不同形式的样品，根据各种样品的特点可选择不同的分散方法。新鲜实体组织单细胞悬液的制备可采用酶消化法、机械法或化学试剂处理法。实际工作中，一个理想的单个细胞分散的细胞悬液样品的制备往往不是单用以上方法的某一种，而是两种或多种方法的结合使用。FCM 所测定分析的细胞样品要求细胞呈单个分散状态；细胞团块、细胞碎片尽可能少；细胞的活性不受损害，以保证下一步的荧光染色处理不受影响。

2. 选择性分离细胞亚群 某些样品的单细胞悬液制备后还要进行选择性分离细胞亚群，这是因为取样时的样品含两种或两种以上的细胞亚群，例如血液样品中有红细胞和白细胞，且各自有不同类型或阶段的细胞。肿瘤组织中一般均有大量浸润的淋巴细胞。因此有必要将所研究的细胞从混杂的细胞群体中分离出来。

选择性分离细胞亚群常用的方法有自然沉降法、密度梯度离心法、电泳法与离心淘洗法，也可利用某些细胞具有吸附力的生物学特性来分离。磁珠标记细胞分离法，即 MACS 分离法是近年较新的，也是采用较多的一种方法，它利用细胞膜表面抗原标记和连接有磁性小珠的单克隆抗体选择性分离细胞亚群。MACS 法可以阳性选择,它也可以阴性选择。MACS 法目前常用于造血干细胞和各种免疫活性细胞的分离纯化等。分离细胞亚群也可利用选择性破坏部分细胞的原理而保留另一部分细胞亚群的方法,如用氯化铵溶液、低渗液或某些去污剂溶液加以短时间处理,可选择性破坏血液、骨髓液等样品中的红细胞,获得有核细胞群体样品。

实际工作中,分离密度范围或体积范围有重叠的细胞样品难以得到理想的分离结果。FCM 数据分析技术可以采取荧光细胞化学染色方法和多参数设门方法以及利用细胞前向、侧向散射光信号等分析技术进行细胞亚群的分区分析。利用 FCM 分选细胞亚群是用免疫荧光法将细胞标记上特异性的荧光抗体,利用 FCM 分选功能,将所需细胞分选纯化出来。

无论采用何种方法进行细胞亚群分离,其分离结果的验证指标总有两个方面,即收获率和纯度。所谓收获率是指分离后所得的细胞亚群数占原细胞样品中该亚群细胞数的百分率,而纯度是指分离后的样品中该亚群细胞所占的百分率。

(二)免疫分析中常用的荧光染料与标记染色

流式细胞术快速分析单细胞的各种生物学特性和各种生化成分并定量测定这些参数是通过荧光细胞化学方法实现的。

1. 几种常见的荧光染料　FCM 测定常用的荧光染料有多种,他们分子结构不同,激发光谱和发射光谱也各异,选择荧光染料时必须依据流式细胞仪所配备的激光光源的发射光波长。488nm 激光光源(blue laser)常用的荧光染料有 FITC、PE、PerCP 或 PerCP–CyTM5.5、PE–CyTM7;633nm 激光光源(red laser)常用染料有 APC 和 APC–Cy7 等(表 11–1)。

表 11–1　常用的几类荧光染料

名称	染料	激发波长 /nm	荧光颜色 发射光波长 /nm	溶解性	对 pH 敏感性	特点
异硫氰酸荧光素	FITC	488	绿 525	易	敏感	易溶于水,与抗体结合不影响特异性
德州红	Texas red	568	红 615	不易	不敏感	稳定,偶联后量子产额低
藻红蛋白	PE	488	橙 575	易	不敏感	具较多发光基团,消光系数和量子产额高
藻青蛋白	PC	488	红 620			
别藻青蛋白	APC	633	红 670			
能量传递复合染料	PEcy5	488	红 670	易	不敏感	减少交叉,成本高

2. 免疫荧光标记　免疫荧光染色是进行免疫表型分析的关键步骤,主要有直接、间接免疫荧光染色法以及直间接免疫荧光混合染色法。间接法可应用于多种未标记荧光色素的单克隆抗体,通过第二抗体进行荧光染色,灵敏度较高,但操作复杂,背景染色增加,一般只能进行一种抗原的检测,应用范围有限。直接法使用荧光色素标记的单克隆抗体进行染色,操作简便、背景染色低、信噪比大,临床实验室最为常用,尤其是不同荧光色素标记的单克隆抗体可以进行双色、三色、四色甚至十色以上的多色分析。

(三)免疫胶乳颗粒的应用

免疫胶乳颗粒的应用即液相芯片技术,是把微小的乳胶微球分别染成上百种不同的荧光色,把针对不同检测物的乳胶微球混合后再加入待测标本,在悬液中与微粒进行特异性地结合,经激光照射后不同待测物产生不同颜色,并可进行定量分析。因检测速度极快,所以又有"液相芯片"之称。通过对标记不同荧光素分子的检测,实现 FCM 对可溶性物质的定量分析。

(四)流式细胞免疫学技术的质量控制

流式细胞分析结果存在多种影响因素,包括样本与试剂准备、单克隆抗体、免疫荧光染色方法、对照设置、流式细胞仪校准、流式细胞数据的获取与分析等。只有充分了解这些影响因素并做好严格的质量控制,才能保证其试验结果的准确、可靠,且具有临床应用价值。

1. 单细胞悬液制备的质控　组织样本制备单细胞悬液应去除聚集并过滤,不用酶进行消化和乙醇固定,避免破坏或改变抗原结构,可采用机械法;最好采用在国内外广泛应用的红细胞溶解液,因为经不同种类的红细胞溶解液作用,白细胞对单克隆抗体的结合及光散射特性有显著差别,对免疫细胞亚群计数的参考范围也不同。确保标本上机检测前的浓度为 1×10^6/ml,细胞浓度过低直接影响检测结果。

2. 免疫荧光染色的质控　依据分析目的的不同选用,间接免疫荧光染色已较少用;直接免疫荧光染色包括单色至四色以上分析,双色以上分析较为常用,现已可达十色以上分析。单色免疫荧光多用于单克隆抗体特异性较高、单一细胞群的抗原检测,如红细胞膜 CD55 或 CD59 测定。血液淋巴细胞免疫表型至少应有双色分析,白血病与淋巴瘤的免疫分型、淋巴细胞免疫亚群绝对计数、造血干/祖细胞计数等复杂免疫表型宜采用三色或四色分析。在多色免疫表型分析的荧光素标记单克隆抗体组合时,应注意不同单克隆抗体彼此间有无干扰,最好采用同一品牌的试剂,因为不同品牌的荧光素标记单克隆抗体的生产工艺和标记的荧光色素等有差异,可干扰免疫反应和影响流式细胞仪测定时的颜色补偿,产生假阳性或假阴性结果。荧光抗体染色后充分洗涤,注意混匀和离心速度,减少重叠细胞和细胞碎片。注意在冷环境下操作染色,或加入叠氮钠,保证细胞免疫荧光定量分析精确和稳定。免疫荧光染色后,标本不固定可以在 4℃ 避光情况下保存 24h。时间更长则需要固定保存,常用的固定剂为 1%~4% 多聚甲醛缓冲液或 4% 甲醛缓冲液(pH 7.2),固定时间可达到 2~3 周。

3. 仪器操作的质控　流式细胞仪在使用前,甚至在使用过程中都要精心进行调试,以保证工作的可靠性和最佳性。调试的项目主要是激光强度、液流速度和测量区的光路等。光路与流路校正是调试工作的关键。需要确保激光光路与样品流处于正交状态,减少变异(CV)。一般可在用标准荧光微球等校准中完成。光电倍增管(PMT)校准以保证样品检测时仪器处于最佳灵敏度工作状态。流式细胞术中所测得的量是相对值,因此需要在使用前或使用中对系统进行校准或标定,这样才能通过相对测量获得绝对的意义。因而 FCM 中的校准具有双重功能:仪器的准直调整和定量标度。标准样品应该稳定,有形成分形状应是大小比较一致的球形,样品分散性能良好,且经济、容易获得。

4. 免疫检测的质控　由于流式细胞仪是基于对散射光信号和荧光信号进行分析的仪器,因此,仪器散射光和荧光信号的光电倍增管电压、增益、颜色补偿等参数的设定直接影响结果。同型对照的设定尤为重要。同型对照,即免疫荧光标记中的阴性对照,选用相同源性的未标记单抗作为对照调整和设置电压,以保证特异性。全程质量控制,与待测标本一起标记和检测,结果达靶值,提示本次实验结果可靠。判定结果时,应注意减去本底荧光,为使免疫荧光的定量分析更准确,应用计算机程序软件,用拟合曲线方法从实验组的曲线峰值中减去对照组的曲线峰值,可以得到更准确的免疫荧光定量结果。

二、常用的流式细胞分析技术

(一)绝对细胞计数

流式细胞分析最大的优点是对混合细胞群体中亚群细胞的计数。流式细胞绝对计数在临床可开展的项目包括:①淋巴细胞亚群,尤其是 T 淋巴细胞亚群的绝对计数;②外周血或骨髓中造血干 / 祖细胞的绝对计数;③血液中网织红细胞的绝对计数;④血液中血小板数量,尤其是血小板减少症患者血小板的绝对计数,此种计数优于血细胞分析仪法,已成为血小板计数的国际推荐参考方法。此外,可能出现在血液中的其他一些稀少细胞(如内皮细胞、转移的肿瘤细胞等)的计数,也将发展为流式细胞绝对计数。流式细胞绝对计数的开展对临床疾病的诊断、治疗等有重要意义。

1. 淋巴细胞亚群的绝对计数　淋巴细胞可依其表面标志的不同分为 T 淋巴细胞(CD3$^+$)、B 淋巴细胞(CD19$^+$)、NK 细胞(CD16$^+$CD56$^+$/CD3$^-$),T 淋巴细胞又可进一步分为辅助 / 诱导 T 淋巴细胞(CD3$^+$CD4$^+$CD8$^-$)和抑制 / 细胞毒 T 淋巴细胞(CD3$^+$CD4$^-$CD8$^+$)等。这些亚群细胞计数过去多以相对百分比表达结果,由于百分比只能代表每种细胞在混合细胞群体中所占的比例,并不能体现其在单位体积血液中的绝对数量,而对艾滋病等一些疾病的临床诊断,有时需要考虑细胞的绝对数量,如患者血液中辅助 / 诱导 T 淋巴细胞(CD3$^+$CD4$^+$CD8$^-$)的数量 <200 个 /μl,而未发病(仅有 HIV 感染)者的数量 >200 个 /μl。

目前应用的主要有两类方法:①双平台法:流式细胞分析提供细胞亚群占血液总淋巴细胞的百分率,血细胞分析仪提供淋巴细胞的绝对计数值,两者的乘积即为血液淋巴细胞亚群的绝对计数；②单平台法：在含有准确数量荧光计数微球的试管中，加入一定体积的抗凝血液和荧光素标记的单克隆抗体进行免疫荧光染色，如采用 CD4 FITC/CD8 PE/CD3 Per CP 三色分析和含有已知数量荧光计数微球的 BD TruCOUNT 绝对计数管进行定量分析。单平台法为一步完成，涉及因素少，比双平台法更为准确，且可计数细胞极其稀少的标本。

2. 外周血或骨髓中造血干 / 祖细胞的绝对计数　造血干 / 祖细胞计数对造血干细胞移植意义重大。应用流式细胞分析 CD34+ 细胞已成为造血干细胞移植的常规检查之一。标准化绝对计数方法如采用核酸染料 /CD34 PE/CD45 Per CP 三色分析和 ProCOUNT 绝对计数管（即预先加入已知准确数量的标准荧光微球）进行定量分析。此法避免了双平台法中血细胞计数可能带来的误差，标本处理采用溶血免洗法，不会导致细胞丢失，易于标准化，重复性好。

3. 血液中网织红细胞的绝对计数　使用 Retic-COUNT 流式细胞术方法进行网织红细胞计数，与传统的新亚甲蓝方法相比，存在很多优势。Retic-COUNT 试剂主要成分为噻唑橙（TO），与吖啶橙（AO）的作用类似，既可与 DNA 结合，也可与 RNA 结合，形成的荧光 – 核酸复合物，吸收光谱为 475nm，荧光发射光谱为 530nm，因此，适合在安装了 488nm 激光的流式细胞仪上使用。采用 FSC-SSC 设门，分析红细胞门内细胞的 FL1（Retic-COUNT 染色）情况。使用流式细胞术，可以检测上万个细胞，具有很好的取样精确性。由于使用的是细胞悬液，可以消除涂片时的分布误差。同时，它还具有省时、操作简便等优点。另外，由于可以使用配套的 Retic-COUNT 自动软件，不需要做阴性对照，还可以减少操作的变异性。

4. 血液中血小板的绝对计数　血小板计数是目前临床上的常规检验项目，以往多采用血细胞分析仪进行自动分析。然而由于血小板非常小，且容易发生聚集，尤其在血小板含量很少时，易与血液中的其他颗粒相混淆，因此用血细胞分析仪计数血小板与血小板的实际数值经常出入较大。特别是对需要进行血小板输注的患者，如计数不准，可能会造成误输，给患者带来沉重的经济负担；也可能出现达到输注标准，因血小板计数过多，而导致没有施行输注。因此国际血液学标准化委员会（ICSH）/ 国际实验血液学协会（ISLH）于 2001 年联合开发和制定了血小板计数的参考方法（流式细胞仪和血细胞分析仪间接双平台法），我国也根据该参考方法于 2003 年发布了血小板计数的国家标准，因此该法已成为血小板计数的"金标准"，将逐步取代传统的血细胞分析仪法。流式细胞仪上用血小板的标志性抗体（CD61）可准确确定血小板和红细胞的位置，并得出血小板数 / 红细胞数的比率；用血细胞分析仪可准确计数红细胞数；利用上述两个数据的乘积得出精确的血小板数目。采用 TruCOUNT 绝对计数管的单平台法，血小板计数结果只与标本中的血小板和所加荧光微球的数量有关，干扰因素相对较少。

（二）绝对定量分析

细胞的多种成分如某些抗原或受体表达的流式细胞分析，以前多以平均荧光强度（MFI）或相对荧光强度（RFI）表达其含量。由于流式细胞仪每次检测时的仪器状况可出现差异,每个实验室所用仪器的类型也不尽相同,因此,以 MFI 或 RFI 表示细胞抗原或受体的表达量缺乏可比性,虽然流式细胞仪有极高的荧光灵敏度,但却无法准确应用这些信息。近年来,为了通过 FCM 精确定量分析细胞的某些成分,定量流式细胞术(quantitative flow cytometry, QFCM)逐渐得到发展。单细胞的抗原或受体定量是流式细胞分析的重要进展,为细胞的生物学、分子生物学、生物化学及免疫学等研究提供了更精确的方法。例如,白血病原始细胞膜的 CD45 分子表达量低于正常淋巴细胞,活化血小板膜 CD62P、CD41 分子数显著高于静止血小板,活化淋巴细胞的 CD69 分子数显著增高,活化中性粒细胞膜 CD64 分子数显著高于静止中性粒细胞,强直性脊柱炎患者 T 淋巴细胞膜 HLA-B27 分子数明显增高。CD8$^+$T 淋巴细胞膜的 CD38 分子数增高是慢性 HIV 感染者病情发展或死亡的更有力的预后指标;AIDS 治疗有效后,CD8$^+$T 淋巴细胞 CD38 分子数显著降低。

1. 定量抗体微球法 在特制的微球上包被已知分子数的羊抗鼠 IgG 分子,再将包被不同分子数的微球混合,形成含不同羊抗鼠 IgG 分子数的混合微球,此微球与待测标本在相同条件下与荧光素标记的单克隆抗体(McAb)反应后在流式细胞仪上测定其荧光强度,根据微球上所包被的羊抗鼠 IgG 分子数和与之对应的对数荧光强度计算回归方程,再将待测样本中阳性细胞的对数荧光强度代入方程即可求得其每个细胞上的平均抗原分子数(抗原结合位点数)。

2. 定量荧光素分子微球法 在特制的微球上直接包被荧光素分子,再将包被不同分子数的微球混合,形成含不同数量荧光素分子的混合微球。在流式细胞仪仪器设置相同的条件下测定此微球及待测细胞的荧光强度,根据微球上所包被的荧光素分子数和与之对应的对数荧光强度计算回归方程,再将待测样本阳性细胞的对数荧光强度代入方程,可求得每个细胞上的平均荧光素分子数,根据用于样本测定的单克隆抗体(McAb)与荧光素结合的分子比例,计算每个细胞上的平均抗原分子数。

(三)多色荧光分析

流式细胞分析已从最初的间接免疫荧光染色、单色或双色直接荧光染色,迅速发展到三色至六色荧光分析,大部分临床检验中心的流式细胞仪具备 2~3 个激光器,可以同时检测 9~10 色荧光,甚至出现了 5 激光 20 参数同时检测的流式细胞仪,使得对细胞亚群的识别和分选、细胞功能评价等更为精确。目前,淋巴细胞亚群的分析、白血病免疫表型分析,均应使用至少三色以上的荧光分析才更可靠。例如:辅助/诱导 T 淋巴细胞四色荧光分析的免疫表型为 CD3$^+$CD4$^+$CD8$^-$CD45$^+$,慢性淋巴细胞白血病的异常淋巴细胞的四色免疫表型为 CD5$^+$CD10$^-$CD19$^+$CD45$^+$。多色荧光分析是流式细胞技术发展的必然趋势,有条件时应尽可能地采用。

(四)细胞内成分分析

细胞膜免疫表型分析是最重要的流式分析内容之一,很多细胞亚群的检测和分选均是以细胞膜的免疫表型特征为依据,如 T、B 淋巴细胞和 NK 细胞分析、白血病免疫分型等。然而,仅有膜免疫表型的分析是不够的,尤其对一些细胞的系列鉴定和功能状态分析常常较为困难,而细胞质或细胞核内成分的分析则更能反映某些细胞的系列特征和功能变化。随着近年来细胞内成分检测技术的不断完善,细胞内成分检测已成为流式细胞分析的又一个热点。例如,急性髓系白血病的原始细胞质中检测到髓过氧化物酶(MPO)是最为准确的系列标志,急性 B 淋巴细胞白血病的原始细胞胞质中检测到 CD79a 是最为特异的系列标志;检测 T 淋巴细胞胞质内细胞因子合成的种类及含量和膜 CD69 分子表达,是判断 T 淋巴细胞活化及其功能的重要手段,而且还能将辅助 / 诱导 T 淋巴细胞(Th)进一步分成 Th1 和 Th2 亚类,在 Th1 和 Th2 细胞质中可分别合成 γ- 干扰素(IFN-γ)、白细胞介素 -1(IL-1)和 IL-4、IL-5、IL-10。通过细胞内成分检测技术与多色免疫荧光分析方法相结合,可检测不同细胞亚群合成的不同细胞因子(cytokine),如用五色疫荧光分析血液中淋巴细胞经诱导剂刺激后,辅助 / 诱导 T 淋巴细胞亚类——Th1 细胞内有细胞因子合成的免疫表型为 $CD3^+CD4^+CD8^-IFN-\gamma^+IL-1^+$。

（五）液体中可溶性成分的流式细胞分析

从传统意义上讲,流式细胞技术只能分析细胞及其成分,液体中的可溶性成分则不能进行分析。然而,如果将液体中的可溶性成分结合在一种类似于细胞大小的颗粒(如乳胶颗粒)上,流式细胞仪便可以对其进行分析,这就是近年来发展起来的流式微球分析(cytometric bead assay, CBA)技术,它使流式细胞仪的应用范围出现飞跃,从细胞检测发展到细胞外检测。CBA 的原理是将包被某种抗原或抗体不同大小的微球与待测液体中的相应成分反应形成抗原与抗体的复合物,再加入荧光素标记的第二抗体,微球上结合的待测抗原或抗体分子数量与其荧光强度呈线性关系,由此可对待测液体中与微球上包被抗原或抗体分子相对应的成分进行定性或定量分析。CBA 技术主要用于检测细胞分泌或裂解释放的细胞因子和其他可溶蛋白,检测标本常为血清、血浆、培养液上清或其他体液等。例如同时测定血清或细胞培养液中的多种细胞因子,同时测定血清中多种自身抗体。CBA 发展的时间虽很短,目前所能检测的项目还不多,但其发展潜力不容忽视。已知检测细胞因子的方法有多种,包括靶细胞功能分析法、酶联免疫吸附试验(ELISA)、斑点酶免疫分析(ELISPOT)等,但 CBA 与之相比具有以下优点:CBA 灵敏度极高,可达 2pg/ml;重复性好;芯片式集成测定,样本用量少,而且能同时测定单个标本中的多种细胞因子,省时,提高了检测效率;所有分析只需制备一组标准曲线,避免了酶联反应产生的干扰影响。

（六）分子表型分析

1. 流式分子表型分析　分子表型分析(molecular phenotyping)是指用流式细胞技术检测细胞中特异性核酸序列或特异性基因异常。流式分子表型分析与免疫表型分析技术相结合,为所选择细胞亚群的特异性核酸序列(如癌基因、病毒核酸等)检测提供了一种非常有用的工具,具有广阔的应用前景。流式分子表型与免疫表型分析结合的基本技术路线是:①将待测细胞先与特异性细胞亚群的单克隆抗体反应;②固定并渗透细胞;③通过 PCR 进行引物特异的核酸序列扩增;④应用对扩增产物的特异性寡核苷酸荧光素标记探针进行荧光原位杂交(FISH);⑤加入针对细胞亚群单抗的荧光素标记的第二抗体;⑥流式细胞仪检测及数据分析。例如,流式细胞免疫表型与聚合酶链反应及荧光原位杂交(PCR-FISH)结合测定血液 CD4$^+$ 细胞中 HIV 特异的 DNA 或 RNA,对于 AIDS 的病程监测、治疗反应以及预后等具有重要价值。

2. 流式荧光原位杂交(Flow-FISH)法 流式荧光原位杂交(Flow-FISH)法可测定染色体端粒长度。细胞的染色体端粒是由 2~20kb 串联的短片段重复序列(TTAGGG)n 和一些结合蛋白组成,端粒长度越长,所含重复碱基数目越多;用荧光素标记的核酸-(CCCTAA)3′ 端粒序列特异性探针进行 FISH 后,端粒的长短可以流式细胞仪检测到的荧光强度的高低反映出来;Flow-FISH 测定精度可小于 3kb 的端粒长度差,对肿瘤的发生与发展、治疗与预后等的研究有一定价值。

三、流式细胞术的进展和展望

(一)进展综述

随着现代科技的发展,流式细胞技术已经在仪器构造、检测技术、分选技术及高通量分析等方面取得了重大突破,将会为生命科学领域的进步作出更大的贡献。

1. 硬件和软件的进展 传统的液流系统以鞘液流带动样本流,流体动力学聚焦形成单细胞束。如今则可采用高频声波聚焦、无需鞘液的微毛细管技术以达到提高分辨率,保护细胞活力,对微量细胞进行分析等目的。光学系统的配置也由单一激光器发展为标配多根激光器,可同时检测多达 50 色以上的荧光信号。光路设计上采用光纤耦合系统等,简化了光路调整的耗时和技术要求,光胶耦合的物镜也提高了荧光收集效率,八角形和三角形的荧光收集系统提高了荧光检测能力,最终提高了仪器的性能。多极光电倍增管(multimode PMT)、电荷耦合装置(charge-coupled device,CCD)或雪崩式二极管(avalanche photo diode,APD)等取代传统的光电倍增管作为检测装置,模拟信号转变为强大的数字信号,响应更快,通量更大,满足了多重荧光标记的需求。采用计算机多维仿真进行的流式数据分析能同时分析单细胞表面所有标记物的信息,根据合理的大数据计算,自动、客观地借助可视化软件进行动态展现细胞簇群,方便了新亚群、稀有细胞群的鉴定和观察。

2. 检测技术的进展

(1)流式细胞检测与细胞成像的结合:使用传统的流式细胞检测技术,研究人员可以分析成千上万个细胞,获得每个细胞的散射光信号和荧光信号的数值,从而得到细胞群体的各种统计数据,并可以找到稀有的细胞亚群。但是传统流式细胞检测技术仍然存在局限,那就是获得的细胞信息很有限。细胞对研究人员来说,只是散点图上的一个点,而不是真实的细胞图像,缺乏细胞形态学、细胞结构及亚细胞水平信号分布的相关信息。要想获得细胞图像,研究人员就必须使用显微镜进行观察,但显微镜能够观察的细胞数量是非常有限的,很难提供细胞群体的量化与统计数据。将传统流式细胞仪的荧光信号与荧光显微镜的形态学结合而成的成像流式细胞仪的问世,给传统细胞分析带来突破性的变革。既能提供细胞群的统计数据,又可以获得单个细胞的图像,从而提供细胞形态学、细胞结构和亚细胞信号分布的信息。

（2）流式细胞检测与质谱分析技术的结合:传统的荧光流式细胞术是基于荧光发射光谱的检测,但荧光基团发射光谱一般较宽,多参数检测时,不同荧光素发射光谱之间往往会发生重叠,导致检测通量受限,检测难度增高。采用金属元素作为标记物,利用质谱原理对单细胞进行多参数检测的流式细胞技术,可以克服荧光素发光光谱相互干扰导致的波谱重叠、影响分辨的问题,开启了通过数据分析、呈现,并最终获得发现的新型科研模式。

（3）流式细胞检测与微机电技术的结合:传统的流式细胞仪不适用于小型化流动细胞实时检测。通过将互补金属氧化物半导体(complementary metal oxide semiconductor, CMOS)图像传感器芯片和微流控芯片结合,提出了一种用于流动细胞检测的无透镜微流控成像系统,微流控芯片流式细胞仪是一种小型流式细胞仪,具有结构简单、操作方便、体积小、价格低廉等特点。

3. 分选技术的进展　微型模式动物、模式植物种子、大体积细胞及微球的分选在生命科学研究中有着非常广泛的应用,但是由于这些对象体积太大,普通流式细胞仪难以对其进行分选,而手工镜下分选耗时耗力,效率低下,准确性难以保证。例如,COPAS 模式生物细胞分选系统是能够分选 20~1 500μm 生物微粒的全自动、高通量分选系统,可以检测微粒的尺寸、光密度及荧光信号,并根据用户设定的域值,将相应的微粒喷入 96 孔板或其他容器中,整个过程对于微粒的生物活性不会产生任何负面影响。

4. 高通量分析　随着生命科学领域的研究者对于自动化检测和高通量筛查提出了越来越高的要求,能够自动进行高通量检测的流式细胞系统也应运而生。由于整合了 96 孔板上样技术和数字化电子系统,使得样本采集的速度达到 15 000 个 /s,尤其适用于高通量筛选。例如,FACSArray 生物分析仪不仅可以应用于传统的流式细胞分析领域,而且还可以和CBA 技术结合,用于多重蛋白质检测,为高通量流式分析创造了一个新的标准平台。声波聚焦流式细胞仪则采用超声波原理将细胞聚焦于流动室的中轴上,代替传统的流体动力,实现高通量、高精确度分析。质谱流式技术的问世,不仅开启了流式细胞技术的"后荧光时代",也标志着流式细胞技术进入了一个全新的高通量时代。

（二）未来展望

FCM 检测是基于抗原抗体结合,但是抗体结合受体后信号通路的活化会引起靶细胞状态的改变,核酸染料对靶细胞标记后的分选和对下游实验的影响都是需要面临的问题。所以集合流式无标记技术、细胞变形能力、拉曼光谱、声波和热波等无创技术,以微流控流式细胞仪为代表的 FCM 将会引领下一代流式细胞检测。临床样本从制备、配色方案到分析都亟待统一的标准化方案,以期达成结果的一致和互认。

第三节 临床应用

一、流式细胞术在免疫学中的应用

流式细胞术目前已广泛地被应用于免疫学基础研究,并逐步进入临床应用各方面,用流式细胞仪对细胞表面的抗原成分进行标记分析,可区别多种细胞的特性,为细胞免疫的研究增加了有效的手段。

(一)淋巴细胞表面标志的检测

淋巴细胞免疫标志检查常包括 T 淋巴细胞免疫标志(CD3、CD4、CD8)、B 淋巴细胞免疫标志(CD19)、自然杀伤(NK)细胞免疫标志(CD16、CD56)、活化细胞免疫标志(CD25、人类白细胞抗原 HLA-DR、CD40L、CD71)、记忆 T 细胞主要免疫标志(CD4、CD45 RO)、天然 T 细胞主要免疫标志(CD4、CD45 RA)、调节性 T 细胞主要免疫标志(CD4、CD25)、树突状细胞主要免疫标志(CD11c、CD123)。通过 FCM 分析淋巴细胞免疫表型,不仅对于了解淋巴细胞的分化、功能,鉴别新的淋巴细胞亚群有重要价值,而且通过研究大多数疾病的特异性淋巴细胞亚群或某些细胞表面标志的存在、缺乏、过度表达等,对免疫性疾病、感染、肿瘤等疾病的诊断、治疗、免疫功能重建和器官移植检测等都有重要的临床意义。

(二)在免疫功能性疾病中的应用

HLA-B27 检测可以辅助诊断强直性脊柱炎(AS)。肺泡灌洗液(BALF)中 T 细胞亚群的检测可以辅助诊断和鉴别诊断结节病和特发性肺间质纤维化(IPF)。系统性红斑狼疮(SLE)患者的淋巴细胞变化可反映该病的活动情况和器官侵犯程度。伴有严重肾脏损害的 SLE 患者可出现低 $CD4^+$、高 $CD8^+$ 的现象。CD23 表达的增加与变态反应性疾病、自身免疫性疾病、肾病综合征有关,而且阳性率与病情严重程度呈正相关。抗原特异性细胞毒性 T 细胞(CTL)主要是 $CD8^+T$ 细胞,少数为 $CD4^+T$ 细胞,在抗感染免疫、移植物免疫和肿瘤免疫中发挥重要作用。定量分析抗原特异性 CTL 能为阐明免疫应答的自然发生过程提供重要信息。FCM 检测活化免疫细胞内细胞因子可以从单细胞水平检测不同细胞亚群中产生的细胞因子。主要通过细胞因子特异的单克隆抗体进行细胞内免疫荧光染色,并结合膜表面抗原染色,用多色 FCM 分析各种细胞内合成的细胞因子。利用 CBA 技术检测血清中的多重细胞因子,可以辅助某些病毒感染的早期诊断。

二、流式细胞术在血液学中的应用

(一)血液系统肿瘤的诊断和治疗监测

FCM 通过对外周血细胞或骨髓细胞表面抗原和 DNA 的检测分析,对白血病、淋巴瘤、骨髓瘤和骨髓增生异常综合征(MDS)等多种血液肿瘤的诊断、预后判断和治疗起着举足轻重的作用。FCM采用各种抗血细胞表面分化抗原的单克隆抗体,借助于各种荧光染料测定一个细胞的多种参数,以正确地判断出该细胞的属性。各种血细胞系统都具有其独特的抗原,当形态学检查难以区别时,免疫表型参数对各种白血病、淋巴瘤的诊断和鉴别诊断有决定性作用,其诊断的准确性可达到90%左右。

微小残留病变(MRD)是指白血病患者经过骨髓移植治疗或诱导化疗,达到临床和血液学完全缓解(complete remission, CR)后,在体内仍残存微量白血病细胞的一种状态,是白血病复发的主要根源。FCM能在患者缓解期检测是否有残留病变细胞,及早发现后采取措施避免复发。随着流式细胞仪的改进和可利用的抗体及荧光素的不断增多,细胞的免疫分型更为精确,采用FCM监测MRD的重要性在不断增高。目前大多数实验室使用3~4色流式细胞术,有研究表明:使用6~9色流式细胞术分析标本,不仅可以增加检测的敏感性,还可以使定量分析更加准确。测定DNA倍体和进行细胞周期分析对指导白血病化疗也有一定作用,不同的白血病患者或同一患者在不同病期白血病细胞增殖状况不同,定期了解细胞增殖情况采取相应药物可以提高疗效。目前在其他恶性血液肿瘤中细胞异常的免疫表型标志也逐渐清楚,如多发性骨髓瘤及淋巴瘤,采用FCM检测其MRD的作用也在不断增加。

(二)其他种类血液病的诊断

阵发性睡眠性血红蛋白尿症(PNH)是一种造血干细胞基因突变的克隆性疾病,其异常血细胞膜上糖基磷脂酰肌醇(glycosylphosphatidylinositol, GPI)生成障碍,导致PNH患者血细胞膜上GPI锚定蛋白CD55、CD59等分化抗原表达明显减低或缺乏。FCM采用荧光标记的单克隆抗体对血细胞CD55、CD59的表达做定量分析,可以协助临床作出诊断并判断疾病的严重程度。嗜水气单胞菌(HEC)毒素能特异地与细胞膜上GPI锚定蛋白结合,随后立即聚合成多聚体,插入细胞膜脂质双层,在膜上形成孔洞致溶破。PNH细胞缺乏GPI锚定蛋白而抵抗毒素保持细胞完好。检测白细胞GPI相关锚定蛋白缺失最好的试剂——含有荧光标记的嗜水气单胞菌溶素(FLAER)在所有具有GPI锚定蛋白的白细胞上均有特异性表达,故正常人和非PNH贫血患者FLAER呈100%阳性。在GPI锚定蛋白缺失的单核细胞和粒细胞上,FLAER检测为阴性。与CD55、CD59比较,FLAER对PNH患者中性粒细胞的测定更为清晰、准确。临床上高度怀疑,而CD55、CD59不能确诊的病例,可以结合FLAER检查,获得明确诊断。

遗传性球形细胞增多症(HS)是红细胞膜骨架蛋白异常导致的遗传性溶血性贫血中最普遍的一种遗传性膜缺陷症。HS通常很容易被诊断,而且是建立在家族史、红细胞形态和黄疸、脾肿大等体征基础上的。传统的红细胞渗透脆性试验(OFT)是通过渗透压来测量红细胞抗溶血的能力。然而,这种测试方法没有高灵敏度和特异性。在初期的时候,诊断轻微疾病的患者和自身免疫性溶血性贫血(AIHA)患者时,这种方法会使诊断变得困难。红细胞蛋白质构象分析是必须的,但是在很多实验室不适用。用荧光染料曙红-5-马来酰亚胺

（伊红 –5– 顺丁烯二酰亚胺，EMA）对红细胞膜上带 3 蛋白进行染色并孵育后，用流式细胞仪分析完整红细胞的平均通道荧光强度（MCF），可发现 HS 患者 MCF 降低。EMA 流式细胞术是一种快速的、可靠的用于 HS 诊断以及区别 HS 和 AIHA 的方法。

FCM 通过 FSC 和 SSC 散点图获取 10 000 个待测红细胞，再通过 FITC 荧光直方图分析含血红蛋白 F（HbF）红细胞的表达，可以辅助诊断某些红细胞疾病，如 β 地中海贫血和某些异常血红蛋白病等，还可以辅助诊断新生儿溶血，进行某些遗传性疾病的产前诊断。

FCM 可以进行 ABO 血型 IgM 和 IgG 抗体的检测，效果优于传统方法，并可半定量检测抗体水平。与酶标仪法相比较，流式细胞术具备以下优势：①能检测到红细胞抗原表位上结合的绝大部分血型抗体，可以显示出一定的结合饱和度；②相同样本中，流式细胞术测定抗体滴度水平更灵敏，重复性更高；③流式细胞术通过间接标记不同类型的二抗即能特异地检测不同分型抗体的水平，比传统方法操作更简便。

FCM 对新生儿 ABO 溶血病的诊断具有较高的灵敏度和特异度，特别是对红细胞膜上结合抗体数量少，卡式法检测阴性，临床又高度怀疑 ABO 溶血病的患儿更具有临床诊断意义，而且流式细胞仪还可以直接检测到患儿红细胞被同种血型抗体致敏后的抗体含量。

（三）血栓与出血性疾病的诊断

血小板的活化程度可由血小板膜糖蛋白表达水平的高低来判断，FCM 测定血小板膜糖蛋白的表达情况可以诊断血小板膜糖蛋白异常所致疾病。如常染色体隐性遗传病——血小板无力症，患者血小板膜 GPⅡb/Ⅲa 的缺乏，导致血小板聚集功能明显低下。而巨血小板综合征是由于 GPⅠb/Ⅸ/Ⅴ 复合物数量或质量的缺陷导致的遗传性出血性疾病。FCM 还可以通过单抗免疫荧光标记血小板膜糖蛋白监测血小板功能及活化情况，评价活化血小板程度在血栓性疾病和血栓前状态发生发展中的作用，有利于血栓栓塞性疾病的诊断和治疗。此外，血小板活化时细胞内的钙离子浓度是活化血小板监测的一项非免疫性指标。免疫性血小板减少性紫癜患者血浆中可产生血小板自身抗体，结合在血小板表面，称为血小板相关抗体，检测血小板表面或血清中的相关抗体，可用于该病的诊断及治疗监测。FCM 测定血清 P 选择素水平，也可用于冠心病等血栓性疾病的病情及预后判断，较酶联免疫吸附试验更为敏感。

三、流式细胞术在肿瘤学中的应用

FCM 在肿瘤学中的应用主要是利用 DNA 含量测定进行包括癌前病变及早期病变的检出、化疗指导以及预后评估等工作，FCM 可精确定量 DNA 含量，能对癌前病变的性质和发展趋势作出判断，有助于癌变的早期诊断。FCM 还可根据化疗过程中肿瘤 DNA 分布直方图的变化去评估疗效，了解细胞动力学变化，对肿瘤化疗具有重要的意义。

（一）DNA 及 DNA 倍体分析

人体正常的体细胞均具有较恒定的 DNA 二倍体含量，当细胞发生癌变或具有恶性潜能的癌前病变时,在其发生、发展过程中可伴随细胞 DNA 含量的异常改变,DNA 非整倍体细胞是恶性肿瘤的特异性标志之一。FCM 能精确检测 DNA 含量的改变,尤其是 DNA 异倍体,可以对癌前病变的性质和发展趋势作出判断,有助于癌变的早期诊断。肿瘤细胞的 DNA 倍体分析对患者预后的判断亦有重要作用,异倍体肿瘤恶性病变的复发率、转移率及死亡率均较高,二倍体及近二倍体肿瘤的预后则较好。流式细胞术 DNA 倍体分析主要可应用于胸腔积液良恶性质判断、宫颈病变的诊断、耳鼻喉肿瘤的诊断及乳腺癌恶性程度及预后的判断等。

(二)细胞增殖标志物的分析

测定细胞增殖标志物对肿瘤细胞的判定、协助临床制定合理治疗方案及估计患者预后非常有意义。目前,FCM 定量检测的细胞增殖标志物主要有细胞周期蛋白(cyclins)、Ki-67、增殖细胞核抗原(PCNA)等,FCM 检测 Ki-67 的表达量可监测各类肿瘤对放、化疗的反应和肿瘤治疗效果。

(三)肿瘤基因编码抗原分析

恶性肿瘤是一种多基因异常的疾病,其发生的分子基础是原癌基因的激活或抑癌基因的突变失活及缺失,导致某些细胞分化不良和增殖失控而形成肿瘤。监测肿瘤基因(癌基因和抑癌基因)的表达水平对于分析肿瘤细胞增殖调控紊乱有非常重要的意义。很多致癌基因和抑癌基因的表达产物都能用 FCM 进行测定,如 p53、c-myc、c-fos 蛋白、ras 类型、PRb 和 Bcl-2 家族等,从分子水平推动了肿瘤发生机制的研究。

四、流式细胞术在细胞凋亡和多药耐药基因中的应用

(一)细胞凋亡检测

细胞凋亡是机体生长发育、细胞分化和病理状态中细胞死亡的过程,凋亡典型的形态特征是核染色质固缩并分离,细胞质浓缩,细胞膜和核膜皱曲,核断裂形成片段,最后形成数量不等的凋亡小体。FCM 可以进行 DNA 含量分析,通过二倍体细胞 G_0/G_1 期峰前的亚二倍体峰来确定。在凋亡早期,一些与膜通透性改变及凋亡有关的蛋白质在细胞膜表面有特定表达。通过 FCM 结合单克隆抗体可以检测表达这些蛋白质的细胞,从而确定细胞的凋亡情况。

(二)多药耐药基因检测

多药耐药性(multidrug resistance, MDR)是由多药耐药基因编码的 P 糖蛋白(P-gP)亲脂化合物,包括多种抗癌药物和荧光染料的跨膜性排出泵。从人淋巴细胞排除荧光染料与细胞内 P-gP 的含量直接相关。当淋巴细胞出现 MDR 阳性细胞时,患者对化疗药物开始出现耐药性,需要考虑其他治疗方式。多药耐药是肿瘤患者化疗失败的主要元凶,FCM 对多药耐药基因(如 *P170*)和凋亡抑制基因及凋亡活化基因表达的测定,可为临床治疗效果分析提供有力依据。如 FCM 检测急性白血病的 MDR 基因,其特有的敏感性和特异性,用于检

测二氨基苯茚酮 mRNA 的表达产物 P 糖蛋白（Pgp）及其活性（作为药物的排出泵,降低细胞内药物浓度）,可以更直接地反映耐药程度。

五、流式细胞术在器官移植中的应用

FCM 作为一个强大的技术平台,已应用于多个领域,其在移植免疫分析中的应用也越来越广泛。目前移植免疫中的 FCM 应用主要包括流式细胞术的交叉配型（flow cytometry cross-matching, FCXM）和群体反应性抗体（panel reactive antibody, PRA）检测。移植术后,利用 FCM 检测抗供者 HLA 抗体,可作为术后排斥反应的一种监测方法。

六、流式细胞术在临床微生物学中的应用

（一）真菌和细菌的药敏试验

FCM 体外抗生素药敏试验的主要机制是利用某些荧光素染料的化学特性,通过 FCM 检测染料与病原体结合后发出的不同荧光强度,间接反映病原体的活性或功能状态,进而帮助判断病原体对抗生素的反应性。由于 FCM 可对细胞进行逐个检测,能更快速、准确及多参数检测微生物的药敏试验,大大地缩短了检测时间,因此 FCM 已逐渐成为白念珠菌、结核分枝杆菌、金黄色葡萄球菌等微生物的药物敏感性的快速检测方法之一。

（二）直接测定病毒和细菌

常用的方法是以荧光染料（如,溴化乙啶）作为探针,运用 FCM 直接检测外周血中的病原微生物。CBA 技术是直接检测病原体方面的新进展,该方法将样品与特异性包被的大小不同的荧光微球共同孵育,利用微生物抗原与特异性抗体结合后的遮蔽效应,可在 FCM 上检测出荧光强度明显降低。因此,通过比较同一荧光微球在反应前后荧光强度的改变,可以对样品中病原体的性质作出判断。运用不同大小的荧光微球结合 FCM 参数分析,能同时检测同一样品中的多个病原体,广泛适用于真菌、病毒以及寄生虫等各种病原体的混合感染的测定。

七、流式细胞术在优生和遗传领域中的应用

FCM 可使含量极微的胎儿有核红细胞得到富集,因为有核红细胞含有胎儿的全部基因,并具有不影响多胎妊娠等优点,结合 FISH、PCR 等技术,使之具有应用于无创性产前诊断的广阔前景。FCM 进行精液检测,通过对不同时期的细胞数据和精子的各种指标进行分析,为临床诊断精子发生障碍的性质、原因和程度提供客观的数据支持,对无精子、少精子及弱精子等的判断、治疗及疗效进行评估。

流式细胞术染色体核型分析可将分离的染色体进行分类、纯化,也可用来检测或定量测定细胞表面或内部为特异基因所编码的细胞分子。

八、分选流式细胞技术的应用

流式细胞分选功能可根据细胞形态、表面标志和细胞生理学等参数分选到活性的、同质的细胞群体。分选出的细胞可进行显微镜分析、细胞培养以及利用 PCR 技术进行基因分析。在血液系统疾病中可将病变细胞分选进行形态分析,将细胞进行融合基因 PCR 检测,或将特定基因的荧光原位杂交进行遗传学诊断,这样就可以在单一细胞水平进行血液系统疾病的综合分析。利用流式细胞分选技术还可分选出母血或羊水中少量的胎儿细胞进行形态分析、基因分析(如地中海贫血、21 三体综合征等遗传疾病的基因分析),以达到无创产前诊断的目的。实验室晶片(1ab-on-a-chip,LOC)技术是当前生物和临床诊断中发展较快的技术之一。它可基于流式细胞分选技术将单个细胞分选后,进行 PCR 扩增的 DNA 水平检测、RT-PCR 扩增的 mRNA 表达水平检测以及后续的基因芯片分析。

(王也飞)

第十二章 色谱分析法和质谱法

第一节 基 本 理 论

一、色谱法的分类

色谱分析法又称色层分析法、层析分析法、层离分析法。它是一种物理的分离、分析方法。色谱分析法有许多类型,从不同的角度可以有不同的分类方法。

(一)按流动相和固定相的物态分类

1. 按流动相的状态分类　在色谱中流动相可以是气体、液体或超临界流体,相应分为气相色谱(gas chromatography, GC)、液相色谱(liquid chromatography, LC)和超临界流体色谱(supercritical fluid chromatography, SFC)。

2. 按固定相的状态分类　固定相可以是固体或液体。因此,气相色谱法又可分为气 – 固色谱法(GSC)与气 – 液色谱法(GLC)。前者是以气体为流动相,固体为固定相的色谱;后者是以气体为流动相,液体为固定相的色谱。液相色谱又可分为液 – 固色谱(LSC)和液 – 液色谱(LLC)。前者是以液体为流动相,固体为固定相的色谱;后者是以一种液体为流动相,另一种液体为固定相的色谱。

(二)按分离原理分类

按色谱过程的分离机制可将色谱法分为:吸附色谱法、分配色谱法、体积排阻色谱法、离子交换色谱法及亲和色谱法等类别。前 4 种为基本类型色谱法。

1. 吸附色谱法(adsorption chromatography)　所用固定相为吸附剂,依靠样品组分在吸附剂上的吸附系数(吸附能力)差别而分离。

2. 分配色谱法(partition chromatography)　其固定相为液态,利用样品组分在固定相与流动相中的溶解度不同,引起分配系数的差别而分离。LLC 与 GLC 都属于分配色谱法范围。流动相的极性大于固定相的极性的液相色谱法,称为反相(reversed phase, RP)色谱法;反之,称为正相(normal phase, NP)色谱法。

3. 体积排阻色谱(size exclusion chromatography)　用具有化学惰性的多孔性凝胶作固定相,按固定相对样品中各组分分子体积阻滞作用的差别来实现分离。以水溶液作流动相的体积排阻色谱法,称为凝胶过滤色谱(gel filtration chromatography);以有机溶剂作流动相的体积排阻色谱法,称为凝胶渗透色谱法(gel permeation chromatography)。

4. 离子交换色谱法（ion exchange chromatography，IEC） 用离子交换树脂为固定相的色谱法称为离子交换色谱法。这种方法是靠样品离子与固定相的可交换基团交换能力（交换系数）的差别而分离。

5. 亲和色谱法（affinity chromatography，AC） 将具有生物活性（如酶、辅酶、抗体等）的配位基键合到非溶性载体或基质表面上形成固定相。利用蛋白质或生物大分子与亲和色谱固定相表面上配位基的亲和力进行分离的色谱法，称为亲和色谱法。这种方法专用于分离与纯化蛋白质等生化样品。

6. 化学键合相色谱法（chemical bonded phase chromatography，BPC） 将固定相的官能团键合在载体表面，所形成的固定相称为化学键合相。用化学键合相的色谱法称为化学键合相色谱法，简称键合相色谱法。化学键合相可作为液 – 液分配色谱法、离子交换色谱法、手性化合物拆分色谱法及亲和色谱法等色谱法的固定相。

7. 毛细管电色谱法（capillary electro-chromatography，CEC） 其分离机制是靠色谱与电场 2 种作用力，依据样品组分的分配系数及电泳速度差别而分离。该法可分为填充毛细管电色谱法及开管毛细管电色谱法两大类。前者是将细粒径固定相填充在毛细管柱中，后者是把固定相的官能团键合在毛细管内壁表面上而形成的色谱柱。毛细管电色谱法是最新的色谱法，柱效可达 10^6 片 /m，它快速、经济、应用广，是最有前途的分析方法。

二、高效液相色谱法

高效液相色谱（HPLC）是一种高效的分离和分析技术，它能够将各种样品中各个不同的组分迅速分离，然后逐一加以定性和定量分析。

（一）高效液相色谱法的特点

1. 高压 流动相为液体，流经色谱柱时，受到的阻力较大，为了能迅速通过色谱柱，必须对载液加高压。

2. 高速、高效 高效液相色谱法所需的分析时间较之经典液相色谱法少得多，一般样品在 5min 内即可完成，复杂样品在 15~30min，一般小于 1h。可选择固定相和流动相以达到最佳分离效果，比工业精馏塔和气相色谱的分离效能高出许多倍。

3. 高灵敏度 高效液相色谱已广泛采用高灵敏度的检测器，进一步提高了分析的灵敏度。紫外检测器最小检测项可达 10^{-9}g，荧光检测器最小检测器可达 10^{-12}g。

4. 高自动化、智能化 近年来高效液相色谱仪器进一步向高自动化、智能化及联用技术上发展。

5. 高技术的联用 随着高效液相色谱法在各种药物及其制剂、一些复杂体系的成分分离分析中的应用中发挥的作用越来越大，其与质谱、核磁共振波谱等联用技术也快速发展起来，使其应用愈加广泛。

（二）高效液相色谱仪的组成及各部件介绍

1. 储液瓶　储液瓶是一个存放洗脱液的容器。容积一般为 0.5~1L,储液瓶的材料应耐腐蚀,有化学惰性,不与洗脱液发生反应,可分为玻璃、不锈钢、氟塑料或特种塑料聚醚醚酮。在凝胶色谱仪、制备型仪器中,其容积应更大些。储液瓶放置位置要高于泵体,以便保持一定的输液静压差。使用过程中储液瓶应密闭,以防溶剂蒸发引起流动相组成的变化,还可防止空气中 O_2、CO_2 重新溶解于已脱气的流动相中。

2. 在线脱气器　困扰液相色谱的一个很大的问题就是液路中常会溶入或进入气泡,气泡的出现会使分析不准确,甚至无法进行分析,所以流动相的脱气在液相色谱使用过程中是必须的、必不可少的。

常用的脱气装置为在线脱气器。由控制电路、压力传感器、真空仓、特殊材料制成的透气膜管和连接管路等部件组成,其中特殊材料制成的透气膜管是核心部件。在线脱气器一般接于高效液相色谱流动相存储器与高压泵之间。当流动相进入脱气机中,它在具有透气特性的膜管(由特殊材料加工而成)中通过,而透气膜管置于脱气机的真空仓内,真空仓内设有抽真空装置,使得透气膜管外的压力明显低于管内的压力。由于透气膜管内外压力差的作用使得管内的流动相中溶解的气体通过管壁不断地析出从而起到对流动相在线脱气的作用。经脱气后的流动相再通过不透气的管壁被吸至液相色谱泵的入口,实现流动相在进入输液泵前的连续真空脱气。

在线脱气器能脱掉液路中流动相中溶解的气泡,气泡减少了,高压泵流速稳定了,仪器的灵敏度、精密度、准确度都能大大地提升,对保护仪器中某些部件的性能和寿命也很有效。

3. 色谱泵　高效液相色谱的流动相是通过高压输液泵来输送的。泵(pump)的性能好坏直接影响整个高效液相色谱仪的质量和分析结果的可靠性。输液泵应具备如下性能:①流量精度高且稳定,其 RSD 应小于 0.5%,这对定性与定量的准确性至关重要;②流量范围宽,分析型应在 0.1~10ml/min 范围内连续可调,制备型应能达到 100ml/min;③能在高压下连续工作;④液缸容积小;⑤密封性能好,耐腐蚀。

4. 自动进样器　进样器是将试样送入色谱柱的装置。一般要求进样装置的密封性好,死体积小,重复性好,保证中心进样,进样时对色谱系统的压力、流量影响小。有进样阀和自动进样装置(autosampler)两种,一般高效液相色谱分析常用六通进样阀,大数量试样的常规分析往往需要自动进样装置。

用六通进样阀进样时,先使阀处于装样(load)位置,用微量注射器将试样注入贮样管(sampling loop)。进样时,转动阀芯至进样位置,贮样管内的试样由流动相带入色谱柱。进样体积是由贮样管的容积严格控制的,因此进样量准确,重复性好。为了确保进样的准确度,装样时微量注射器取的试样必须大于贮样管的容积。

自动进样器是由计算机控制定量阀的取样、进样、复位、样品管路的清洗和样品盘的转动,全部按设定程序自动进行。有各种形式的自动进样装置,可处理的试样数也不等。程序控制依次进样,同时还能用溶剂清洗进样器。有的自动进样装置还带有温度控制系统,适用于需低温保存的试样。

常见的自动进样器设计原理有三种。

（1）吸入式自动进样器:这种自动进样器中样品是被注射器产生的吸力吸入样品环,注射器连在废液排出口,采样针和相应的管路连在进样口,针插入样品瓶中,接着注射器回吸直到样品完全充满样品环,转子旋转将样品进样。这种设计非常简单,只有针沿一个轴运动（上/下）,通过旋转样品盘将所需样品瓶置于针下。有一种简化设计更加简单——将一个密封的瓶盖压入瓶里以使样品进入样品环,取消了另一端的注射器。简单是吸入式自动进样器的优点,但样品在进入样品环之前,首先必须充满采样针和相连的管路,就造成样品被浪费。

（2）推入式设计的自动进样器:注射器移至样品瓶,吸入预定量的样品,再移至进样口,将样品注入样品环,这种设计需要的样品量远小于吸入式设计。注射器的吸取和排出都是在步进马达控制下完成的,可以达到很高的精密度和准确度。推入式自动进样器通常都在吸入式设计的基础上增加了一些功能,比如任意样品序列、更多的清洗功能、程控进样等。样品盘布局有圆形的,还有一种可以在样品瓶支架或96孔样品板上做三维运动的进样臂。这种自动进样器通常配有不同容量的样品环,最常见的是100~500μl。某些老式的自动进样器配备了5ml甚至是10ml的不可更换式样品环。

（3）整体样品环自动进样器:近几年,整体样品环自动进样器变得流行起来。这种设计的优点在于没有样品的浪费,尤其适于样品量有限的痕量分析。整体样品环自动进样器的运转过程比较复杂,基本原理是:自动进样器处于清洗状态,根据设计的不同清洗液被吸入、排出样品环或二者均有,这时针被固定在高压密封圈内;针移至样品瓶内,样品被吸入样品环;最后针又插入高压密封圈内,转子转至进样位置。由于样品只存在于清洗过的样品环内,所以100%的样品都被进样,不会造成浪费。最大进样体积则取决于样品环容量,但这种样品环很难更换。典型的整体样品环自动进样器的最大进样体积是100μl。

5. 柱温箱　高效液相色谱仪柱温箱包括长方形底板、隔板,其特征在于:4块宽度与底板相同的隔板垂直于底板并与底板连为一体,隔板将底板分隔为3个大小相同的平行凹槽,凹槽中有一大小与凹槽相适应、与凹槽紧密贴合又能分离的适配器,适配器中央有大小与色谱柱尺寸相适应的圆孔,圆孔中心轴线与底板及隔板平行;适配器沿圆孔中心轴线分成上下大小相同、可相互分离的两部分。适配器紧贴凹槽,可以依照大小型号不同的色谱柱制作出具有与色谱柱相适应的适配器,这样色谱柱就可以紧密贴合放入圆孔中,与适配器有很好的热传导性能。为了达到更好的固定效果,适配器顶面和底面有与圆孔中心轴线平行的凸条,在凹槽上有相适应的凹陷槽。凸条可以是长方体状,凹陷槽形状是相适应的长方体凹陷,使得凹陷槽可以与凸条相互移动。可将适配器从凹槽中抽出,也可将适配器插入凹槽,通过凸条和凹陷槽的固定作用,适配器和柱温箱固定在一起,以免适配器从柱温箱中脱落。柱温箱可以精确、稳定地控制色谱柱工作温度,提高色谱柱效及灵敏度,改善色谱峰的分离度,缩短保留时间,降低反压,保证样品重现性良好。

6. 检测器 检测器(detector)是高效液相色谱仪的关键部件之一。它的作用是把色谱洗脱液中组分的量(或浓度)转变成电信号。按其适用范围,检测器可分为通用型和专属型两大类。专属型检测器只能检测某些组分的某一性质,紫外检测器、荧光检测器属于这一类,它们只对有紫外吸收或荧光发射的组分有响应;通用型检测器检测的是一般物质均具有的性质,示差折光和蒸发光散射检测器属于这一类。高效液相色谱的检测器要求灵敏度(sensitivity)高、噪声(noise)低(即对温度、流量等外界环境变化不敏感)、线性范围(linear range)宽、重复性(repeatability)好和适用范围广。

(三)高效液相色谱图和相关术语

1. 色谱图(chromatogram) 又称色谱流出曲线,是由检测器输出的电信号强度对时间作图所绘制的曲线。

2. 基线(base line) 经流动相冲洗,柱与流动相达到平衡后,检测器测出一段时间的流出曲线。一般应平行于时间轴,基线反应仪器主要是检测器的噪声随时间的变化。

3. 噪声(noise) 基线信号的波动。通常因电源接触不良或瞬时过载、检测器不稳定、流动相含有气泡或色谱柱被污染所致。

4. 色谱峰(peak) 组分流经检测器时响应的连续信号产生的曲线,是流出曲线上突起的部分。正常色谱峰近似于对称形正态分布曲线。

5. 峰高(peak height,h) 色谱峰的最高点至峰底的距离。

6. 峰宽(peak width,W) 色谱峰两侧拐点处所作两条切线与基线的两个交点间的距离。峰宽常用于衡量柱效。

7. 峰面积(peak area,A) 色谱峰与峰底所包围的面积。

8. 保留时间(retention time,t_R) 从进样开始到某个组分在柱后出现浓度极大值的时间。

(四)影响分离度的各种因素

1. 分离度(resolution,R) 为了真实地反映组分在色谱柱中的分离情况,引入一个总分离效能指标,即分离度,又称分辨率。分离度是相邻两峰的保留时间之差与平均峰宽的比值,表示相邻两峰的分离程度。$R \geq 1.5$ 称为完全分离。

$$分离度公式:R = \frac{2(t_{R2}-t_{R1})}{w_1+w_2}$$

2. 影响分离度的因素

(1)分配系数(distribution coefficient,K):是在一定温度和压力下,达到分配平衡时,组分在固定相和流动相中的浓度之比。分配系数仅与组分、固定相和流动相的性质及温度有关。在一定条件下,分配系数是组分的特征常数。

(2)容量因子(capacity factor,K′):是在一定温度和压力下,达到分配平衡时,组分在固定相和流动相中的质量之比。容量因子又称质量分配系数或分配比。容量因子不仅与温度和压力有关,还和固定相和流动相的体积有关。

（3）选择性因子（selectivity factor, α）:是相邻两组分的分配系数或容量因子之比。要使两组分得到分离,必须使 α≠1。

（4）塔板理论（plate theory）:是从相平衡观点来研究色谱分配过程的热力学理论。塔板理论把色谱柱看作一个分馏塔,沿用分馏塔中塔板的概念来描述组分在两相间的分配行为。认为在每个塔板的间隔内,试样组分在两相中达到分配平衡,经过多次分配平衡后,分配系数小的先流出色谱柱。同时还引入塔板数作为衡量柱效的指标。

3. 引起色谱峰谱带扩展的因素

（1）涡流扩散（eddy diffusion）:也称多径扩散,指在填充色谱柱中,由于填料粒径大小不一,填充不均匀,使同一组分的分子经过多个不同长度的途径流出色谱柱,一些分子沿较短的路径运行,较快通过色谱柱,另一些分子沿较长的路径运行,发生滞后,结果使色谱峰展宽。

（2）纵向扩散（longitudinal diffusion）:也称自由分子扩散,指组分进入色谱柱时,其浓度分布呈"塞子"状,由于浓度梯度的存在,组分将向"塞子"前后扩散,造成区带展宽。

（3）传质阻力（mass transfer resistance）:组分被流动相带入色谱柱后,在两相界面进入固定相,并扩散至固定相深部,进而达到动态分配平衡。当纯的或含有低于平衡浓度的流动相到来时,固定相中该组分的分子将回到两相界面并逸出,而被流动相带走（转移）。这种溶解、扩散、转移的过程称为传质过程。影响此过程进行的阻力称为传质阻力。由于传质阻力的存在,组分不能在两相间瞬间达到平衡,即色谱柱总是在非平衡状态下工作,结果使一些分子随流动相较快（相比于平衡状态下的分子）向前移动,另一些分子则发生滞后,从而引起峰展宽。传质阻抗既存在于固定相中,也存在于流动相中。

三、质谱法

（一）质谱法的基本原理

1. 质谱法的特点 质谱分析法（mass spectrometry, MS）是利用离子化技术,将物质分子转化成离子,按其质荷比（mass-to-charge ratio, m/z）的差异分离测试,从而进行物质成分和结构分析的方法。

质谱分析法具有以下特点:应用范围广泛,既可用于无机成分分析（痕量分析,同位素分析,速度快,用量少,结果精确）,也可用于有机结构分析（提供有机物分子量、组成、结构信息）;不受样品物态限制,可对气体、固体、液体等进行分析;质谱图解析方便易行;易实现与色谱的联用。

2. 质谱法的基本原理

（1）质荷比:质荷比（mass-to-charge ratio, m/z）指带电粒子的质量与所带电荷的比值,是质谱分析中的一个重要参数。不同 m/z 值的粒子在一定的加速电压（V）和一定磁场强度

（ E ）下,所形成的弧形轨迹的半径 r 与 m/z 成正比。由于带电粒子质荷比大小不同,质量分析器可将其分离并依次进入检测器,信号经放大、记录得到质谱图(mass spectrum, MS)。

（2）质谱图:质谱法是应用多种离子化技术使物质分子失去外层价电子形成分子离子(molecular ion, M^+),分子离子中的化学键又继续发生某些有规律的断裂而形成不同质量的碎片离子(fragment ion)。选择其中带正电荷的离子使其在电场或磁场的作用下,根据其质荷比的差异进行分离,按照各离子质荷比的顺序及相对强度大小经计算机记录所得到的图谱即为质谱图。由于图谱中离子的质量及相对强度是各物质所特有的,即代表了物质的性质和结构特点,因此通过质谱解析即可进行物质的成分和结构分析。

常见的质谱图是经计算机处理的棒图(bar graph),在质谱图中,横坐标表示离子的质荷比值,从左到右质荷比的值增大。对于带有单电荷的离子,横坐标表示的数值即为离子的质量;纵坐标表示离子流的强度,通常用相对强度来表示,即把最强的离子流强度定为100%,其他离子流的强度以其百分数表示,有时也以所有被记录离子的总离子流强度作为100%,各种离子以其所占的百分数来表示。图12-1是咖啡因的质谱图(正离子模式)。

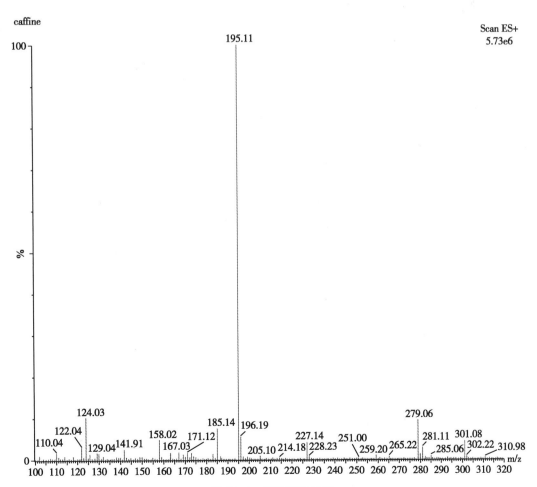

图12-1　咖啡因的质谱

3. 质谱中的主要离子　在有机质谱中出现的离子有：分子离子、碎片离子、同位素离子、亚稳离子等。不同离子的形成在质谱解析中各有用途。

（1）分子离子及分子离子峰：分子离子（molecular ion）是化合物分子通过某种电离方式，失去一个外层价电子而形成的带正电荷的离子，用 M^+ 表示。分子离子含奇数个电子，分子离子峰一般位于质荷比最高端。由于大多数分子易失去一个电子而带一个正电荷，因此，确定了分子离子峰即可确定其相对分子量，并可由此推断出化合物的分子式。

（2）碎片离子：碎片离子（fragment ion）是分子离子中某些化学键发生断裂而形成的离子。由于化学键断裂的位置不同，同一分子离子可产生不同质量大小的碎片离子，同时相对丰度与化学键断裂的难易以及化合物的结构密切相关。因此，碎片离子的质荷比及相对丰度可提供化合物的结构信息。

（3）同位素离子：大多数元素都是由具有一定自然丰度的同位素组成。在质谱中会出现含有这些同位素的离子峰，含有同位素的离子称为同位素离子（isotopic ion）。

（二）质谱仪

质谱仪的主要组成部分有高真空系统、样品导入系统、离子源、质量分析器、离子检测器及记录装置等。

1. 高真空系统　质谱仪的进样系统、离子源、质量分析器、检测器等主要部件均须在真空状态下工作，其目的是避免离子散射以及离子与残余气体分子碰撞引起能量变化，同时也可降低本底和记忆效应。

2. 样品导入系统　目前有机质谱仪的样品导入系统大致可分为两类：直接进样和色谱联用导入样品。

（1）直接进样：直接进样系统适合于单组分、挥发性较低的固体或液体样品。用直接进样杆尖端装上少许样品经减压后送入离子源，快速加热使之气化并被离子源离子化。若是气体样品或低沸点液体样品常采用储罐进样方式。

（2）色谱联用导入样品：利用与质谱仪联用的气相色谱仪或高效液相色谱仪将混合物分离后，通过特殊的联机接口进入离子源，依次进行各组分的质谱分析。

3. 离子源　离子源的作用是将分析样品离子化，并使其具有一定的能量。常用于有机物电离的离子源是电子轰击源；为了得到丰度较高的分子离子峰或准分子离子峰，可采用较温和的化学电离或场解吸离子源；对于一些难挥发、强极性、分子量大的物质或生物大分子，可采用快速原子轰击、激光电离、电喷雾等离子源。

（1）电子轰击离子源（electron impact ion source，EI）：该离子源获得单分子离子的方式为加热气化，电离方式为高能电子轰击（700eV），作用过程是采用高速（高能）电子束冲击样品，从而产生电子和分子离子，分子离子继续受到电子轰击而引起化学键的断裂或分子重排，瞬间产生多种离子。电子电离的优点在于谱库完整、重现性好、电离效率高、结构简单、操作方便。缺点在于因电离能量最高，分子离子峰强度较弱或不出现。

（2）化学电离源（chemical ionization source, CI）：化学电离是利用低压样品气（~$10^{-5}\tau$）和高压的反应气（$1\sim2\tau$），在高能电子流（~500eV）轰击下，发生离子–分子反应来完成样品的离子化。

（3）快速原子轰击离子源（fast atom bombardment ionization source, FAB）：快速原子轰击离子源是由电场使原子电离并加速，产生快速离子，再通过快原子枪产生电荷交换得到快速原子，快速原子束轰击涂在金属板上的样品，使样品离子化。该离子源的优点在于分子离子峰显著，易获得有关化合物官能团的信息，此外由于离子化过程无需加热气化，故适合于强极性、高分子量、非挥发性及热不稳定性化合物的分析；缺点在于重现性较差，灵敏度相对较低。

（4）电喷雾电离（electrospray ionization, ESI）：电喷雾电离是近年来新发展起来的一种产生气相离子的软电离技术。电喷雾电离的机制目前尚无统一的认识，获得广泛支持的有"离子蒸发模型"和"荷电残余物模型"两种理论。电喷雾电离过程大致可以分为液滴的形成和雾化、去溶剂化，以及气相离子的形成3个阶段。

（5）基质辅助激光解吸电离（matrixassisted laser desorption/ionization, MALDI）：基质辅助激光解析电离的原理是用激光照射样品与基质形成的共结晶薄膜，基质从激光中吸收能量传递给生物分子，而电离过程中将质子转移到生物分子或从生物分子得到质子，而使生物分子电离的过程。因此它是一种软电离技术，适用于混合物及生物大分子的测定。

4. 质量分析器　质量分析器（mass analyser）是将离子源中形成的离子按照质荷比的差异进行分离的装置。现代质谱仪的质量分析器有多种，目前常用的有飞行时间质量分析器、四极杆质量分析器和离子阱质量分析器。

（1）飞行时间质量分析器（time-of-flight mass analyzer, TOF）：飞行时间质量分析器是一个离子漂移管。由离子源产生的离子加速后进入无场漂移管，并以恒定速度飞向离子接收器。离子质量越大，到达接收器所用时间越长；离子质量越小，到达接收器所用时间越短。根据这一原理，可以把不同质量的离子按 m/z 值大小进行分离。

（2）四极杆质量分析器：四级杆质量分析器（quadrupole mass analyzer）是由四根精密加工的电极杆以及分别施加于 x、y 方向的两组高压高频射频组成的电场分析器。四根电极可以是双曲面也可以是圆柱形的电极；高压高频信号提供了离子在分析器中运动的辅助能量，这一能量是选择性的——只有某一种（或一定范围）质荷比的离子才能够不被无限制地加速，从而安全地通过四极杆分析器，这些离子称为共振离子。其他离子在运动过程中撞击在圆柱形电极上而被真空泵抽出系统，这些离子称为非共振离子。四级杆质量分析器可以快速地进行全扫描，适合与相色谱仪联用。

（3）离子阱质量分析器：离子阱质谱仪是目前较成熟，应用较广泛的小型质谱计之一，在气相色谱–质谱和液相色谱–质谱联用仪器中离子阱是最常用的质量分析器之一。离子阱质谱仪属于动态质谱，与四极杆质谱仪有很多相似之处。如果将四极杆质量分析器的两端加上适当的电场将其封上,则四极杆内的离子将受 x、y、z 三个方向电场力的共同作用,使得离子能够在这三个力的共同作用下比较长时间地待在稳定区域内,就像一个电场势阱,这样的器件被称为离子阱。当一组由电离源产生的离子进入离子阱后,射频电压开始扫描,陷入离子阱中的离子的轨道则会依次发生变化而从底端离开环电极腔,从而被检测器检测。

5. 离子检测器　由离子源产生的离子经过质量分析器按照质荷比分离后,形成不同强度的离子流($10^{-10} \sim 10^{-9}A$)。离子检测器(ion detector)的作用是将这些微弱的离子流信号接收并放大,然后送至显示单元及计算机数据处理系统,得到被分析样品的质谱图及数据。

现代质谱仪的离子检测器常采用电子倍增器及微通道板检测器。一般电子倍增器的增益可达 10^6,放大后的信号进入宽频放大器再次放大,即可将微弱的离子信号转变为较强的电信号送入记录及数据处理系统。微通道板检测器的原理与电子倍增器的原理相似,但可获得更高的增益及较低的噪声。

四、气相色谱法

气相色谱技术是 20 世纪 50 年代出现的,气相色谱技术是基于分离和分析于一体的分析技术。通过气化室将样品气化,由惰性气体带入色谱柱中分离,样品中的不同组分在不同的时间进入检测器,通过检测器的分析检测确定其含量,通过组分的保留时间定性各种组分。

气相色谱硬件设备包括以下几个部分。

1. 气路系统　气路系统由载气气源及气流控制系统组成,具有为仪器提供稳定、纯净的载气(H_2/N_2),保证准确控制载气流量,确保实验的重现性。

2. 进样系统　进样系统由进样器和气化室构成,进样器分为气、液两种,气态进样器实现试样直接进入色谱仪,具有顶空进样器、吹扫捕集进样器等结构;液态进样器将实验引入气化室,利用气化室将液体试样转为气体,与载气混合后进入色谱柱。

3. 分离系统　又称柱系统,是 GC 技术的核心,化合物实现有效分离的场所。色谱柱主要分为填充柱和毛细柱两类。应根据实际工作条件和样品性质进行选择,目标化合物能否实现有效分离的关键是选择合适的色谱柱,选择的前提是高柱效以及高的分离速度。此外,程序升温分析手段是分离技术中最常用的方法,在 GC 技术中有着广泛的应用。程序升温适用于待测物质中各组分温度区间相差较大,相同温度分离效果一般的情况,利用程序设定的温度随时间进行线性或非线性变化,在不同温度下分配系数也随之变化,随着载气的流动从固定相中先后流出,实现分离的目的。

4. 检测系统　气相色谱的检测器主要有火焰离子化检测器(FID)、热导检测器(TCD)、电子捕获检测器(ECD)、氮磷检测器(NPD)、火焰光度检测器(FPD)。FID 对有机碳较灵敏,是一种最普遍的检测器;TCD 可以分析一些 FID 不能分析的物质,如水、氢、氧、二氧化碳等；ECD对于电负性物质敏感，电负性越强，响应信号越强，例如卤族元素、硫、磷等；NPD属于选择性检测器，对氮、磷高度灵敏；FPD有两种滤光片：一种是硫滤光片，对硫元素高度灵敏，另一种是磷滤光片，对磷元素高度灵敏。

多年来GC已广泛用于环境样品中痕量农药、多氯联苯等的分析。气质联用技术更是对挥发性成分进行重要表征和鉴定的有效手段。单独使用气相色谱法的文献减少，运用气相色谱与质谱联用技术的文献不断增加。原因在于随着质谱技术的日趋进步，加上气相色谱质谱联用的化合物数据库信息不断完善，气相色谱质谱联用技术被越来越多地应用于灰色体系、复杂体系的研究。目前常用电子轰击离子源（EI）单重四级杆检测质谱，大部分气质联用化合物数据库也都是以此检测器为基础构建的。

五、超临界流体色谱法

超临界流体色谱（supercritical fluid chromatography，SFC）是以超临界流体为流动相，以固体吸附剂或键合到载体上的高聚物为固定相，利用流动相的溶剂化能力来进行分析、分离的色谱过程。SFC兼有气相色谱（GC）和高效液相色谱（HPLC）的特点，既可分析GC不适应的高沸点、低挥发样品，选择性强；又比HPLC有更高的柱效，更快的分析速度，更安全，更环保。

超临界流体色谱硬件设备包括以下几个部分。

1. 输液系统　SFC系统输送的超临界流体一般有CO_2、NH_3、SO_2、异戊醇、氯氟烃类等，但由于CO_2具有来源广，易得；价格便宜，无毒，环境友好，不燃，对柱子无腐蚀，对有机大分子化合物有较好的溶解性能；临界温度（31.08℃）和临界压力（7.38MPa）易于达到等特点，作为流动相应用最为广泛。目前SFC的流动相常用纯CO_2或CO_2与有机改性剂的混合物。加入少量的极性改性剂（甲醇、乙醇、异丙醇、乙腈等），可以弥补超临界CO_2对极性化合物的弱洗脱能力，扩大SFC的应用范围。

2. 进样系统　SFC进样通常要防止气化冲击。非对称六通进样阀，采用转子非等分、非对称设计，在进样切换过程中使定量环中超临界CO_2提前释放，结合止回阀，实现进样定量环中超临界流体的缓释，有效解决了气化冲击问题。而一种基于全循环注入的新型分流进样系统，是稳定的可变进样系统，具有较高的重现性和通用性。另外含阀门开度调节元件的进样系统，通过将阀开度比设置为与分析条件相对应的值，来减少压力的变化。

3. 分离系统　SFC分离系统包括色谱柱以及温控装置。新型色谱柱外壳为非不锈钢金属材料，内衬惰性塑料，柱末端连接了可拆卸的耦合适配器，消除了连接管长度，减少了流体在管道中的散热，提高了柱效。色谱柱温控装置，可以在线切换不同的色谱柱，整个装置可以由计算机软件操作控制温度和选择色谱柱，操作更加方便，自动化程度高。在填充柱SFC中，使用最广的固定相是硅胶基质的键合填料，现有具有分子识别能力的SFC固定相，不但对于酸性化合物或碱性化合物，对于稠环芳族化合物或芳族异构体也具有良好的分离特性。

4. 检测系统　SFC 检测系统在低压和常压条件下,大多数 GC 和 LC 的检测器都可适用。最初使用较多的是氢火焰离子化检测器(FID),因 FID 无法消除有机添加剂的背景信号,随后人们开始拓展新的检测系统。直到今天,FID 仍是开管毛细管柱 SFC 的标准检测器。目前,SFC 最常用的检测器为紫外(UV)检测器、氢火焰离子化检测器(FID)和蒸发光散射检测器(ELSD)。在实际的检测应用中,超临界流体色谱与蒸发光散射检测器(ELSD)联用的检测限为 0.01mg/L,与紫外检测器(UV)联用的检测限为 0.05~0.1mg/L,与氢火焰离子化检测器(FID)联用的检测限达 0.025~0.1mg/L。这 3 种检测器相较于激光散射检测器、元素选择性光学检测器有较好的灵敏度和选择性。

5. 数据处理系统　现代的色谱数据处理系统在数据采集时能同时对进样器、泵及阀进行实时控制,可实现自动进样,数据采集、泵及阀控制、数据处理、定性定量分析、数据存储、报告输出等分析过程的完全自动化。

SFC 非常适合手性对映体等分离难度较大的样品的分离和纯化,近年来由于技术的突破与革新以及仪器的进步与发展,SFC 在药物分析分离领域已成为一种日趋成熟、高效和低成本的分离分析技术。手性制药是医药行业的前沿领域,40%~50% 的药物具有手性,而手性药物的 2 种不同对映体的生物活性存在较大差异,一个可能是有效成分,而另一个可能是低效甚至是有毒成分。在人体内,两对映体也可发生相互转化,这就导致很多药物服用之后出现副作用,所以手性药物的拆分及分析十分重要。对映体的物理化学性质相似,传统方法拆分较困难,气相色谱(gas chromatography, GC)法对于药物的沸点要求严格,HPLC 会有溶剂消耗量大和溶剂一定程度上残留的问题,而 SFC 恰好弥补了这些不足并兼具高效的特点,已经成为对映异构体拆分和分析的首选。

同时 SFC 由于具有高分离效率和选择性、分析速度快、操作费用低以及环境友好等优点,正成为天然产物化学组成分析越来越重要的可选择技术手段之一。SFC 在非手性药物分析领域的应用主要涉及天然产物分离及制备、代谢组学研究、维生素分离及测定等方面。

SFC 不仅能分离出功能性食品中的有用组分,而且能对其进行质量控制。SFC 在食品分析中的应用,主要是脂质、类胡萝卜素、脂溶性维生素、三萜类化合物等食品组分的分析。而 SFC 在环境领域中的应用于痕量有机化合物的检测。虽然这些物质在环境中含量少,但其具有长期残留性、生物蓄积性和高毒性,对生态和人类健康会带来潜在危害。由于这些物质含量很低且基体复杂,故检测十分困难,运用 SFC 结合其他技术能快速高效地进行分析。鉴于 SFC 分析和分离的优点,其除了应用于上述领域外,还应用于燃料分析、染料分离、非离子表面活性剂、高分子材料中添加剂的分析表征,以及烟草、商检及法医学等领域。

第二节 技术与进展

一、高效液相色谱技术

（一）液相色谱的定性和定量分析技术

1. 定性分析技术　HPLC 的定性分析方法可以分为色谱鉴定法和非色谱鉴定法，后者有可分为化学鉴定法和两谱联用鉴定法。

（1）色谱鉴定法：利用色谱定性参数保留时间（或保留体积）和相对保留值或用已知物对照法对组分进行鉴别分析，其原理是同一物质在相同色谱条件下保留时间相同。此法只能对范围已知的化学物进行定性。

（2）化学鉴定法：利用专属性化学反应对分离后收集的组分进行定性分析。此法只能鉴定组分属于哪一类化合物。

（3）两谱联用鉴定法：当相邻组分的分离度足够大时，以制备 HPLC 获得纯组分，而后用紫外光谱、红外光谱、质谱或核磁共振波谱等手段进行定性鉴定。

2. 定量分析技术

（1）外标法：是以对照品的量对比求算试样含量的方法。只要待测组分出峰、无干扰、保留时间适宜，即可用外标法进行定量分析。在 HPLC 中，因进样量较大，且用六通阀定量进样，误差相对较小，所以外标法是常用的定量分析方法之一。具体步骤是首先将对照品配成合适浓度范围的溶液，分别进样后得到对照品的峰面积，以峰面积和对照品浓度求得回归方程。再将待测样品配成浓度范围内的溶液，进样求得峰面积，代入回归方程即得待测样品浓度。

（2）内标法：是以待测组分和内标物的峰高比或峰面积比求算试样含量的方法。使用内标法可以抵消仪器稳定性差、进样量不够准确等原因带来的定量分析误差。如果在试样预处理前加入内标物，则可抵消（或考察）方法全过程引起的误差。

（二）高效液相色谱分析方法的开发及生物样品处理

1. 高效液相色谱分析方法的建立　高效液相色谱分析方法的建立一般包括以下步骤。

（1）收集样品信息，明确分析的目的和要求：①样品信息：包括样品中的化学成分及各成分的含量范围，化合物的结构或官能团，化合物的分子量，化合物的酸碱性和 pKa、pKb 值，适宜的样品溶剂及溶解度，化合物的紫外吸收光谱等，只有充分掌握这些信息才能建立合适的分析测试方法。②明确分析的目的和要求：高效液相色谱分析主要用于主成分的定性、定量分析，杂质分析，药物代谢动力学或药物代谢物研究，中药有效成分或指标成分的定性、定量，中药指纹图谱分析等方面。

（2）选择样品制备方法：在 HPLC 进样前，应根据实验目的，目标分析物，检测要求等选择适当的样品制备方法。HPLC 样品制备方法一般包括溶解、稀释、过滤、萃取,多种方式联合使用,柱前衍生,柱后衍生等。

（3）确定检测方法和条件:HPLC 一般采用紫外检测的方法,在进样前应根据样品的性质选择合适的检测波长。此外常用的检测方法还有荧光检测、电化学检测、质谱检测等。

（4）确定 HPLC 分离方法,选择相应色谱柱:选择 HPLC 分离模式的主要依据是试样的性质和各种分离模式的分离机制。试样的性质包括相对分子量、化学结构、极性和溶解度等。

（5）定性、定量分析:根据分析的目的和要求,采用适当的方法对样品进行定性、定量分析。

（6）方法验证:在方法的验证中,考虑的因素包括分离度、重复性、校正因子、拖尾因子等。

2. 生物样品处理　生物样品包括血液、尿液、唾液、头发、脏器组织、乳汁、精液、脑脊液、泪液、胆液、胃液、胰液、淋巴液、粪便等样品,最常用的为血浆和血清。生物样品的预处理方法包括有机破坏法,去除蛋白法,分离、纯化和浓集法,缀合物的水解,化学衍生化法等。

（三）高效液相色谱的日常维护及常用消耗品

1. 流动相　HPLC 流动相的要求包括除去微粒以及纯度的要求。HPLC 一般采用超纯水,使得水中有机杂质含量尽可能最低。同时还应考虑缓冲液的浓度和 pH 应在色谱柱的允许范围之内,溶剂的纯度（一般采用分析纯溶剂）,与检测器匹配,脱气,避免卤素离子,溶剂的黏度,防止细菌的生长等因素。

2. 样品　在 HPLC 进样前应使用流动相溶解样品或与流动相互溶的溶剂溶解样品。

3. 进样量　进样量的多少要根据定量管（LOOP）体积决定。当样品量少时,进样体积由注射器的进样体积决定,但最大进样体积要小于 1/2LOOP 体积。当样品量较多时,进样体积由定量管的体积决定,为保证样品完全把定量管的流动相置换干净,需注射 5~6 倍的LOOP 体积。

4. 实验完毕后　分析结束后应及时清洗色谱柱;每间隔 3 个月,断开色谱柱的连接,用60℃的高纯水对各个管路进行高速冲洗,以达到清除吸附的杂质和养护前段流路的目的;对于检测器部分的流路可用 10% 稀硝酸进行冲洗。

5. 输液泵　输液泵是 HPLC 系统中最重要的部件之一,泵的性能好坏直接影响到整个系统的质量和分析结果的可靠性。为了延长泵的使用寿命和维持其输液的稳定性,使用时应注意以下几点:防止任何固体微粒进入泵体,输液泵的滤器应经常清洗或更换;流动相不应含有任何腐蚀性物质,含有缓冲液的流动相不应保存在泵内,尤其是在停泵过夜或更长时间的情况下;泵工作时要留心防止溶剂瓶内的活动相被用完,否则空泵运转会磨损柱塞、缸体或密封环,产生漏液;输液泵的工作压力绝不要超过规定的最高压力,否则会使高压密封环变形,产生漏液;流动相应该先脱气,以免在泵内产生气泡,影响流量的稳定性。

二、超高效液相色谱技术

基于 1.7μm 小颗粒技术的超高效液相色谱技术（ultra performance liquid chromatography，UPLC），并非普通 HPLC 系统改进而成。它不但需要耐压、稳定的小颗粒填料，而且需要耐压的色谱系统（>15 000psi）、最低交叉污染的快速进样器、快速检测器及优化的系统体积等诸多方面的保障，以充分发挥小颗粒技术优势。这就需要对系统所有硬件和软件进行全面创新。

超高效液相色谱技术硬件设备包括以下几个部分。

1. 色谱柱　UPLC 色谱柱采用小颗粒、高性能微粒固定相。高效液相色谱的色谱柱，例如常见的十八烷基硅胶键合柱，它的粒径是 5μm，而超高效液相色谱的色谱柱，会达到 3.5μm，甚至 1.7μm，这样的孔径更加利于物质分离。

2. 超高压输液泵　由于使用的色谱柱粒径减小，使用时所产生的压力也自然成倍增大。故液相色谱的输液泵也相应改变成超高压的输液泵。

3. 自动进样器　采用针内进样探头和压力辅助进样技术，降低了扩散、避免了交叉污染。

4. 检测器　一般情况下，UPLC 检测器的灵敏度是 HPLC 的 2~3 倍。

5. 仪器整体系统优化设计　色谱工作站配备了多种软件平台，实现超高效液相分析方法与高效液相分析方法的自动转换。

三、质谱分析技术

1. 分子式的测定　由于高分辨质谱能测得化合物的精确质量（可精确至小数点后 4 位），将其输入计算机数据处理系统即可得到分子的元素组成，从而确定分子式。这种确定化合物分子式的方法称为精密质量法。该方法准确、简便，是目前有机质谱分析中应用最多的方法。

2. 有机化合物的质谱解析　为了从质谱中得到有机化合物的相对分子质量、分子式及分子结构的信息，需要对质谱进行解析。在解析质谱前，必须确认该未知化合物图谱是纯化合物的质谱，同时要尽可能得到有关分子结构的其他资料（如理化性质、光谱及波谱数据、样品来源、离子化方法等）。解析质谱的一般程序有以下几个步骤。

（1）确认分子离子峰，确定相对分子质量。

（2）根据分子离子峰的丰度，推测化合物的可能类别（醇、羧酸、饱和烃、胺等的 M^+ 峰较弱，芳香族化合物的 M^+ 峰较强）；根据分子离子峰和同位素峰的丰度比，判断分子中是否含有高丰度的同位素元素，如 Cl、Br、S 等，并推算这类元素的种类及数目。

（3）确定化合物的分子式，计算不饱和度。

（4）分析基峰及主要碎片离子峰可能代表的结构单元，由此确定化合物可能含有的官能团,并参考其他光谱及波谱数据,推测出所有可能的结构式。

(5)根据标准图谱及其他所有信息,进行筛选验证,确定化合物的结构式。

3. 串联质谱法简介 串联质谱法(tandem mass spectrometry,MS-MS)是指用质谱作质量分离的质谱方法。串联质谱的作用有两个方面:①诱导第一级质谱产生的分子离子裂解,有利于研究离子和母离子的关系,进而给出该分子离子的结构信息;②从干扰严重的质谱中抽取有用数据,大大提高质谱检测的选择性,从而能够测定混合物中的痕量物质(质谱不再只是研究纯物质的技术)。

串联质谱仪有以下几种组合方式:①磁分析器-静电分析器-磁分析器(MA-ESA-MA);②静电分析器-磁分析器-静电分析器(ESA-MA-ESA);③三重四极质谱仪(Q-Q-Q;triple-stage quadrupole mass spectrometer,TSQ-MS);④混合式串联质谱仪,如 MA-ESA-Q-Q。实现串联质谱有空间串联和时间串联两种方式。以 MA-ESA-Q-Q 说明空间串联质谱的作用。其机制为:先由 MA 进行质量分离,筛选出某一种离子,在 MA 和 ESA 之间进行第一次碰撞活化,高能量的离子产生出一级子离子;再由 ESA 从一级子离子中筛选出某一种离子,它经减速后在一级 Q 中进行第二次碰撞活化,产生低能量碰撞诱导分解产物(二级子离子),二级子离子再通过二级 Q 进行分析。由于在此系统中同时检测了高、低能量碰撞的诱导分解产物,因此可获得较全面的离子信息。离子阱属于时间串联式质谱,在离子阱中进行质量选择、离子活化、质量分析,而且可多次重复,串联质谱法为药物及其代谢物的定性、定量分析提供了方便。

四、色谱联用技术

(一)液质联用技术

液质联用(HPLC-MS)又叫液相色谱-质谱联用技术,它以液相色谱作为分离系统,质谱为检测系统。样品在质谱部分和流动相分离,被离子化后,经质谱的质量分析器将离子碎片按质量数分开,经检测器得到质谱图。液质联用体现了色谱和质谱优势的互补,将色谱对复杂样品的高分离能力,与 MS 具有高选择性、高灵敏度及能够提供相对分子质量与结构信息的优点结合起来,在药物分析、食品分析和环境分析等许多领域得到了广泛的应用。

色谱的优势在于分离,为混合物的分离提供了最有效的选择,但其难以得到物质的结构信息,主要依靠与标准物对比来判断未知物,对无紫外吸收化合物的检测还要通过其他途径进行分析。质谱能够提供物质的结构信息,用样量也非常少,但其分析的样品需要进行纯化,具有一定的纯度之后才可以直接进行分析。因此,人们期望将色谱与质谱联合起来使用以弥补这两种仪器各自的缺点。

近年来,液相色谱-质谱联用在技术及应用方面取得了很大进展,在环境、医药研究的各领域应用越来越广泛,且随着现代化高新技术的不断发展及液相色谱质谱联用技术自身的优点,液相色谱质谱联用技术必将在未来几年不断发展,且发挥越来越重要的作用。

HPLC-MS 除了可以分析气相色谱 – 质谱（GC-MS）所不能分析的强极性、难挥发、热不稳定性的化合物之外，还具有以下几个方面的优点。

（1）分析范围广：MS 几乎可以检测所有的化合物，比较容易地解决了分析热不稳定化合物的难题。

（2）分离能力强：即使被分析混合物在色谱上没有完全分离开，但通过 MS 的特征离子质量色谱图也能分别给出它们各自的色谱图来进行定性定量。

（3）定性分析结果可靠：可以同时给出每一个组分的分子量和丰富的结构信息。

（4）检测限低：MS 具备高灵敏度，通过选择离子检测（SIM）方式，其检测能力还可以提高一个数量级以上。

（5）分析时间快：HPLC-MS 使用的液相色谱柱为窄径柱，缩短了分析时间，提高了分离效果。

（6）自动化程度高：HPLC-MS 具有高度的自动化。

（二）色谱与其他仪器的联用

1. 高效液相色谱 – 傅里叶变换红外光谱联用　高效液相色谱 – 傅里叶变换红外光谱（HPLC-FTIR）联用技术首先需要解决的问题就是去除流动相的影响，因为作为流动相的各种溶剂在中红外区域均有较强程度的吸收，流动相的红外吸收将与待测组分的红外吸收发生叠加，而难以准确解析红外光谱。到目前为止，各种设计研究大都集中在接口上，而所研制的接口按方法又可分为两大类：流动池法和流动相去除法。

流动池法是最简单方便的一类设计，即 HPLC 色谱仪的流出物从该池的下端流入，而从管状流出池的上端流出，同时对该试样进行红外同步跟踪扫描及测定。然后对获得的试样与流动相的叠加谱进行差减处理，以扣除流动相的干扰而得到红外光谱图。流动池法接口虽然装置简单，操作方便，但流动相的干扰消除得不理想，不适合于反相 HPLC，也基本上不能用于梯度洗脱技术。

而流动相去除接口，是基于在测定红外光谱之前就去除流动相的设计而研制的。去除流动相的手段可以是物理方法也可以是化学方法，这样可以获得无流动相影响的"干净的"红外光谱图。该方法研制的接口，有适用于正相 HPLC 流动相的去除接口，包括漫反射转盘接口、缓冲存储装置接口及冷或热雾化接口；也有适用于反相 HPLC 的流动相去除接口，包括连续萃取式漫反射转盘接口、加热雾化接口及同心流雾化接口。此类接口同流动池接口相比，虽然具有能去除流动相的干扰，可适用于梯度洗脱技术等优点，但是仍然局限于离线联用分析。其在线联用技术还很不成熟，尚待进一步完善。

2. 色谱 – 原子光谱仪联用

（1）与原子吸收光谱仪的联用：HPLC 能分离各种各样的有机或无机金属化合物的样品，原子吸收光谱仪（AAS）对大多数元素能做选择性的、高灵敏度的检测。HPLC 和 AAS 的联机使用，在环境和生物化学研究中已得到应用。

HPLC 柱流出物是溶液,而 AAS 测定所用样品也为液体,因此 HPLC 与 AAS 的联机较为方便。一般认为只需将 HPLC 流出液引入原子化器即可,但是 HPLC 柱流出液的流速(0.5~2ml/min)和样品溶液引入 AAS 仪的流速(2~10ml/min)不匹配,要人工调节使两者匹配很困难。一种新研制的分析小量样品的原子吸收注入方法是:用液滴形成器收集 HPLC 流出物,产生的小液滴落入漏斗中,然后被吸入火焰。实验表明,1 滴液滴(100μl)可满足 AAS 的分析要求。

(2)与原子发射光谱仪的联用:许多元素受到适当的激发时,会发射特征波长的辐射,原子发射光谱仪(AES)就是被用来测量这些元素的。同 AAS 比较,AES 能够同时进行多元素测量,适合于在线监测 HPLC 柱流出物。

AES 分析温度大大高于 AAS 分析同种元素时所需要的温度,这是因为在 AES 中要使原子激发,而在 AAS 中仅是原子的气化。AES 常用的激发原子的方法是火焰法和电感耦合等离子体法。二者都已用于 HPLC 和 AAS 的联机上。相比之下,电感耦合等离子体 AES(ICPAES)比火焰 AES(FAES)的灵敏度更高。ICPAES 用作 HPLC 检测器是 20 世纪 80 年代以来的新发展,它对多数金属离子的检测限达到 10^{-10}~10^{-9}g/ml。虽然与 HPLC-FAES 相比,HPLC-ICPAES 法具有更高的灵敏度和选择性,但其成本却高得多。HPLC-ICPAES 已用于许多物质的测定,如螯合物中的铜、有机金属络合物中的金属、磷酸盐中的磷、生物样品中的砷、蛋白质、核糖核酸、硒等。

3. 色谱-核磁共振仪联用　与其他 HPLC 检测器相比,核磁共振仪(NMR)是一种信息丰富的检测手段,其化学位移和耦合常数能提供丰富的有关分子中每个氢原子的局部电子环境的结构信息。在有机结构分析四大谱(红外光谱、紫外光谱、核磁共振谱、质谱)中,NMR 是最好的一种推断化合物结构的手段。HPLC 与 NMR 联用的有利条件是:HPLC 与 NMR 都是在溶液状态下操作,无需挥发和加热步骤。核磁共振仪对样品是非破坏性的,为实现 HPLC-NMR-MS 三联用和 HPLC-NMR-FTIR-MS 四联用提供了可能性。

LC-NMR 联用技术在 20 世纪 80 年代初期已经开始研究,但是由于技术上的原因,如 NMR 灵敏度低,液相色谱使用的氘代溶剂十分昂贵和溶剂信号对样品的干扰等,使联用技术发展缓慢。近年来,NMR 技术迅猛发展,磁场强度不断提高,氘锁通道性能改善,可以不用或少用氘代试剂;在抑制溶剂峰方面也有很大进展,设计方面已有专为 LC-NMR 联用使用的流动液槽探头。以上这些意味着 LC-NMR 的实用阶段正在开始。LC-NMR 联用主要有三种模式,即连续流动模式、停止流动模式和峰存储模式,有两种接口供选择。

LC-NMR 联用技术的应用领域较为广泛:①在聚合物应用方面有:测定组分结构和分子量、控制原料和产品质量、聚合物动力学研究等。NMR 在序列分布、支化度方面能给出比 IR 和 MS 更多的信息。②在药物和临床化学方面有:不需事先分离就能检测混合物中的各个组分,分析体液如尿、胆汁、血清、生物体培养等;研究代谢过程和药效学。③在食品工业方面有:各种酒、果汁中的糖类分析;水污染分析和天然产物的筛选等。

4. 色谱－色谱联用

（1）气相色谱－气相色谱联用：气相色谱－气相色谱联用可以将某些复杂样品中用一种分离模式的气相色谱无法分开的某些组分转移到另外一种分离模式的气相色谱上继续进行分离和分析。

气相色谱－气相色谱联用技术也可以用于高纯物质主峰前后难分离的痕量杂质的检出和定量分析。当痕量杂质峰紧靠主峰的前后流出时，由于和主峰分离不完全，即使检测器的灵敏度很高，也无法进行定量测定，特别是在主峰尾部流出的杂质峰的定量测定更为困难。

（2）液相色谱－液相色谱联用：液相色谱－液相色谱联用是 Hube 于 20 世纪 70 年代初首先提出的，其原理与气相色谱－气相色谱联用技术类似，关键技术是柱切换。利用多通阀切换，可以改变色谱柱与色谱柱、进样器与色谱柱、色谱柱与检测器之间的连接，改变流动相的流向，这样就可以实现样品的净化、痕量组分的富集和制备、组分的切割、流动相的选择和梯度洗脱、色谱柱的选择、再循环和复杂样品的分离以及检测器的选择。由于液相色谱具有多种分离模式，如吸附色谱，正、反相分配色谱，离子交换色谱，筛析色谱，亲和色谱等，因此可以用不同分离模式的液相色谱组合成液相色谱－液相色谱联用系统；也可用同一分离模式、不同类型的色谱柱组合成液相色谱－液相色谱联用系统，其对选择性的调节远远大于气相色谱－气相色谱联用，具有更强的分离能力。

与气相色谱－气相色谱联用不同的是，至今市场上尚未出现定型的、商品的液相色谱－液相色谱联用系统，色谱工作者多是使用高效液相色谱仪的主要单元部件自行组装适用于自己分离和分析目的的液相色谱－液相色谱联用系统。

（3）液相色谱－气相色谱联用：在用气相色谱去分离和分析某些复杂样品（如污水、体液等样品）中的某些组分时，由于样品主体的原因，不能将样品直接进入气相色谱进行分离和分析，必须将待分析的组分从样品的主体中分离出来后再用气相色谱去分离和分析。液相色谱－气相色谱联用是解决这一问题的方法之一，用液相色谱分离提纯复杂样品中的待测组分，样品主体将排空，待测组分在线的转入气相色谱中进行分离和分析。特别是复杂样品中的痕量组分，在经液相色谱分离纯化后和富集后，可转移到高灵敏度和高分辨率的毛细管气相色谱上进行分离和分析。

液相色谱－气相色谱联用系统中液相色谱部分的流程实际上与前文"（2）液相色谱－液相色谱联用技术"中的前级色谱与多通阀组合实现的目标组分切割、样品净化和痕量组分的富集的流程完全相同，联用的关键是如何将含有大量液相色谱流动相的目标组分转移到气相色谱系统，在液相色谱柱后的多通阀和气相色谱柱之间加一个接口就是要解决这一问题。目前在液相色谱－气相色谱联用中使用最多的"接口"技术是保留间隙技术。

五、色谱技术的进展和展望

色谱技术已经广泛应用于化学成分的分析、结构鉴定、药代动力学等方面，克服了传统色谱信息量不足的缺点,提供了精确、可靠的相对分子质量及结构信息,并简化了实验步骤,节省了样品的准备时间和检测时间,应用前景广泛。各种新型色谱技术的联用,将对药学的现代研究起到重要的推动作用。

第三节　临床应用

一、高效液相色谱技术在临床上的应用

(一)高效液相色谱法测定糖化血红蛋白

糖化血红蛋白(glycosylated hemoglobin, GHb)是血液中红细胞内血红蛋白(hemoglobin, Hb)与碳水化合物通过非酶促作用形成的化合物。HbA 与糖结合部分为 HbA1,未结合糖部分为 HbA0。根据所结合的碳水化合物不同,GHb 分为 HbA1a1、HbA1a2、HbA1b、HbA1c,其中 HbA1c 约占 HbA1 的 80%,是 Hb 的一条或两条 β 链氨基末端与葡萄糖羰基形成的稳定加成化合物。HbA1c 的含量与血糖浓度呈明显正相关,能直接反映血糖升高患者近期血糖控制情况,已经成为糖尿病血糖控制的重要标准。

目前,临床上 GHb 和 HbA1c 定量检测方法有很多,如微柱法、电泳法、亲和层析法、免疫法等,但由于各种方法的原理和分析性能不同,对 GHb 和 HbA1c 参考值的确定和测定结果的溯源可比性带来了挑战,给临床糖尿病的治疗以及监测带来困难。

近年来国际相关组织一直致力于 GHb 测定的标准化和结果可比性,国际临床化学联合会(International Federation of Clinical Chemistry, IFCC)、糖尿病控制与并发症试验(Diabetes Control and Complications Trial, DCCT)和美国糖化血红蛋白标准化计划(National Glycohemoglobin Standardization Program, NGSP)都推荐以不同介质的 HPLC 方法为 GHb 检测的参考方法。目前离子交换高效液相色谱法测定 GHb 和 HbA1c 使其准确性和重复性得到了很大的提高,已成为目前检测糖化血红蛋白的金标准,采用 HPLC 方法工作的全自动糖化血红蛋白分析仪器,以其快速、简便、精巧、准确等特点,受到越来越多用户的欢迎。离子交换高效液相色谱法测定 GHb 和 HbA1c 是基于 Hb 链 N 末端缬氨酸糖化后所带电荷不同而建立。在中性 pH 条件下,HbA1c 携带的正电荷相对较少,因此可通过 HPLC 法将其与其他组分(HbA1b、HbA1a、HbA0 等)区分开,得到分离,随后经检测器检测出分离后各组分的吸光度值,与 HbA1c 标准品吸光度值比较,分析计算出结果。

(二)高效液相法测定血浆中同型半胱氨酸

同型半胱氨酸(homocysteine, Hcy)是人体内蛋氨酸代谢的中间产物。研究表明 Hcy 作为一种反应性血管损伤性氨基酸,是心、脑、外周血管疾病的独立危险因素。《中国高血压防治指南》指出,高 Hcy 与脑卒中风险呈正相关,并将 Hcy 列入推荐的实验室检查项目,其值 >10mmol/L 即为影响高血压患者心血管预后的重要因素。

测定血浆中同型半胱氨酸的方法有很多种,包括氨基酸分析仪测定法、放射性酶联免疫吸附法、毛细管气相色谱－质谱法、荧光偏振免疫分析法等。现多采用反相高效液相色谱法(HPLC)对还原型的同型半胱氨酸荧光衍生物使用荧光检测器或使用电化学检测器直接测定。

采用 HPLC 荧光法测定血浆中 Hcy 的浓度的原理为,血浆中同型半胱氨酸、混合型二硫化物及蛋白质结合的同型半胱氨酸经巯基还原剂处理之后,再与巯基特异结合的荧光物质 SBD-F 充分反应形成带有共轭结构的化合物,其受紫外光激发后,能辐射出荧光,而且在一定的实验条件下,荧光强度和样品的浓度成正比。另外,因所形成的不同化合物结构有差异,其极性也就有所不同,在色谱中的保留时间也就不一样,故此可利用荧光检测器和 HPLC 测出血浆中 Hcy 的浓度。

二、液相色谱－质谱联用(LC-MS)在临床上的应用

色谱技术具有很强的分离能力,质谱技术具有高特异的分辨能力,所以色谱和质谱联用可充分发挥两类仪器的特点。液质联用技术可提供快速、易解的多组分的分析方法,且具有灵敏度高、选择性强、准确性好等特点,其适用范围远远超过放射性免疫检测和化学检测范围,同时质谱技术可以检测到极微量的物质,是其他方法无可比拟的,所以近年来液质联用技术特别是液相色谱－串联质谱联用技术(LC-MS/MS)在临床检测上得到极大的重视和发展。

目前液质联用技术主要应用于新生儿遗传代谢疾病筛查、激素水平测定、药物分析、微生物鉴定以及其他物质的鉴定等方面。

三、DHPLC 和 MALDI-TOF-MS 在感染病诊断的应用

1. 变性高效液相色谱(denaturing highperformance liquid chromatography, DHPLC) 近年来建立并得以迅速发展的变性高效液相色谱分析(denaturing highperformance liquid chromatography, DHPLC)可自动检测单碱基替代及小片段核苷酸的插入或缺失,已被证实为一种高性价比的检测技术。DHPLC 是利用在部分变性条件下同源、异源双链 DNA 解链特征的差异进行变异检测。另外在非变性条件或完全变性条件下,DHPLC 还可用于分离、分析双链或单链核酸片段。工作温度(柱温)是决定 DHPLC 灵敏度的最关键因素,将柱温升高使 DNA 片段开始变性,则部分变性的 DNA 可被较低浓度的乙腈洗脱下来。由于异源双链(错配的)DNA 与同源双链 DNA 的解链特征不同,在相同的部分变性条件下,异源双链因有错配区的存在而更易变性,被色谱柱保留时间短于同源双链,故先被洗脱下来,从而在色谱图中表现为双峰或多峰的洗脱曲线,此即为 DHPLC 检测变异的基本原理。

DHPLC 最早成功地筛选出乳腺癌、卵巢癌相关基因(*BRCA1*)的突变后,DHPLC 又被用于肿瘤相关基因(*TSC1*、*TSC2*、*ATM*、*p53* 等)、先天性长 QT 综合征(*KCNQ1*、*KCNH2*)、隐

睾病（*GREAT*）、血友病 A（*F8C*）、多发性硬化（*MAG*）等 50 多种疾病（候选基因）的变异筛选中。在肾脏疾病中，DHPLC 也已被用于常染色体显性遗传的多囊肾相关基因 *PKD1* 和 *PKD2* 的突变筛选中。此外，随着 DHPLC 功能被不断地开发拓展，目前除了用于基因变异的检测外，已被应用于 DNA 微卫星鉴定、肿瘤杂合性缺失的检测、RT-PCR 的竞争性定量、人种遗传学分析、基因作图、核酶中自身剪切反应的研究、CpG 岛甲基化的分析、细菌鉴定、DNA 片段大小测定及寡核苷酸的分析和纯化等许多基因组研究领域中。DHPLC 最近已被进一步应用到 mRNA 的检测中。

2. 基质辅助激光解析电离飞行时间质谱（matrix-assisted laser desorption ionization-time of flight mass spectrometry, MALDI-TOF-MS）　MALDI-TOF-MS 是近年来发展起来的一种新型的软电离生物质谱，其无论是在理论上还是在设计上都是十分简单和高效的。仪器主要由两部分组成：基质辅助激光解吸电离离子源（MALDI）和飞行时间质量分析器（TOF）。MALDI 的原理是用激光照射样品与基质形成的共结晶薄膜，基质从激光中吸收能量传递给生物分子，而电离过程中将质子转移到生物分子或从生物分子得到质子，而使生物分子电离的过程。因此它是一种软电离技术，适用于混合物及生物大分子的测定。MALDI-TOF 的数据采集过程，首先样品和基质的混合溶液点到样品板上，空气（或真空）中干燥结晶，再将样品板送入真空样品仓，脉冲激光将基质和样品离子化以后，产生的分子离子进入飞行时间质量分析器（TOF）在加速电压的作用下开始加速，此时不同质荷比的离子会加速到不同的速度，然后进入到飞行管，由于飞行管是高真空无场区，离子在这里进行匀速运动，而因距离一定，不同质荷比的离子（具有不同速度）到达检测器的时间（飞行时间）是不同的，所以可以根据飞行时间和质荷比的关系来确定分子离子的质荷比，最后数字控制系统会将信号输出得到质谱谱图。

自 20 世纪 80 年代初，MALDI-TOF-MS 就已成为一个用于研究与分析蛋白质特征的有力工具。近年来各种科技的发展使其能够对核酸、蛋白质、多肽等生物大分子进行微量分析。目前 MALDI-TOF-MS 在感染性疾病细菌或病毒病原的诊断与应用研究中的焦点在培养纯菌落的鉴定、无菌部位样本中细菌的直接鉴定、细菌耐药性的检测、病毒的检测等方面。

（张菁华）

第十三章 激光共聚焦显微镜技术

第一节 基 本 理 论

一、荧光的理论基础

（一）荧光与荧光的产生

当光进入某种物质后，可以有两种情况：一种是进入物质后，能量几乎不被吸收；另一种是能量被全部或部分吸收。在后一种情况下，在吸收光的过程中，光能被转移给分子。每个分子具有一系列分子的能级，电子处于不同能级中（分子在室温时基本上处于电子的基态），当光照射到分子上，处于基态的分子吸收了相应频率的能量后，电子从低能级跃迁到较高能级的不稳定的单重激发态（吸收了紫外 – 可见光后，基态电子跃迁到单线激发态的各个不同的能级）。含有处于高能级电子的分子为激发态分子，激发态分子在很短时间内（$10^{-8} \sim 10^{-4}$ s），由于分子间的碰撞或分子与晶格间的相互作用，以热能形式或内转换方式消耗部分能量，从激发态回到基态。如果这时分子不通过热能或内转换形式来消耗能量回到基态，而是通过发射出相应的光量子来释放能量回到基态，就发射荧光。由于在发射荧光前已有一部分能量消耗，所以发射的荧光能量要比吸收光的能量小，也就是荧光光谱的波长比激发光波长要长，两者之差称为斯托克斯（Stokes）位移，这个值越大越有利于对荧光的检测。

荧光产生的条件是物质分子必须具有吸收特定频率光能的生色基团，一般是含有共轭双键体系的化合物，并且荧光物质只能吸收或发射一定波长范围内的光。荧光探针就是一类带有荧光标记的高效探测试剂，能够特异性识别特定的目标物，并可直接进行检测。然而，荧光的强度极弱，对检测荧光仪器的灵敏度要求很高。在荧光测定中，当荧光物质浓度较低的情况下，荧光强度与入射光强度及荧光物质浓度成正比，这一特性为荧光定量研究了提供理论依据。

（二）影响荧光强度的外部因素

荧光的强度主要由荧光分子本身的化学组成、分子结构，荧光分子的浓度，以及激发光的强度决定。然而，一些环境因素也能影响荧光的强度。一般来说，溶剂的极性和溶液的温度对荧光强度有明显的影响。溶剂的极性增大，荧光增强；温度上升，荧光强度下降。另外，pH 可以影响荧光分子的结构和稳定性，进而影响荧光强度。此外，溶剂分子或溶质分子可以与荧光分子相互作用,因此,溶剂的纯度、溶液的浓度均可能影响荧光强度。

（三）荧光抗淬灭剂

需要注意的是,荧光物质发射荧光的能力并非恒定不变的。荧光物质在受到激发和空气氧化的情况下,发射荧光的能力会逐渐下降并最终丧失,即荧光存在一定程度的衰减。这个过程称为荧光的光漂白(photobleaching)。在观察过程中,荧光漂白可能影响成像质量。因此,在荧光标记和荧光检测过程需要使用荧光抗淬灭剂(antifading agent),以避免荧光漂白。荧光抗淬灭剂一般通过抑制活性氧的产生和扩散来达到降低光漂白,使荧光染色样本能更长时间地观察,并能有效提高荧光成像的质量。

普遍采用的荧光抗淬灭剂主要有对苯二胺(p-phenylenediamine, PPD)、N-丙基没食子酸盐(n-propyl gallate, NPG)、1,4-二氮杂二环[2.2.2]辛烷(1,4-diazobicyclo[2,2,2]-octane, DABCO)、抗坏血酸(ascorbic acid, Vitamin C)等。目前,商品化的荧光封片剂(fluorescent mounting media)综合了抗荧光淬灭、甘油封片的功能,加之稳定性好、毒性低、使用方便,获得较好的应用。

二、激光共聚焦显微镜的理论基础

激光扫描共聚焦显微镜(laser scanning confocal microscope, LSCM)是20世纪80年代逐渐在生物医学科学研究中得到广泛应用的、先进的分析仪器。与传统的荧光显微镜相比,激光扫描共聚焦显微镜的分辨率有了进一步提高,最重要的是清晰度大为提高。它是在荧光显微镜的基础上采用共轭聚焦原理,使用激光激发荧光探针,配备扫描装置,利用计算机对所观察的对象进行数字图像处理的新型显微镜。它不仅可以观察细胞、组织切片内部微细结构的荧光图像,并可对细胞和组织进行逐层断层扫描观察,而且能对活细胞的结构、分子、离子进行实时动态观察和检测,成为当今医学和生物学研究领域不可或缺的研究仪器。目前,激光扫描共聚焦显微技术已用于细胞形态定位、立体结构重组、动态变化过程等研究,并提供定量荧光测定、定量图像分析等实用研究手段,结合其他相关生物技术,在形态学、分子生物学、生物化学、神经生物学、生理学、免疫学、遗传学等分子细胞生物学领域得到广泛应用。

（一）显微镜的结构

激光扫描共聚焦显微镜是将光学显微镜技术、激光扫描技术和计算机图像处理技术结合在一起的高技术设备,其基本结构比普通光学显微镜要复杂得多。它除了包括光学显微镜的组成部分(机械部件、照明部件和光学部件)外,还包括激光光源、共聚焦扫描和检测装置(滤片、分光器、共聚焦针孔和相应的控制系统,光电倍增器)、计算机及其应用软件(数据采集、处理、转换等应用软件)等。

1. 激光器　LSCM可以配备各种激光光源,目前主要的单光束激光激发波长在350~700nm范围内,覆盖了紫外到远红外波段,可满足大部分情况下的荧光探针的激发波长的需要。此外,通过装备卤素灯和白炽灯,可以提供紫外和可见光光源,可作普通的荧光显微镜和光学显微镜工作。

2. 扫描头　扫描头是LSCM的重要组成部分,包括光路的凹面聚焦镜、反射镜、滤片组、X轴和Y轴扫描振镜(galvo scanner)、光电倍增器等,和显微镜相连接。

3. 显微镜　可配备正置或倒置显微镜。由于显微镜性能决定了放大倍数和成像清晰度,因此选购合适的显微镜镜头系列就显得十分重要。激光扫描共聚焦显微镜为了获取更高的分辨率,采用了无色差扫描技术,使用的是消色差、大数值孔径的物镜,目前多家激光扫描共聚焦显微镜生产商为此专门研制了能进行温度和厚度补偿的消色差、大数值孔径的激光扫描共聚焦显微镜专用物镜。

4. 计算机系统　LSCM的计算机系统需要配备大容量的硬盘,装配各种专用软件,具有强大的图像采集、记录、加工和系统控制等功能。通过软件操作可以控制光源、镜头、光路系统、扫描区域、扫描速度、聚焦倍数、噪声信号过滤、PMT(光电倍增管,Photomultiplier Tube)光圈、增益、步进距离等参数,方便地启动或终止扫描、存档、二维图像加工、测量等操作。

（二）显微镜的工作原理

传统的光学显微镜使用的实际上是场光源(field source),由于光散射,在所观察的视野内,样品上的每一点都同时被照射并成像,入射光照射到整个细胞的一定厚度,位于焦平面外的反射光也可通过物镜而成像,使图像的信噪比降低,影响了图像的清晰度和分辨率。对于一个在传统显微镜下观察的生物样品来说,显示结构纷繁复杂,这是因为结构相互重叠,给观察带来很大的困难,特别是在荧光显微镜观察中,由于传统落射荧光显微镜物镜不但收集来自焦平面的光线,而且还收集焦平面上下的光线,因此荧光标记物质结构重叠,影响了荧光图像的分辨率。

激光扫描共聚焦显微镜利用激光扫描技术,由点光源(point source)发出的激光光束通过光源针孔(illuminating aperture),经二色镜折射至物镜,聚焦于样品的焦平面(focal plane),在样品中某一深度形成一个光点,从样品上反射回来的光信号反向聚焦后透过二色镜会聚在检测针孔(confocal aperture)上,被光电倍增器(photomultiplier tube,PMT)接收,这样就采集到了样品聚焦点上获得的该点的信息。对样品焦平面上作X轴或Y轴方向的逐点逐线的移动扫描所获得的信息,经由计算机存储、处理,即可获得该XY平面的二维图像。由于采用点光源和针孔装置,样品中同一焦平面焦点外的光信号以及样品中焦点处非焦平面(高于或低于焦点平面)的光信号以及杂散光都被检测针孔遮挡掉,不能刚好会聚在检测针孔后的光电倍增器上。由于针孔非常小,挡住了光点的衍射环,致使LSCM的分辨率超过常规光学显微镜的分辨极限。由于聚焦光点相应的光源针孔和检测针孔是连动的,并且相对物镜的焦平面是共轭的,称为共轭体系(conjugating system),也称共聚焦。正是这一共轭体系保证了每次的扫描仅能正确地采集到每一焦点内(in-focus rays)的信息而摈除了焦点外(out-focus rays)的信息。这样,大大提高了系统信噪比和成像清晰度。这种技术对于观察相对比较厚的样品显得尤为重要。传统的荧光显微镜在较厚的样品中只能看到表面发出的荧光,LSCM 可以深入到样品内部,具体到某一个层面。

另外,显微镜的载物台在微量步进电机的驱动下,可使焦平面沿垂直方向做上下移动。这样即可在 Z 轴方向上逐层采集到某一特定厚度内(步进距离 0.1μm,最大深度 200~400μm)的一系列光学切片(optical sectioning),得到各个层面的信息(这种功能也被称为"细胞 CT"或"显微 CT"),借助于计算机的图像处理专用软件,可以将这一系列扫描图像以画面剪辑(montage)方式依次显示,以研究三维结构与组织功能的关系,也可以将这些平面图像"堆积"(piling-up)起来,成为立体的三维图像,即所谓的三维重建(three dimensional reconstruction),从而能灵活、直观地进行形态学观察,并揭示细胞结构的空间关系,测量细胞结构间的空间距离。

从基本原理上来说共聚焦显微镜是一种现代化的荧光显微镜,它对普通荧光显微镜从技术上作了以下几点改进。

1. 用激光做光源　普通荧光显微镜使用汞灯及其他普通光源,激光共聚焦显微镜使用激光,激光的能量大,单色性非常好,光源波束的波长相同,从根本上消除了色差。

激光的优点:①单色性好:激光是一种单色光,频率范围极窄,氦氖激光的谱线宽度,只有 8~10nm,颜色非常纯;②相干性高:激光是相干光。相干光的特征是其所有的光波的频率、振动方向、相位高度一致;③方向性强:朝一个方向射出,光束的发散角度极小,大约只有 0.001 弧度,接近平行。1962 年,人类第一次使用激光照射月球,地球离月球的距离约 38 万 km,但激光在月球表面的光斑不到 2km;④亮度高:由于激光相干性和方向性好,大量光子集中在一个极小的空间范围内射出,能量密度自然极高。

2. 采用共聚焦技术　在物镜的焦平面上放置了一个当中带有小孔的挡板,将焦平面以外的杂散光挡住,消除了球差,并进一步消除了色差。色差(chromatic aberration)发生在多色光为光源的情况下,单色光不产生色差。白光由红、橙、黄、绿、青、蓝、紫七种光组成,各种光的波长不同,所以在通过透镜时的折射率也不同,这样物方一个点,在像方则可能形成一个色斑。通过使用单色光或加入滤光片可以消除色差。球差(spherical aberration)是轴上点的单色相差,是由于透镜的球形表面造成的。球差造成的结果是,一个点成像后,不再是个亮点,而是一个中间亮边缘逐渐模糊的亮斑,从而影响成像质量。而通过使用凸、凹球镜片组合可以消除球差。

3. 采用点扫描技术　将样品分解成二维或三维空间上的无数点,用十分细小的激光束(点光源)逐点逐行扫描成像,再通过微机组合成一个整体平面或立体的像。而传统的光镜是在场光源下一次成像的,标本上每一点的图像都会受到相邻点的衍射光和散射光的干扰。这两种图像的清晰度和精密度是无法相比的。

4. 用计算机采集和处理光信号,并利用光电倍增管放大信号图　普通荧光显微镜一般肉眼观察,图像记录使用照相机、CCD,记录的荧光色彩是真彩。在共聚焦显微镜中,大都采用光电倍增管（PMT）将光信号转换成电信号，灵敏度高，但记录的数字图像是伪彩。得到的数字化图像，可以在电脑中进行处理，再一次提高图像的清晰度；而且利用了光电倍增管，可以将很微弱的信号放大，灵敏度大大提高。

由于综合利用了以上技术。可以说 LSCM 是显微镜制作技术、光电技术、计算机技术的完美结合，是现代技术发展的必然产物。

三、图像分析

激光扫描共聚焦显微镜不仅可以对生物样本进行二维和三维图像分析，还可以与荧光探针相结合，在图像处理的同时，进行图像定量分析。例如细胞面积及周长的测定和细胞核面积的测定，从而可以将生物体的形态学特征进行量化，提高了研究结果的准确性。激光扫描共聚焦显微镜能对单标记或双标记生物样品的共聚焦荧光定量分析，并显示荧光沿 Z 轴的强度变化。根据实验要求设置好仪器测试的各种参数后，计算机便能自动进行数据采集，并将结果储存起来，供以后分析和输出。定量图像分析结果的表达有数字、直方图和二维坐标形式等，将生物样品的平均荧光强度、背景荧光强度、面积、周长和形状因子像素点等显示出来，同时在一种方式中表达。

目前市面上流行很多图像分析软件，如 Image-Pro Plus、Scion Image、Neurolucida、Image J 等，每款软件都有自己独到之处，也基本可以完成生命科学领域的图像分析的需要。下面结合我们实验室常用的荧光图像处理软件 Imaris，对相关图像处理功能作简单介绍。

Imaris 是一款具有实时定量三维/四维/多维图像进行可视化和定量分析的图像工作站。它可以进行多维图像的立体展示和定量分析。此外，它还有专门针对单细胞内目标观测物的定量测定功能、多对象动态示踪、神经示踪和相关数据的展示、多维荧光共定位研究，结果可以导出到通用的 Excel 表格中，也可以直接标注在图像上，或者直接录制为直观的视频电影。

Imaris 的主要功能模块有下面几个。

1. Imaris　Imaris 是 Imaris 软件套件中的基础模块，为快速交互性图像数据检查提供了必要的观察方法。它可以读取几乎所有主要显微镜厂家的图像数据和观察图像，并产生最大强度投影（MIP）结合体积渲染，相同表面渲染，剪切平面和切面；自动识别和分散数千个对象物体；方便地使用关键帧动画设计创建复杂的电影文件以及处理其他程序不能处理的大型时间序列文件。

2. Imaris MeasurementPro　Imaris MeasurementPro 模块在 Imaris 上增加几何学和强度测量能力。①将点放置在一个对象物体或对象集上的任何位置，可以快速测出这些点之间的距离。②为多个分组中选出的容积元素（又称三维像素，voxels）获取精确的测量数值。③对点和表面进行观察和统计数据输出，例如体积、表面积、质块中心、椭圆体轴长度、椭圆度和圆度。

3. ImarisCell　ImarisCell 模块可以展示并检测单个细胞间的关系以及细胞间结构,描绘出细胞器及其他细胞组分,并以独特的方式展示出细胞结构及细胞功能。

4. Imaris Track　Imaris Track 是生物图像视场中可用的最强大的商业化寻迹程序。它可以对对象的四种运动模式(布朗运动、自回归运动、自回归运动差异缩小、连通分支)进行自动寻迹,并可以手动创建、编辑或修改寻迹。对多类变化,如体积、表面积、强度和形状改变,速度、持续时间、位移和直线的改变,生成统计信息。通过各种统计参数、交互性可视化、筛选踪迹输出成图像数据。

5. ImarisColoc　ImarisColoc 可以获得染色组织成分相对位置的可靠信息,通过自动态轮廓方法直接从图像定义阈值,截取感兴趣的目标区域,并自动选取共定位图像区域,对荧光共定位提供客观指标。

6. FilamentTrancer　FilamentTrancer 是一个用来检测、寻迹以及分析丝状体结构(如神经元)的工作软件。它通过四种寻踪方法(自动探测、自动深度、自动路径、手动编辑或创建)获得如分支长度、体积和表面形貌等统计数据。

第二节　技术与进展

一、激光共聚焦显微镜观察前的样品处理

进行激光扫描共聚焦显微镜观察之前,首先要对所观察的样品进行荧光标记。荧光标记的方法多种多样,一般来说,可以用荧光探针直接染色,也可以以免疫荧光的方法间接标记,还可以用基因转染的方法导入荧光蛋白。在标记荧光前,还需要了解相应激光扫描共聚焦显微镜的激光管配置,选择合适的荧光素组合。激光扫描共聚焦显微镜对所观察的样品无特殊要求。培养细胞、细胞涂片、组织切片、组织压片经荧光标记后均可观察。但有一些操作需要注意:组织的切片最好采用冰冻切片,如只能使用石蜡切片,最好以无荧光石蜡包埋组织,最大程度避免石蜡的自身荧光对实验的影响。组织切片的厚度从 5μm 至 50μm 均可,但在实际操作中,根据具体实验要求,以稍薄的切片为佳。由于组织和细胞本身具有一定的自身荧光及对抗体蛋白的非特异性吸附,因此,在每次染色的同时必须设置阴性对照,以排除假阳性结果。对培养细胞而言,可以是细胞爬片,或者将细胞培养在共聚焦显微镜专用的玻璃底培养皿中,如果细胞培养在特殊的材料表面,则要求该材料表面相对平滑。对于活细胞检测,尤其是荧光定量检测,还需要注意温度、pH 对荧光素的影响。

目前,免疫荧光染色方法是研究蛋白质在组织、细胞,甚至细胞器水平表达、定位的成熟技术。这项技术主要基于抗体与抗原高效特异结合的原理,利用荧光素作为示踪剂,达到对目标蛋白质表达位置、表达水平的测定。对于免疫荧光染色来说,许多初级抗体(一抗)可以通过商业购买获得,而整个实验方法也相对成熟,因此被广泛应用。然而,免疫荧光染色

属于劳动密集型技术,需要大量人工操作,实验过程比较冗长,重复性差。下面就这一技术做简单的介绍。

（一）样品的制备

1. 组织制片 实验标本要求单层,并能很好地贴附在样品载体上。虽然共聚焦显微镜可以观察一定厚度的样本,但为了获得精细的图像,组织标本无论是石蜡切片还是冰冻切片,均为越薄越好。同时,为了防止后续处理过程中组织脱落,可以采用涂胶载玻片。常用的载玻片贴附剂有多聚赖氨酸、伴刀豆球蛋白、明胶等。同时,根据实验需要,也可以采用压片、展片、铺片的方法进行组织制片。

2. 培养细胞 由于共聚焦显微镜多采用大数值孔径的物镜,其工作距离较短。对于培养细胞,普通的培养瓶、培养皿,底部厚度在 1mm 左右,一般物镜无法进行观察。而一些长工作距离的物镜虽然可以观察,但获得的图像质量不佳。因此,推荐选用共聚焦显微镜专用的薄玻璃底培养皿进行细胞培养;或在盖玻片上进行细胞爬片培养,待观察时取出盖玻片。

3. 样品预处理 免疫荧光染色需尽量保持生物材料的天然状态,避免赝像、变形和失真,因此,一般情况下须将生物材料做固定处理。固定剂可以是 4% 多聚甲醛、2% 甲醛、丙酮、乙醇乙酸（4∶1,*V/V*）混合液等。对于不同的检测目的,可以选择不同的固定方法。固定除了可以保持组织细胞结构外,还可以保存抗原信息,防止标本脱片,除去某些影响抗原抗体结合的脂类,获得良好的染色效果。

对于一些胞质蛋白和细胞核蛋白,不易与抗体结合,需要采用去垢剂通透处理,使抗体容易进入细胞与抗原结合。例如采用 0.1%~0.5% 的 TritonX-100 可以通透细胞膜,暴露抗原决定簇。

4. 荧光染色 免疫荧光技术将不影响抗体活性的荧光素标记在抗体上,其与相应抗原结合后,即可被检测到。根据荧光素标记方法,免疫荧光染色分为直接法和间接法。

（1）直接法:将标记有荧光素的一抗直接在标本上染色,用缓冲液洗去多余抗体后封片、观察。直接免疫荧光染色法多用于流式细胞的检测,也可以用于共聚焦显微镜检测。这种方法特异性好,但灵敏度略低。

（2）间接法:先用一抗与标本反应,洗去未结合抗体后再用荧光标记的二抗染色,形成抗原 – 一抗 – 二抗复合物。洗去未结合的抗体后,封片、观察。这种方法利用抗体级联反应的放大效果,可以提高检测灵敏度,但会相应降低反应的特异性,因此需要设立对照实验组来排除假阳性信号。

荧光染色后可以用 PBS 或者甘油 –PBS（9∶1）进行封片,最好及时观察。一般情况下,可以 1h 内观察,或于 4℃保存 4h。时间过长可能会使荧光衰退或弥散。如果使用含有荧光抗淬灭剂的封片剂,可以在 4℃或 –20℃存放 1 周甚至 1 个月时间。

（二）荧光探针的选择

激光扫描共聚焦显微镜对标本的成像模式非常依赖于荧光探针所发出的荧光,不同的实验要求不同的分子探针,选择合适的荧光探针是有效地进行实验并获取理想实验结果的保障。

荧光探针的选择主要从以下几个方面考虑。

1. 现有仪器采用的激光器　如 LSCM510 共聚焦显微镜具有氩离子激光器、氦氖激光器,激发波长为 380nm、458nm、488nm 或 514 nm、543nm、633nm,可激发多种荧光探针。在选择荧光探针时,尽量选取激发波长在这些激光波长附近的荧光探针。

2. 荧光探针的光稳定性和光漂白性　在进行荧光定量和动态荧光监测时,要求荧光探针有较好的光稳定性,甚至越高越好,也可通过减少激光扫描次数或降低激光强度的方法,来减轻光漂白的程度。但在进行膜流动性或细胞间通讯检测时则需要荧光探针既有一定的光稳定性又要有一定的光漂白性。

3. 荧光的定性或定量　仅做荧光定性或仅是观察荧光动态变化时,选择单波长激发探针,无需制作工作曲线。做定量测量时,最好选用双波长激发比率探针,利于制定工作曲线。

4. 荧光探针的特异性和毒性　尽量选用毒性小、特异性高的探针,如绿色荧光蛋白(GFP)是从北大西洋水母(Aequorea victoria)中发现的三肽衍生物。随后的研究表明,编码 GFP 蛋白的基因可以在其他生物中表达,如植物、哺乳动物等,并且没有任何细胞毒性。事实上,通过 DNA 重组技术,荧光蛋白可以和任何其他生物的细胞蛋白融合,产生具有荧光信号的融合蛋白,而且不需要任何其他的激发因子。

5. 荧光探针适用的 pH　大多数情况下,细胞的 pH 在生理条件下,但当 pH 不在此范围时,考虑适用该环境 pH 的荧光探针是有必要的。同时,应注意染液自身的 pH 会影响带电荷的荧光探针与胞内组分之间的结合。因此,在染液的配备时需加以考虑。

不同的荧光探针在不同标本的效果常有差异,除综合考虑以上因素以外,有条件者应进行染料的筛选,以找出最适合的荧光探针。此外,许多荧光探针是疏水性的,很难或不能进入细胞,需使用其乙酰羟甲基酯(acetoxymethyl, AM)形式,也就是荧光探针与 AM 结合后变成不带电荷的亲脂性化合物方易于通过质膜进入细胞,在细胞内荧光探针上的 AM 被非特异性酯酶水解,去掉 AM 后的荧光探针不仅可与细胞内的靶结构或靶分子结合而且不易透出质膜,从而能有效地发挥作用。

(三)激光共聚焦显微镜的使用与选择

1. 根据荧光探针的激发波长选择激光器类型　最好根据现有的仪器配置选择荧光探针。同时,根据荧光探针的发射波长选择相应的滤片和光路。

2. 根据实验要求选择合适的物镜　一般来说,观察组织使用 10×、20×、25×、40× 物镜;而观察细胞使用 40×、60×、100× 物镜。

3. 根据实验目的选择合适的软件模块　一般仪器的软件分静态图像扫描分析软件、动态测量软件和一些特殊软件。

4. 按软件要求设置有关参数,进行观察和分析。

二、常用的激光共聚焦显微镜检测技术

（一）光学切片

利用共轭光路的特性,有效地抑制焦平面上非测量点的杂散荧光以及非焦平面的荧光,从而获得高反差、高分辨率、高灵敏度的二维光学横断面图像,从而对活的或固定的细胞及组织进行无损伤的"光学切片"(optical sectioning)。

通过荧光染料染色或者免疫荧光的方法对组织切片或细胞爬片进行荧光标记,利用激光共聚焦显微镜可以拍摄高清晰的荧光图像,还可以提供细胞的面积、平均荧光强度、积分荧光强度、细胞周长、形状及细胞内颗粒数等参数。

（二）动态扫描

活体组织成像比经固定的组织成像困难得多,成功的活细胞成像必须使细胞在成像过程中始终保持健康的生长状态,采用最小的激光照射量以减轻激光扫描所累积的光损伤。还可以在培养基中添加诸如维生素 C 等抗氧化剂,以减少受激发的荧光分子产生的自由基带给细胞的伤害。利用合适的荧光探针,LSCM 可对单个细胞内各种离子,如 Ca^{2+}、Mg^{2+}、K^+、Na^+ 和 pH 等的比例及动态变化作毫秒级实时定量分析,还可完成活细胞生理信号如膜电位等的动态监测。LSCM 在发育生物学及胚胎学研究中也有广泛的应用。可以对卵子的活化和卵裂过程中的形态变化(立体结构)、对动物发育和胚胎形成的生理和形态学等进行研究。

（三）三维成像

共聚焦成像利用照明点与探测点共轭这一特性,可有效抑制同一焦平面上非测量点的杂散荧光及来自样品中非焦平面的荧光,因而具有深度识别能力及纵向分辨率,可看到较厚生物标本的细节,以一个微动步进马达,可以逐层获得二维光学横断面图像,所以被形象地称"细胞 CT"。标本各层光学切片经计算机图像处理及三维重建软件,可以得到其三维立体结构,从而进行各侧面直观的形态学观察。

三、多光子激发显微镜

多光子激发显微镜是结合激光扫描共聚焦显微镜和多光子激发技术的一种新型显微镜。多光子激发技术就是利用 2 个或 2 个以上长波长光子同时激发一个荧光分子。这样就可以利用数个低能光子同时释放的能量代替单个高能光子的作用。这项技术使我们可以采用长波长激发光替代短波长激发光的激发效果。其主要特性表现为:①长波长激光,尤其是红外激光穿透能力强,使我们能观察厚度更大的样品以及样品更深层的细节;②由于低能光子的能量只有在两束或多束光子会聚的焦点处才增强到能够激发出荧光,大大减少了光束所经过的细胞或组织部分的光漂白现象,同时减少对被检测细胞的光损伤,从而延长了对活体的观察时间。

四、激光共聚焦显微镜与电子显微镜的关联显微技术

相对普通荧光显微镜来说,共聚焦显微镜具有更高的分辨率(可达150~200nm),但共聚焦显微镜还是属于光学显微镜范畴,受衍射极限的限制,分辨率相对不高,无法与电子显微镜的分辨率相媲美。电子显微镜虽然能够有效显示样品的超微结构,对样品进行超高分辨的形貌和结构分析或是对组织进行成分衬度分析,但其缺点是对生物样品尤其是具有荧光特性的样品缺乏有效的标定,不能特异性显示某一类物质,难以如免疫荧光染色一样方便地跟踪研究对象的定位。联合两者的优势产生了激光共聚焦显微镜与扫描电子显微镜的关联显微镜技术。这项技术将共聚焦显微镜的特异荧光标记信息与电子显微镜提供的超微结构信息相结合,可以同时提供样品的结构信息和功能信息。

在两类显微镜成像过程中,需要借助专用的样品架和定位系统,通过数据的转换和传输,分别在光镜和电镜上针对样品建立特定的坐标系,用来识别和定位感兴趣区域的位置。首先,通过普通的荧光染色技术和共聚焦技术观察感兴趣区域的荧光信息。然后将样品转移至电镜上,通过专用的样品架和定位系统找到之前选择的感兴趣的区域,再获得这个区域的超微结构信息。进一步将荧光信息与超微信息进行整合,从而精确地检测某些蛋白质、分子等在细胞亚结构中的定位。

五、超高分辨率显微镜

随着生物医学研究的进一步微观化,研究热点逐渐聚焦于蛋白质等生物大分子以及细胞器微观结构。这些体系的特征尺度都在纳米量级。如前所述,由于光学显微镜(包括激光共聚焦显微镜)的分辨率限制,以及电子显微镜对分子标记的限制,研究者开发了多种超出普通共聚焦显微镜分辨率的三维超分辨率成像方法。目前,普遍应用的超高分辨率成像技术有光激活定位显微技术(photoactivated localization microscopy, PALM)、随机光学重构显微技术(stochastic optical reconstruction microscopy, STORM)、受激发射损耗显微技术(stimulated emission depletion, STED)和结构照明显微技术(structure illumination microscopy, SIM)以及基于激光共聚焦的超高分辨率技术(Airyscan)。它们各自的优缺点如下:

1. 结构照明显微技术(SIM) SIM技术的原理是将多重相互衍射的光束照射到样本上,然后从收集到的发射光模式中提取高分辨率的信息。该方法的XY分辨率在120nm左右,对荧光染料无限制,适用于较薄的样品,获得的信号为非线性,不适用于对照组实验以及定量实验。成像速度稍慢,不推荐用于活细胞拍摄。

2. 单分子成像技术(PALM/STORM) 其基本原理是逐一激活并精确定位极少数荧光分子,再漂白已检测的荧光分子,然后激活—漂白另一部分荧光分子。如此反复循环,得到细胞内所有荧光分子的精确定位,并将这些荧光分子的图像合成到一张图上,即可得到比传统光学显微镜至少高10倍以上分辨率的图像。该方法的XY分辨率在20nm左右,对荧光

染料有限制,需要反复激活—淬灭荧光分子,成像速度慢,不能进行定量实验。对样品制备有一定要求,不适用于活细胞。

3. 受激发射损耗（STED）　STED 的基本原理是通过物理过程来减少激发光的光斑大小,从而直接减少点扩散函数的半高宽来提高分辨率。该方法的 XY 分辨率最高在 50nm,对荧光染料有限制,光毒性较高,不推荐用于活细胞拍摄。

4. 基于激光共聚焦的超高分辨率技术（Airyscan）　Airyscan 技术是在共聚焦成像的基础上,将 32 个探测器元件组成六角形探测器阵列,每个元件均可视作独立针孔成像。然后,将所有探测器元件的信号重新分配至正确位置,以生成一幅具有高信噪比和分辨率的图像。该方法的 XY 分辨率在 140nm 左右,对荧光染料无限制,与常规共聚焦一样使用,可应用于任何形式的样品。与其他超高分辨率技术不同,Airyscan 充分利用了共聚焦的扫描和光切片性能,所以图像信噪比、图像质量都相对更好。

第三节　生物医学应用

一、蛋白质的定位与定量检测

（一）蛋白质的组织、细胞定位

蛋白质是生命活动的执行者。我们的大部分研究最终都会聚焦到蛋白质的功能上。研究一个蛋白质,要解决的最基本的问题就是这个蛋白质的表达特征:它在组织中分布怎样?在具体细胞中的分布又是如何? 这些分布特征与它的功能有什么联系? 为了回答这些问题,我们需要借助形态学研究方法,利用免疫组织化学和免疫细胞化学的手段,从图像上直接观察到蛋白质的定位情况。传统的以石蜡切片、免疫组化、化学显色（如 DAB 显色、碱性磷酸酶显色）方法,由于实验操作复杂,周期长,而且对抗原保存不利,大大影响了对蛋白质的检测。相对的,免疫荧光技术在冰冻切片或细胞培养基础上,最大程度保存了蛋白质的抗原活性,实验周期短,有利于多参数同时标记,获得的图像更加美观,且有利于后期分析。因此,免疫荧光技术在蛋白质研究领域获得广泛的应用。

借助免疫荧光染色技术,通过抗体结合的方式,可以显示感兴趣蛋白质的表达和分布情况。由于荧光成像的图像为黑色背景,无法很好地显示组织、细胞的轮廓。因此,为了更好地显示目标蛋白的分布情况,借助一些荧光探针染色某些细胞结构（如细胞核）,可以更好地反映出它们之间的位置关系,进而准确判断蛋白质的表达部位。

（二）蛋白质转运的研究

很多生物活性蛋白质在细胞内的分布不是静止的,而是在信号调控下有规律地转移。例如,一些膜表面蛋白会随着内体内吞进入胞质;一些胞质内的转录因子可以转移进入细胞核调控基因表达;一些活性蛋白可以通过囊泡运输最终分泌至胞外。对这些特殊蛋白转运途径,我们在对目标蛋白染色的基础上,还需要借助一些已知的、公认的标志蛋白或特殊荧光探针染色,描绘出这些运输结构(如高尔基体、内体、运输囊泡),进而准确判断目标蛋白的位置。

(三)蛋白质的定量分析

在环境因素相同的情况下,荧光强度与荧光素分子浓度具有很好的线性关系。因此,可以利用荧光强度对蛋白质的表达做定量/半定量分析。对于共聚焦扫描获得的图像,由于共轭光路对于杂散光的有效抑制,每个像素点都是独立成像的,都具有各自的荧光强度。荧光强度则是以图像像素点的灰度值来衡量的。对于一幅 8bit 的图像,其灰度值范围为 $0\sim255$(共 $2^8=256$ 个灰度值)。通过图像处理软件设置灰度统计的阈值,可以去除背景噪声和高亮度的杂质颗粒,进而统计出目标蛋白的平均荧光强度、面积等参数。而对于三维图像,可以分析三维结构中的平均荧光强度、表面积、体积,甚至荧光颗粒的技术等。

(四)蛋白质相互作用的研究

蛋白质相互作用的前提就是这两个蛋白质分子在空间上距离非常接近(小于 10nm),从图像上看两种蛋白质分子精确定位于标本上同一个空间位置,即共定位。共聚焦显微镜观察的特点是可以精确地分析多荧光标记之间的位置关系。使用共聚焦显微镜采集的图像是由多维阵列像素组成的数字图像,分子 A 和分子 B 在标本上某些点的共定位,可以通过图像上既具有分子 A 标记荧光又具有分子 B 标记荧光的那些像素来表示。从图像的直观视觉效果就是红色荧光与绿色荧光叠加产生黄色的效果。而更加科学的方法是通过图像处理软件将图像上每个点按其绿色和红色的亮度做散点图,获得一个共定位系数,作为判断共定位强弱程度的客观指标。当然,下面将介绍的 FRET 技术是研究蛋白质分子相互作用更加精确的手段。

需要注意的是,在研究荧光共定位时,必须设置对照实验,排除荧光串色和自身荧光的影响。

二、细胞的结构与功能研究

(一)细胞器等细胞结构的观察

激光扫描共聚焦显微镜可进行低荧光探测、活细胞定量分析和重复极佳的荧光定量分析,从而能对单细胞或细胞群的溶酶体、线粒体、内质网、细胞骨架、结构性蛋白质、DNA、RNA、酶和受体分子等细胞特异结构的含量、组分及分布进行定性、定量、定时及定位测定;同时可测定分子扩散、膜电位、氧化-还原状态和配体结合等生化反应变化程度。另外,还可以对细胞的面积、平均荧光强度、积分荧光强度、细胞周长、形状因子及细胞内颗粒数等参数进行自动测定。

(二)活细胞内钙的检测

共聚焦激光扫描显微镜常用的有 Fluo-3、Fluo-4、Rhod-1、Indo-1、Fura-2 等,前三者为

单波长激光探针,利用其单波长激发特点可直接测量细胞内 Ca^{2+} 动态变化,为钙定性探针;后两者为双波长激发探针,利用其双波长激发特点和比率技术,能定量细胞内游离钙,为钙定量探针。

定量细胞内 $[Ca^{2+}]i$ 可用双波长激发探针 Indo-1 和 Fura-2。由于这些探针须用比率技术进行检测分析,因此又称为钙比率探针。钙比率探针在溶液中均有荧光,测量时须洗去细胞外液探针,而进入细胞后的探针其 AM 被分解后不能透出质膜。例如,Indo-1 是典型的双发射荧光探针,用 355nm 光激发时,其发射光谱发生变化:无钙时,在 485nm 左右有个发射峰;结合钙后,在 405nm 处有发射峰。两者的比值与细胞内游离钙离子浓度呈线性关系,此比值与工作曲线相比即可得出细胞内游离钙的浓度。然而,由于这些探针要用紫外激发光作激发光源,会造成细胞的损伤,还会增加潜在的自身荧光,而且荧光发射峰波长也较短,须提高发光强度,因而其使用受到一定的限制。

(三)活细胞膜电位的检测

利用荧光探针在活细胞膜内外分布的差异,LSCM 可以测出膜电位,不但可以观察细胞膜电位的变化结果,更重要的是可以用于连续监测膜电位的迅速变化。膜电位荧光探针根据其对膜电位变化反应速度的快慢分为快、慢两类探针,各类均有 10 多种。DiBAC4(3)为最常用的膜电位荧光探针,DiBAC4(3)为带负电荷的阴离子慢反应染料。该探针本身无荧光,当进入细胞与胞质内的蛋白质结合后才发出荧光,测量时要求细胞浸在荧光染料中。当细胞内荧光强度增加即膜电位增加,示细胞去极化;反之,细胞内荧光强度降低即膜电位降低,示细胞超极化。

三、利用激光共聚焦显微镜进行三维立体成像

激光扫描共聚焦显微镜通过多层面的薄层光学切片功能,可获得真正意义上的三维数据,经过计算机图像处理及三维重建软件,沿 X、Y 和 Z 轴或其他任意角度来观察标本的外形及剖面,并得到三维的立体结构,从而能十分灵活、直观地进行形态观察,并揭示亚细胞结构的空间关系。

对于一些较厚的组织样品或者较大的细胞(如斑马鱼、大脑切片、卵细胞、囊胚)以及一些具有特定形状的组织、细胞(如血管、神经元),它们往往具有特殊的空间结构,而所要观察的结构不可能恰好处在同一平面上。因此,单一光学切片的信息无法完整反映其整体的特殊结构。简单的压片、铺片又会破坏这种结构。为了完整呈现出自然状态下的空间结构,我们需要通过 Z 轴方向多层面的扫描,完整地获得样本的荧光信息。一方面可以直接观察到样品的三维结构和整体荧光分布,另一方面对整体荧光强度的定量分析可以更加科学地反映检测对象的浓度或表达量的水平。

同样,在双荧光或多荧光标记时,通过三维扫描,可以准确反映出检测对象之间的位置关系。例如,为了观察某种细胞在组织中的分布,通过分别标记组织细胞和感兴趣的细胞,

利用三维扫描,可以观察到两者的相对位置关系,进而了解细胞分布。在药物进入细胞过程中,通过将药物、细胞膜或细胞骨架、溶酶体分布标记不同的颜色的荧光,即可观察到药物是否穿过细胞膜进入细胞,以及药物是否通过溶酶体运输、代谢。

但激光共聚焦显微镜进行三维立体成像也有局限性。

1. 普通的共聚焦显微镜 x、y 方向分辨率理论可以达到 0.15μm,而在 z 轴分辨率只有 0.5μm,三维成像的分辨率远低于二维图像,甚至可能出现 z 轴方向的失真。

2. 虽然号称观测深度可以达到 50~100μm,但是由于荧光的强度弱,在穿透组织时衰减严重。因此,标本深度的荧光成像质量往往不佳。

3. 在厚样本的前期处理过程中,如操作不当(例如固定剂选择不当),可能造成样本的结构变形,影响观察。而利用免疫荧光染色厚样本,对通透处理、染色时间、漂洗时间等要求更高,样本深度荧光染色效果难以保证,也会影响成像质量。

四、细胞生物学功能研究

(一)荧光光漂白恢复(fluorescence recovery after photobleaching,FRAP)技术

激光扫描共聚焦显微镜能借助高强度脉冲式激光束照射细胞的某一感兴趣区域,从而造成该区域荧光分子的光淬灭(或光漂白),而该区域周围未漂白的荧光分子则在浓度差的作用下以一定速率向光淬灭区域扩散移动,这一扩散速率等特征可由 LSCM 直接进行监测,由此揭示细胞结构和各种处理效果的变化机制。用于研究细胞膜脂质侧向扩散、细胞间通讯、胞质及细胞器内小分子物质转移性、细胞骨架构成、核膜结构和大分子组装等。

(二)荧光共振能量转移(fluorescence resonance energy transfer,FRET)技术

FRET 是将两个荧光分子通过分子间的电偶极相互作用产生的一种能量转移现象。当供体荧光分子的发射光谱与受体荧光分子的吸收光谱重叠,并且两个分子的距离小于 10nm 时,就会发生一种非辐射性的能量转移,供体激发态能量转移到受体激发态的过程。如果发生 FRET,供体的荧光强度比它单独存在时要低得多(荧光淬灭),而受体发射的荧光却大大增强(敏化荧光)。在生命科学领域,FRET 技术是检测活体中生物大分子纳米级距离和纳米级距离变化的有力工具,可用于检测某一细胞中 2 个蛋白质分子是否存在直接的相互作用。正如前述,当供体发射的荧光与受体发色团分子的吸收光谱重叠,并且 2 个探针的距离在 10nm 范围以内时,就会产生 FRET 现象。而在生物体内,如果 2 个蛋白质分子的距离在 10nm 之内,一般认为这 2 个蛋白质分子存在直接相互作用。

(三)光"陷阱"技术

光"陷阱"又称为光钳技术,是利用激光的力学效应,用高能光束的梯度力将一个微米级大小的细胞器或其他结构钳制于激光束的焦平面,实现细胞微小颗粒和结构(如染色体、细胞器)的移动、细胞融合、机械刺激及细胞骨架的弹性测量等。激光光钳可以无损伤地操纵生物粒子,可以对活体进行研究。

（四）光活化技术

某些具有生物活性的重要化合物可和特定的探针形成"笼锁"形状的化合物,即笼状化合物（caged compounds）。处于笼锁状态时其生物活性被封闭,而当其被某一特定波长的光瞬间照射所激发（也就是光活化,photoactivation）而解笼锁（uncaged）,从而恢复其原有活性和功能。激光扫描共聚焦显微镜的激光光束具有光活化及测定功能,通过选择控制合适的笼锁探针分解的瞬间光波长和照射时间,从而人为地控制多种生物活性产物在细胞内发挥作用的时间和空间,以此研究可形成笼锁化合物的许多重要活性物质（如神经递质、细胞内第二信使 cAMP、核苷酸、Ca^{2+} 及某些荧光素等）在细胞增殖、分化等生物代谢过程中的作用,其在新药开发研究中具有一定实践意义。

（刘　悦）

参 考 文 献

［1］吕建新,樊绮诗.临床分子生物学检验[M].3版.北京:人民卫生出版社,2012.

［2］王鸿利,洪秀华.医学实验技术的理论与应用[M].上海:上海科技教育出版社,2004.

［3］樊绮诗,吕建新.分子生物学检验技术[M].2版.北京:人民卫生出版社,2007.

［4］李艳,李金明.个体化医疗中的临床分子诊断[M].北京:人民卫生出版社,2013.

［5］潘世扬.临床分子诊断学[M].北京:人民卫生出版社,2013.

［6］吕建新,王晓春.临床分子生物学检验技术[M].北京:人民卫生出版社,2015.

［7］童建华,娄加陶,刘湘帆.临床检验一万个为什么:分子生物学检验分册[M].北京:人民卫生出版社,2018.

［8］王廷华,邹晓莉.蛋白质理论与技术[M].北京:科学出版社,2005.

［9］陈主初,肖志强.疾病蛋白质组学[M].北京:化学工业出版社,2006.

［10］邱宗荫,尹一兵.临床蛋白质组学[M].北京:科学出版社,2008.

［11］GOLEMIS E.分子克隆手册:蛋白质—蛋白质相互作用[M].贺福初,钱小红,张学敏,等,译.北京:中国农业出版社,2004.

［12］科林根.精编蛋白质科学实验指南[M].李慎涛,译.北京:科学出版社,2007.

［13］李玉花.蛋白质分析实验技术指南[M].北京:高等教育出版社,2011.

［14］胡康洪,姚颖.三维细胞培养技术的研究与应用[J].医学分子生物学杂志,2008,5(2):185-188.

［15］李宝香,郭德伦,张莹,等.三维细胞培养技术及相关仪器的进展和应用[J].中国医学装备,2006,3(6):11-13.

［16］倪灿荣,马大烈,戴益民.免疫组织化学实验技术及应用[M].北京:化学工业出版社,2006.

［17］邱曙东,宋天保.组织化学与免疫组织化学[M].北京:科学出版社,2008.

［18］胡翊群,胡建达.临床血液学检验[M].2版.北京:中国医药科技出版社,2010.

［19］李金明,刘辉.临床免疫学检验技术[M].北京:人民卫生出版社,2015.

［20］何建芳,韩安家,吴秋良.实用免疫组化病理诊断[M].北京:科学出版社,2018.

［21］钱帮国,焦磊.多标记免疫荧光染色及多光谱成像技术在组织学研究中的应用[J].中国组织化学与细胞化学杂志,2017,26(4):373-382.

［22］曹雪涛．生命科学实验指南系列：免疫学技术及其应用［M］．北京：科学出版社，2010.

［23］王兰兰，许化溪．临床免疫学检验［M］.5版．北京：人民卫生出版社，2012.

［24］曹雪涛．免疫学前沿进展［M］.3版．北京：人民卫生出版社，2014.

［25］WEAVER R F.分子生物学［M］．北京：科学出版社，2000.

［26］张丽娜，荣昌鹤，何远，等．常用系统发育树构建算法和软件鸟瞰［J］．动物学研究，2013，340（6）：640-650.

［27］赵斌，何绍江．微生物学实验［M］．北京：科学出版社，2002.

［28］刘志恒．现代微生物学［M］．北京：科学出版社，2002.

［29］赵国屏．生物信息学［M］．北京：科学出版社，2008.

［30］卫生健康委办公厅，中医药局办公室．关于印发新型冠状病毒肺炎诊疗方案（试行第七版）的通知：国卫办医函〔2020〕184号［EB/OL］.（2020-03-03）［2020-03-04］.http：//www.gov.cn/zhengce/zhengceku/2020-03/04/content_5486705.htm.

［31］李敏，刘文恩．临床微生物学检验［M］.4版．北京：中国医药科技出版社，2019.

［32］JORGENSEN J H，PFALLER M A.临床微生物学手册［M］.11版．王辉，马筱玲，钱渊，等，译．北京：中华医学电子音像出版社，2017.

［33］汤一苇．微生物分子诊断学［M］．北京：科学出版社，2013.

［34］倪语星，尚红．临床微生物学检验［M］.5版．北京：人民卫生出版社，2012.

［35］陈竺．医学遗传学［M］.3版．北京：人民卫生出版社，2015.

［36］左伋．医学遗传学［M］.7版．北京：人民卫生出版社，2018.

［37］王建中．临床流式细胞分析［M］．上海：上海科学技术出版社，2005.

［38］盛慧明，孙寒晓．流式细胞术的发展与展望［J］．中华检验医学杂志，2018，41（1）：20-23.

［39］程小艳，武会娟．流式细胞术最新进展及临床应用［J］．中国免疫学杂志，2019，35（10）：1271-1276.

［40］沈立松，王维维，袁向亮．我国临床流式细胞术的应用现状和展望［J］．中华检验医学杂志，2016，39（5）：329-331.

［41］苏立强．色谱分析法［M］．北京：清华大学出版社，2009.

［42］于世林．图解高效液相色谱技术与应用［M］．北京：科学出版社，2009.

［43］盛龙生，汤坚．液相色谱质谱联用技术在食品和药品分析中的应用［M］．北京：化学工业出版社，2008.

［44］赖聪．现代质谱与生命科学研究［M］．北京：科学出版社，2013.

［45］袁兰．激光扫描共聚焦显微镜技术教程［M］．北京：北京大学医学出版社，2004.

［46］刘爱平．细胞生物学荧光技术原理和应用［M］.2版．合肥：中国科学技术大学出版社，2012.

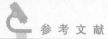
［47］JUSTICE B A, Nadia A. BADR N A, FELDER R A. 3D cell culture opens new dimensions in cell-based assays［J］. Drug Discovery Today, 2009, 14(1-2): 102-107.

［48］ABBAS A K, LICHTMAN A H, PILLAI S. Cellular and Molecular Immunology［M］. 9th ed. Philadelphia: Elsevier, 2017.

［49］MURPHY K, WEAVER C. Janeway's Immunobiology［M］. 9th ed. Basingstoke: Garland Science, 2017.

［50］ROBERT R. RICH, THOMA A. FLEISHER, WILLIAM T. SHEARE, et al. Clinical Immunology: Principles and Practice［M］. 5th ed. Philadelphia: Elsevier, 2018.

［51］PAVLOU A K, REICHERT J M. Recombinant protein therapeutics-success rates, market trends and values to 2010［J］. Nature Biotechnology, 2004, 22(12); 1513-1519.

［52］JONATHAN K, GIANNI G. A guide to drug discovery: Target selection in drug discovery［J］. Nature Reviews Drug Discovery, 2003, 2(1): 63-69.

［53］MALOY S R, STEWARDV J, TALORR K. Genetic analysis of pathogenic bacteria: a laboratory manual［M］. New York: Cold Spring Harbor Laboratory Press, 1996.

［54］KONEMAN E W, ALLEN S D, JANDA W M, et al. Color atlas textbook of diagnostic microbiology［M］. 5th ed. Philadelphia: Lippincott, 1997.

［55］TALARO K P, TALARO A. Foundations in microbiology basic principles［M］. 4th ed. New York: McGraw-Hill Higher Education, 2002.

［56］ZHANG L N, RONG C H, HE Y, et al. A bird's eye view of the algorithms and software packages for reconstructing phylogenetic trees［J］. Zoological Research, 2013, 34(6): 640-650.

［57］ZHOU P, YANG X L, WANG X G, et al. A pneumonia outbreak associated with a new coronavirus of probable bat origin［J］. Nature, 2020, 579(7798): 270-273.

［58］TURNPENNY P, ELLARD S. Emery's Elements of Medical Genetics［M］. 15th ed. Philadelphia: Elsevier, 2017.

［59］NUSSBAUM R L, MCINNESR R, WILLARD H F. Thompson & Thompson Genetics in Medicine［M］. 8th ed. Philadelphia: Saunders Elsevier, 2016.

［60］CONN P M. Techniques in Confocal Microscopy［M］. Philadelphia: Elsevier, 2010.

［61］GOLDMAN R D, SWEDLOW J R, SPECTOR D L. Live Cell Imaging: A Laboratory Manual［M］. 2nd ed. New York: Cold Spring Harbor Laboratory Press, 2010.

［62］FALSAFI S R, ROSTAMABADI H, ASSADPOUR E, et al. Morphology and microstructural analysis of bioactive-loaded micro/nanocarriers via microscopy techniques: CLSM/SEM/TEM/AFM［J］. Advances in Colloid and Interface Science, 2020, 280: 102166.

［63］JONKMAN J, BROWN C M, WRIGHT G D, et al. Tutorial: guidance for quantitative confocal microscopy［J］. Nature protocols, 2020, 15(5): 1585-1611.